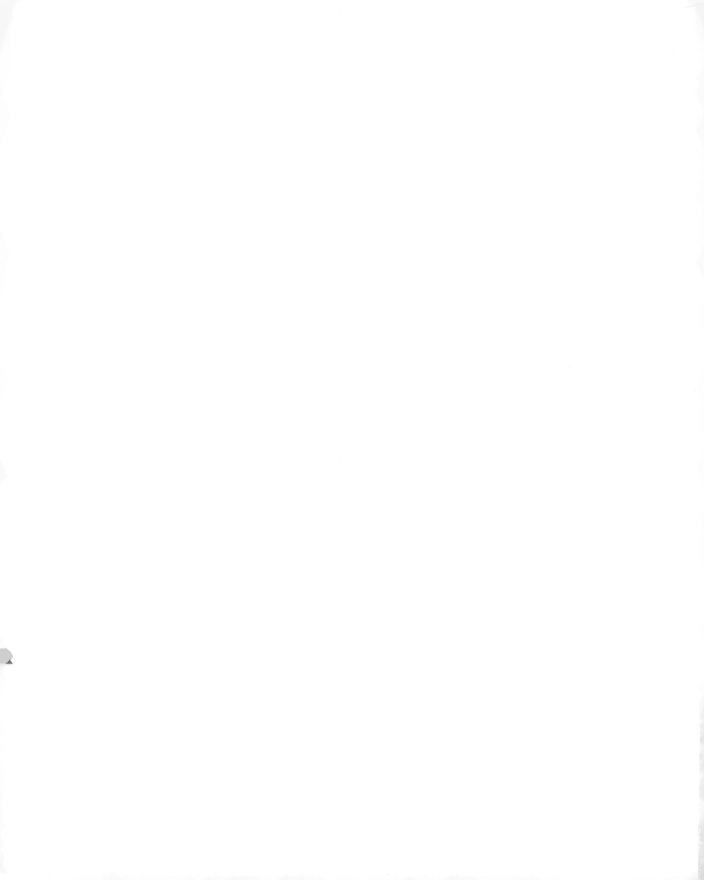

RUNNING

MEJORA TU TÉCNICA, EVITA LESIONES, PERFECCIONA TU ENTRENAMIENTO

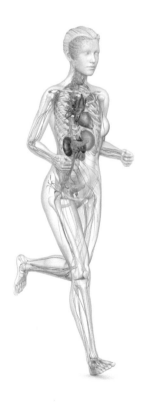

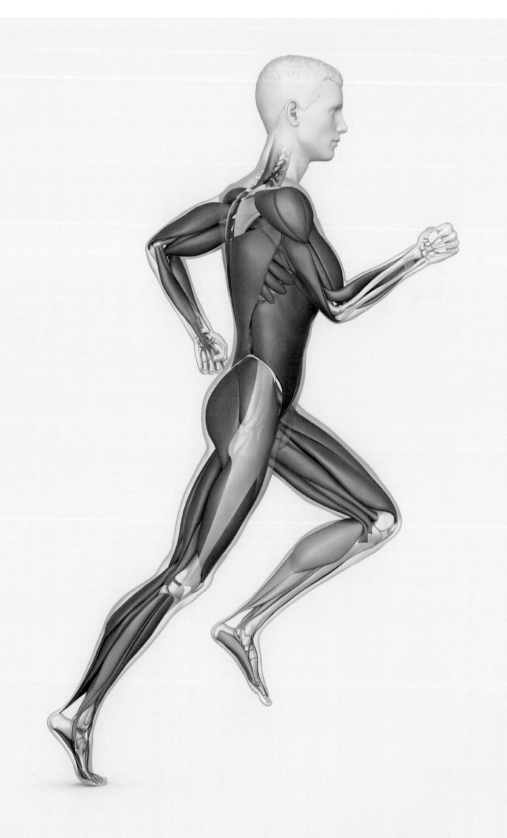

RUNNING

MEJORA TU TÉCNICA, EVITA LESIONES, PERFECCIONA TU ENTRENAMIENTO

Dr. Chris Napier

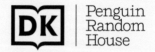

Edición sénior **Salima Hirani**
Diseño sénior **Clare Joyce**
Edición de proyecto **Shashwati Tia Sarkar**
Dirección de proyecto **Philip Gamble**
Edición **Megan Lea**
Diseño **Alison Gardner**
Asistencia editorial **Kiron Gill**
Preproducción **David Almond**
Producción **Francesca Sturiale**
Diseño de cubierta **Amy Cox**
Coordinación de cubierta **Lucy Philpott**

Edición sénior **Alastair Laing**
Responsable editorial **Dawn Henderson**
Edición de arte sénior **Marianne Markham**
Dirección de arte **Maxine Pedliham**
Dirección editorial **Mary-Clare Jerram**

Ilustraciones **Arran Lewis**

De la edición en español
Coordinación editorial **Cristina Gómez de las Cortinas**
Asistencia editorial y producción **Malwina Zagawa**

Publicado originalmente en Gran Bretaña en 2020
por Dorling Kindersley Limited,
DK, One Embassy Gardens, 8 Viaduct Gardens, London,
SW11 7BW
Copyright © 2020 Dorling Kindersley Limited
Parte de Penguin Random House
Título original: *Science of Running*
Cuarta reimpresión 2023
Copyright © Traducción en español 2021 Dorling
Kindersley Limited
Servicios editoriales: Moonbook
Traducción: Ana Doblado Castro
e Inmaculada Sanz Hidalgo

Advertencia de salud Todos los participantes
en actividades de ejercicio físico deben asumir
la responsabilidad de sus actos y su propia seguridad. Si
padeces cualquier problema de salud o dolencia, consulta a
tu médico antes de realizar cualquiera de las actividades
recogidas en este libro. La información contenida en este
libro no debe sustituir a la prudencia y el sentido común, que
pueden contribuir a reducir el riesgo de lesiones.

ISBN: 978-0-7440-2708-2
Impreso y encuadernado en China

Para mentes curiosas
www.dkespañol.com

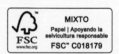

Este libro se ha impreso con papel certificado por el Forest Stewardship
CouncilTM como parte del compromiso de DK por un futuro sostenible.
Para más información, visita www.dk.com/our-green-pledge

CONTENIDO

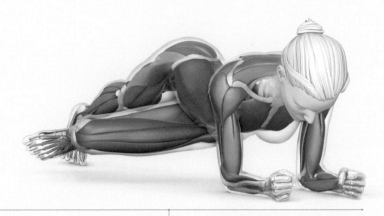

PRÓLOGO

Correr es fácil. Basta con poner un pie delante del otro con rapidez. ¿Para qué profundizar entonces en el aspecto científico? En cuanto se rasca la superficie, se descubre que bajo este fenómeno biomecánico y fisiológico se esconde mucho más que lo evidente. Si tu objetivo es mejorar el rendimiento y prevenir lesiones, familiarizarte con la fisiología y la biomecánica de la carrera puede ayudarte a lograr tus objetivos y a disfrutar más de un deporte que practican millones de personas en el mundo.

¿POR QUÉ CORRER?

Hay muchos buenos motivos para correr, aparte del mero placer. Correr regularmente proporciona muchos beneficios y mejora la calidad de vida. Es un ejercicio que proporciona fuerza y salud, y a medida que el cuerpo se fortalece como respuesta a esta actividad dinámica, se vuelve menos propenso a desarrollar enfermedades o problemas físicos.

Correr por afición puede ayudar a prevenir la obesidad, la hipertensión, la diabetes tipo 2, la osteoartritis, las enfermedades respiratorias y el cáncer, y mejora la calidad del sueño. Incluso en «pequeñas dosis» se asocia con una reducción sustancial del riesgo de muerte por cualquier causa, incluidas las enfermedades cardiovasculares.

Entre sus beneficios psicológicos se cuentan el alivio del estrés, la mejora del estado de ánimo y la protección frente a la depresión, la ansiedad y la demencia. La interacción social que se da en los grupos de corredores y la participación en eventos grupales también fomentan el bienestar.

Aunque los beneficios para la salud son notables, correr no está exento de riesgos. Hay incluso lesiones asociadas específicamente al *running*. Sin embargo, se pueden tomar muchas medidas para reducir los riesgos y es ahí donde la ciencia entra en juego.

APLICAR LA CIENCIA

Como fisioterapeuta he ayudado a miles de corredores, desde principiantes a grandes profesionales, a no abandonar la actividad que aman. Mi trabajo se basa en la investigación de las lesiones relacionadas con el *running* y en repetidas ocasiones he comprobado en mis pacientes que comprender cómo se produce la lesión y cuál es el mejor modo de recuperarse puede mejorar su experiencia como corredores.

Por otro lado, la ciencia puede ayudarte a algo más que a prevenir lesiones. Si deseas mejorar como corredor, es esencial que comprendas la fisiología y la biomecánica de este deporte. Pequeños ajustes en tu entrenamiento pueden generar grandes mejoras si sabes lo que buscas y cómo abordarlo.

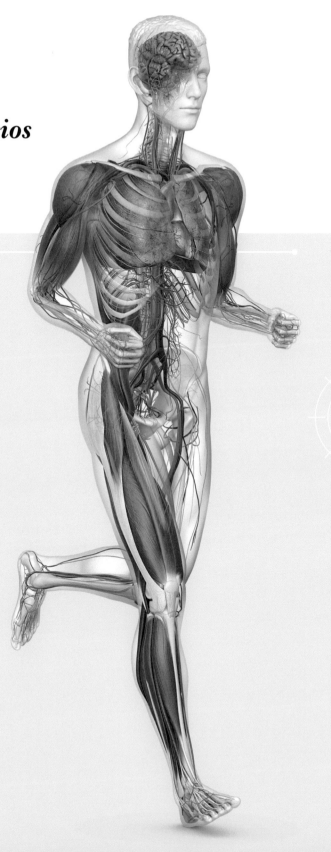

> # *Correr regularmente*
> *proporciona muchos **beneficios***
> ***para la salud** y mejora la*
> *calidad de vida*

E incluso un modesto programa de entrenamiento de fuerza puede dar su fruto si sabes qué ejercicios están orientados a los grupos musculares clave implicados en la carrera.

Es bien conocida la obsesión de los corredores por los números, desde los tiempos y las distancias hasta el registro de las mejores marcas personales, pero saber cómo utilizar los datos y lograr el máximo rendimiento es lo que marca la diferencia. De igual modo, saber cómo funciona el cuerpo permite trabajar con él de forma óptima. Para ser mejor corredor debes saber qué tipos de entrenamiento te hacen más rápido, qué ejercicios te hacen más fuerte y qué estrategias en carrera te ayudan a rendir al máximo. Jerry Ziak, mi colaborador en el capítulo *Cómo entrenar,* es un entrenador experimentado que ha diseñado miles de programas para atletas de todos los niveles. Esperamos que el conocimiento que compartimos mejore tu rendimiento y tu experiencia de entrenamiento, y te ayude a disfrutar de una vida corriendo sin dolor.

Dr. Chris Napier
Fisioterapeuta deportivo
Marca personal de maratón: 2:33

INTRODUCCIÓN

Cuando se trata de correr, contar con ciertos conocimientos puede ayudar a mejorar el rendimiento y a prevenir lesiones. Este libro reúne las más recientes investigaciones sobre la biomecánica de la carrera, además de consejos sobre técnicas de entrenamiento que han demostrado su eficacia tanto en laboratorio como en los circuitos y las pistas.

""

Entender cómo responde el cuerpo al running *permite* **optimizar la velocidad, la fuerza y el rendimiento**

SOBRE ESTE LIBRO

No importa cuáles sean tus capacidades, motivaciones u objetivos: aplicar la ciencia a tu entrenamiento, usando este libro como guía, te aportará grandes beneficios como corredor.

El capítulo primero, *Anatomía del running*, profundiza en la fisiología. Te ayudará a entender lo que ocurre en el cuerpo para que puedas correr, así como lo que tu cuerpo necesita para poder hacerlo de forma óptima.

El segundo capítulo, *Prevenir lesiones*, explora cómo se producen las lesiones relacionadas con la carrera. En él se explican las precauciones que puedes tomar para reducir el riesgo de lesionarte o cómo recuperarte rápidamente si te lesionas, cosa que ocurrirá antes o después.

Todos los corredores pueden mejorar su forma física y su experiencia incorporando al entrenamiento algunos o todos los *Ejercicios de fuerza* del tercer capítulo. Han sido especialmente seleccionados para trabajar los grupos musculares más importantes en el *running*, con el fin de fortalecerlos para que soporten el impacto y la carga del

entrenamiento de la carrera de resistencia. Estos ejercicios son buenos también para el corredor lesionado que busca recuperarse.

El capítulo cuarto, *Cómo entrenar*, resume todo lo que necesitas saber para que tu entrenamiento sea efectivo y seguro. Si deseas aprender a diseñar un plan de entrenamiento a la medida y adaptarlo según progresas, si buscas un plan específico que te ayude a preparar una carrera en particular o necesitas un programa de CaCo (caminar-correr) que te lleve de cero a 5 km de forma segura y rápida, este capítulo te servirá de guía para alcanzar esos objetivos personales.

Nota sobre terminología

En las pp. 10-11 se encuentran definiciones ilustradas de los términos clínicos empleados para describir los movimientos corporales. Manejar bien estos términos al estudiar el *running* permitirá entender con exactitud qué movimientos están implicados y así aplicar lo que se aprenda a la propia anatomía y forma de correr. Conocer estos términos ayudará también a seguir las instrucciones de los ejercicios de fuerza de este libro.

FALSOS MITOS

Los corredores descubren enseguida que en el mundo del *running* circulan multitud de consejos contradictorios. Con tanta información de tantas fuentes al alcance de todos, el *running* puede resultar un tema confuso. No hay que dejarse engañar por los siguientes mitos, ya desmentidos por los investigadores.

MITO

REALIDAD

*Correr **dañará mis rodillas** y me ocasionará artritis cuando sea más mayor.*

AYUDA A PREVENIR LA OSTEOARTRITIS

Cada vez hay más pruebas de que el *running* recreativo puede proteger del desarrollo de osteoartritis de rodilla. También hay pruebas que sugieren que, incluso si se padece osteoartritis, puede que no empeore corriendo; de hecho, podría mejorar los síntomas asociados.

*Me lesioné porque **no estiré lo suficiente** antes de correr.*

HAY QUE HACER ESTIRAMIENTOS DINÁMICOS

Se ha demostrado que el estiramiento estático no reduce el riesgo de lesiones y en cambio sí puede disminuir el rendimiento; no contribuye a la recuperación después del ejercicio, pero puede mejorar la flexibilidad de las articulaciones y ayuda a relajar. Los estiramientos dinámicos sí deben formar parte del calentamiento general (p. 76).

*Me lesioné porque **no llevaba el calzado adecuado** para mi pie.*

EL TIPO DE CALZADO NO IMPORTA

Faltan pruebas que apoyen la idea de que uno u otro tipo de calzado, ya sea minimalista, tradicional o cualquier otro, puede ayudar a prevenir las lesiones. Eso sí, para reducir el riesgo, los corredores deben evitar cualquier cambio brusco de tipo de calzado (p. 64) y controlar su carga de entrenamiento (pp. 168-169).

*Un entrenamiento de fuerza con **muchas repeticiones y poco peso** es lo mejor para desarrollar la fuerza que requiere el* running.

ES MEJOR UN ENTRENAMIENTO DE ALTA RESISTENCIA

Es un concepto erróneo. Como la resistencia muscular mejora corriendo, los ejercicios de resistencia no deben centrar el entrenamiento de fuerza. Se ha demostrado que un programa de entrenamiento con más peso, dos veces por semana durante seis semanas o más, mejora el rendimiento y reduce el riesgo de lesiones.

*Si quiero correr más rápido y sin lesionarme, tengo **que apoyar primero la punta.***

NO HAY UN PATRÓN DE APOYO IDEAL

La idea de que apoyar primero el antepié reduce el riesgo de lesiones y mejora la economía de la carrera es falsa. Aunque el tipo de lesión puede variar según la parte del pie sobre la que se aterriza, la incidencia general de las lesiones es igual ya se entre con la parte trasera o con la delantera.

TÉRMINOS BÁSICOS

Las articulaciones pueden realizar una serie de movimientos: los términos ilustrados aquí describen con precisión cada tipo. Estos términos se emplean en todo el libro, sobre todo en las instrucciones de los ejercicios de fuerza de las pp. 100-155, así que puede ser útil su consulta.

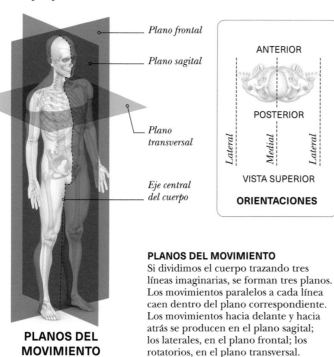

Plano frontal

Plano sagital

Plano transversal

Eje central del cuerpo

ANTERIOR

Lateral · Medial · Lateral

POSTERIOR

VISTA SUPERIOR

ORIENTACIONES

PLANOS DEL MOVIMIENTO

PLANOS DEL MOVIMIENTO
Si dividimos el cuerpo trazando tres líneas imaginarias, se forman tres planos. Los movimientos paralelos a cada línea caen dentro del plano correspondiente. Los movimientos hacia delante y hacia atrás se producen en el plano sagital; los laterales, en el plano frontal; los rotatorios, en el plano transversal.

Cadera

Al ser una articulación esférica (p. 21), la de la cadera puede realizar un amplio rango de movimientos en múltiples planos. La cadera es capaz de moverse en flexión/extensión, aducción/abducción y rotación interna/externa.

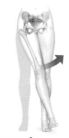

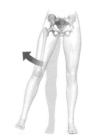

ADUCCIÓN
El muslo se mueve hacia dentro, hacia el eje central.

ABDUCCIÓN
El muslo se separa del eje central.

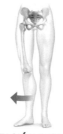

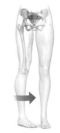

ROTACIÓN EXTERNA
El muslo gira hacia fuera.

ROTACIÓN INTERNA
El muslo gira hacia dentro.

Tobillo y pie

Las más de 30 articulaciones que agrupan el tobillo y el pie permiten realizar movimientos complejos y variados. El tobillo, que es una articulación de bisagra (p. 20), genera flexión dorsal y flexión plantar.

La eversión y la inversión se producen en la articulación subtalar, justo debajo del tobillo. La pronación y la supinación son movimientos combinados, que involucran al pie y al tobillo.

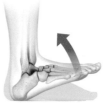

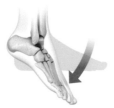

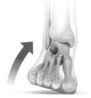

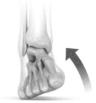

DORSIFLEXIÓN
Flexión del tobillo para que los dedos del pie apunten hacia arriba.

FLEXIÓN PLANTAR
Flexión del tobillo para que los dedos del pie apunten hacia abajo.

EVERSIÓN
Giro del tobillo para que la planta del pie mire hacia fuera.

INVERSIÓN
Giro del tobillo para que la planta del pie mire hacia dentro.

PRONACIÓN
Combinación de dorsiflexión, eversión y abducción.

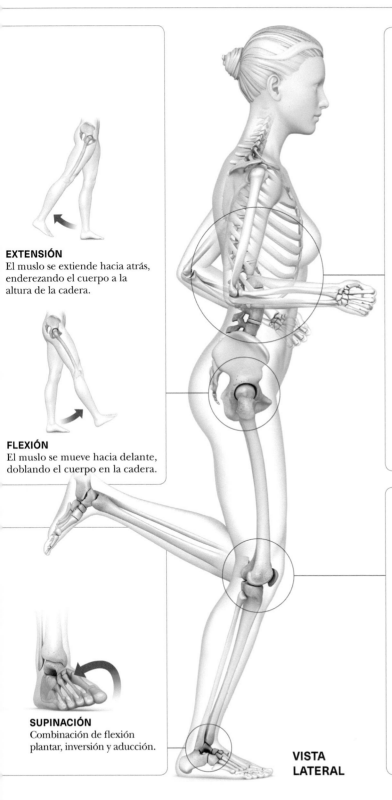

EXTENSIÓN
El muslo se extiende hacia atrás, enderezando el cuerpo a la altura de la cadera.

FLEXIÓN
El muslo se mueve hacia delante, doblando el cuerpo en la cadera.

SUPINACIÓN
Combinación de flexión plantar, inversión y aducción.

VISTA LATERAL

Columna vertebral

Proporciona soporte estructural a la parte superior del cuerpo y transfiere las cargas entre la parte inferior y la superior del mismo. Puede efectuar movimientos de flexión, extensión, rotación, flexión lateral y combinaciones de ellos.

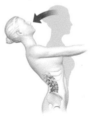

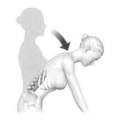

EXTENSIÓN
Doblarse por la cintura para mover el torso hacia atrás.

FLEXIÓN
Doblarse por la cintura para mover el torso hacia delante.

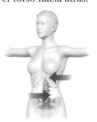

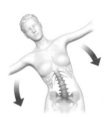

ROTACIÓN
Girar el tronco a derecha o izquierda sobre el eje central.

FLEXIÓN LATERAL
Doblar el tronco a derecha o izquierda desde el eje central.

Rodilla

Esta articulación de bisagra modificada (p. 20) soporta, durante la carrera, cargas de hasta 10 veces el peso corporal. La flexión y la extensión son sus principales movimientos, aunque también permite cierta abducción/aducción y rotación interna/externa.

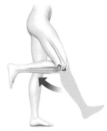

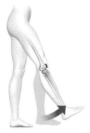

FLEXIÓN
Doblar la pierna por la rodilla, reduciendo el ángulo de la articulación.

EXTENSIÓN
Estirar la pierna por la rodilla, aumentando el ángulo de la articulación.

11

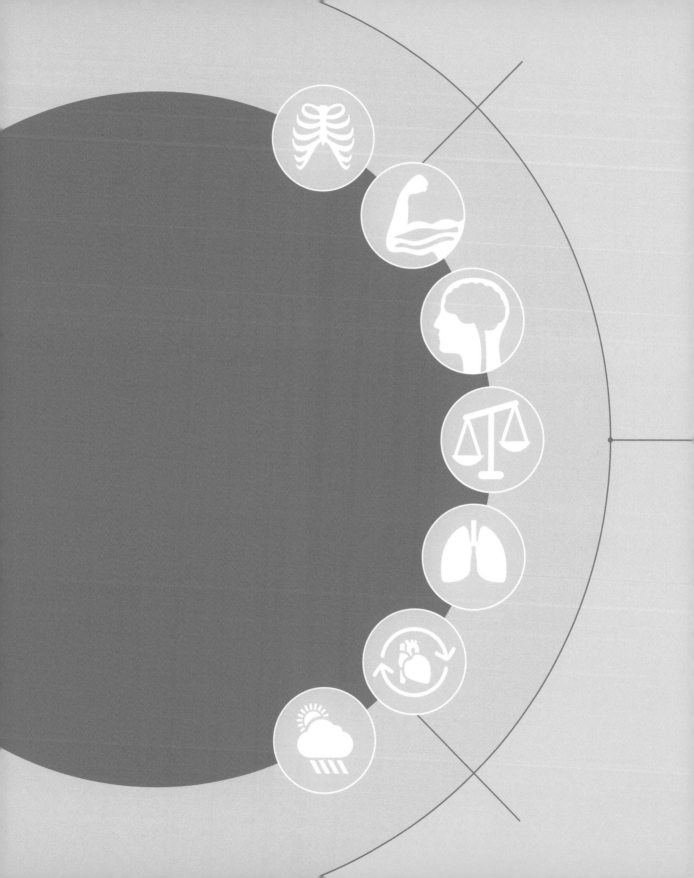

ANATOMÍA DEL RUNNING

El movimiento de la carrera exige que el cuerpo trabaje como una máquina compleja, por lo que se desencadenan muchas funciones simultáneamente para generar esta acción dinámica. El conocimiento de la biomecánica y la fisiología puede ayudar a mejorar el rendimiento y a protegerse de las lesiones. Este capítulo examina los sistemas corporales que permiten correr y explica qué sistema en particular se puede adaptar para ayudar al corredor a ser más rápido y eficiente.

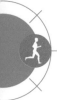

LA CARRERA

El simple hecho de poner un pie delante del otro requiere la cooperación de los músculos, las articulaciones y el sistema nervioso. Cada elemento es esencial para optimizar el rendimiento, la técnica y la seguridad que, con un poco de comprensión de la anatomía, pueden mejorarse a través del entrenamiento.

EL CICLO DE LA CARRERA

Al correr, el cuerpo combina acciones articulares y musculares específicas para permitir que las piernas realicen una secuencia de movimientos combinados. Este ciclo se repite miles de veces en una carrera. El ciclo de la carrera está definido por cuatro momentos clave en la secuencia: contacto inicial, apoyo intermedio, despegue y oscilación. En cada paso el cuerpo gestiona la fuerza de reacción del suelo (GRF, *Ground Reaction Force*, pp. 46-47) que experimenta en el impacto y recicla la energía para el siguiente paso.

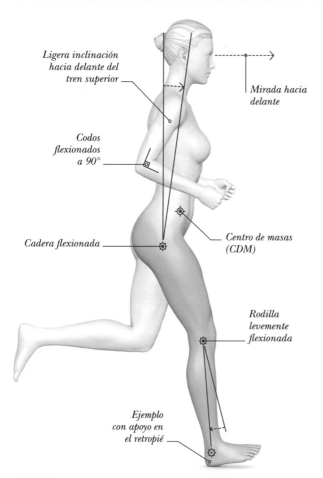

Ligera inclinación hacia delante del tren superior

Mirada hacia delante

Codos flexionados a 90°

Centro de masas (CDM)

Cadera flexionada

Rodilla levemente flexionada

Ejemplo con apoyo en el retropié

CONTACTO INICIAL

Muchos corredores aterrizan con el talón, otros con el mediopié o el antepié. El patrón de apoyo (p. 72), la postura de la pierna al pisar y dónde aterriza el pie con relación al centro de masas del cuerpo (CDM) afectan a cómo se distribuye la GRF por el cuerpo.

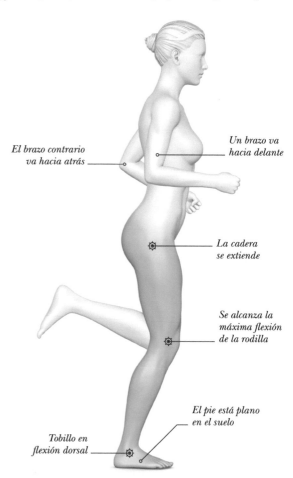

El brazo contrario va hacia atrás

Un brazo va hacia delante

La cadera se extiende

Se alcanza la máxima flexión de la rodilla

El pie está plano en el suelo

Tobillo en flexión dorsal

APOYO MEDIO

En este momento, a medio camino entre el contacto inicial y el despegue, la GRF vertical alcanza su punto máximo, estirando los músculos y tendones en la pierna. Esta pasa de experimentar la fuerza de frenado inicial a generar fuerza propulsora. El CDM está en el punto más bajo.

Momentos y fases

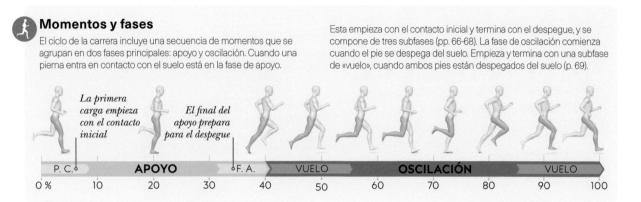

El ciclo de la carrera incluye una secuencia de momentos que se agrupan en dos fases principales: apoyo y oscilación. Cuando una pierna entra en contacto con el suelo está en la fase de apoyo.

Esta empieza con el contacto inicial y termina con el despegue, y se compone de tres subfases (pp. 66-68). La fase de oscilación comienza cuando el pie se despega del suelo. Empieza y termina con una subfase de «vuelo», cuando ambos pies están despegados del suelo (p. 69).

La primera carga empieza con el contacto inicial

El final del apoyo prepara para el despegue

P. C.   **APOYO**   F. A.   VUELO   **OSCILACIÓN**   VUELO

0 %   10   20   30   40   50   60   70   80   90   100

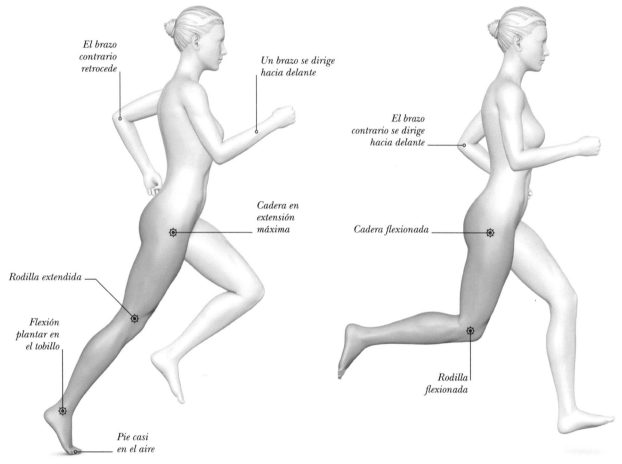

El brazo contrario retrocede

Un brazo se dirige hacia delante

El brazo contrario se dirige hacia delante

Cadera en extensión máxima

Cadera flexionada

Rodilla extendida

Flexión plantar en el tobillo

Rodilla flexionada

Pie casi en el aire

DESPEGUE
La cadera y la rodilla se extienden y el tobillo realiza una flexión plantar para impulsar el despegue del cuerpo. Cuando el pie abandona el suelo, el tobillo alcanza la mayor flexión plantar y la cadera y la rodilla se extienden al máximo para llevar el cuerpo hacia delante.

OSCILACIÓN
Durante el vuelo, la pierna oscila desde su posición de despegue por detrás del torso hasta ponerse por delante del CDM, preparada para el contacto inicial. La mayor parte de la energía necesaria para este movimiento la genera el retroceso elástico de los músculos y tendones que se estiran durante la fase de apoyo.

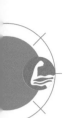

MECÁNICA DEL MOVIMIENTO

Los músculos esqueléticos se unen a los huesos mediante los tendones. Algunos, como los isquiotibiales, son largos y cruzan varias articulaciones. Otros, como los músculos intrínsecos del pie, son cortos y se restringen a zonas pequeñas.

EL SISTEMA MUSCULAR

Los músculos generan movimiento mediante miles de fuertes contracciones y muestran resistencia y resiliencia ante el uso repetitivo. Los corredores necesitan unas piernas fuertes, pero también fuerza en el *core* y los brazos para controlar el movimiento. El entrenamiento de fuerza (pp. 96-155) puede mejorar el rendimiento y ayudar a prevenir lesiones.

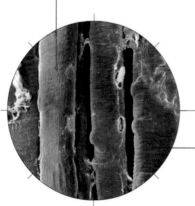

Las fibras musculares están dispuestas en paralelo

Las estructuras internas se aprecian en forma de rayas, llamadas estrías

Fibras de los músculos esqueléticos
Están formadas por microfilamentos deslizantes, que se contraen para generar movimiento. El entrenamiento mejora el flujo sanguíneo y la inervación de las fibras, lo cual permite a los músculos producir más fuerza y aguantar contracciones más largas.

Pectorales
Pectoral mayor
Pectoral menor

Músculos intercostales

Braquial

Abdominales
Recto abdominal
Oblicuo externo abdomina
Oblicuo interno abdomina
(profundo, no visible en la imagen)
Transverso abdominal

Flexores de la cadera
Iliopsoas (ilíaco y psoas mayor)
Recto femoral (véase cuádriceps)
Sartorio
Aductores (más abajo)

Flexores del codo
Bíceps braquial
Braquial (profundo)
Braquiorradial

Aductores
Aductor largo
Aductor corto
Aductor mayor
Pectíneo
Grácil

Cuádriceps
Recto femoral
Vasto medial
Vasto lateral
Vasto intermedio (profundo, no visible en la imagen)

Dorsiflexores del tobillo
Tibial anterior
Extensor largo de los dedos
Extensor largo del dedo gordo

SUPERFICIALES　　　　　**PROFUNDOS**

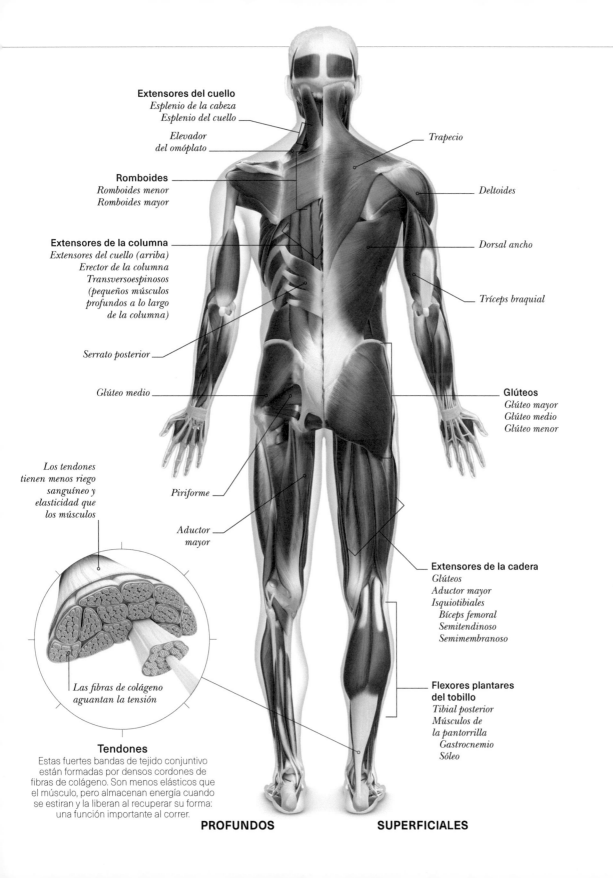

Extensores del cuello
Esplenio de la cabeza
Esplenio del cuello

*Elevador
del omóplato*

Romboides
Romboides menor
Romboides mayor

Extensores de la columna
Extensores del cuello (arriba)
Erector de la columna
*Transversoespinosos
(pequeños músculos
profundos a lo largo
de la columna)*

Serrato posterior

Glúteo medio

*Los tendones
tienen menos riego
sanguíneo y
elasticidad que
los músculos*

Piriforme

*Aductor
mayor*

*Las fibras de colágeno
aguantan la tensión*

Trapecio

Deltoides

Dorsal ancho

Tríceps braquial

Glúteos
Glúteo mayor
Glúteo medio
Glúteo menor

Extensores de la cadera
Glúteos
Aductor mayor
Isquiotibiales
  Bíceps femoral
  Semitendinoso
  Semimembranoso

**Flexores plantares
del tobillo**
Tibial posterior
*Músculos de
la pantorrilla*
  Gastrocnemio
  Sóleo

Tendones
Estas fuertes bandas de tejido conjuntivo
están formadas por densos cordones de
fibras de colágeno. Son menos elásticos que
el músculo, pero almacenan energía cuando
se estiran y la liberan al recuperar su forma:
una función importante al correr.

PROFUNDOS   **SUPERFICIALES**

17

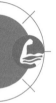

CÓMO TRABAJAN LOS MÚSCULOS

La mayoría de nuestros músculos son esqueléticos. Están unidos al esqueleto y los controlamos voluntariamente. Sus fibras responden a las señales de las neuronas motoras, que son controladas por el sistema nervioso central (p. 38). Los músculos esqueléticos a menudo trabajan en pares que actúan a uno y otro lado de una articulación para controlar la dirección de los movimientos. Así se produce el movimiento: los impulsos nerviosos hacen que las fibras musculares tiren de los huesos mediante los tendones.

Tipos de contracción

Existen tres tipos básicos de contracción muscular:
Concéntrica: el músculo se acorta durante la contracción.
Excéntrica: el músculo se alarga durante la contracción.
Isométrica: la longitud del músculo no varía durante la contracción.

Al correr, las contracciones excéntricas se identifican con la absorción y el almacenamiento de las fuerzas de reacción del suelo (GRF, pp. 46-47), y las concéntricas, con la propulsión del cuerpo.

CLAVE

- Concéntrica: Acortamiento con tensión
- Excéntrica: Alargamiento con tensión
- Alargamiento sin tensión (estiramiento)
- Isométrica: Músculos en tensión sin movimiento

CONTRACCIÓN EXCÉNTRICA

Los músculos de la pantorrilla y el cúadriceps se contraen excéntricamente durante la fase de la primera carga (p. 66) y se alargan al absorber la fuerza de impacto al aterrizar. El tendón de Aquiles también se alarga al absorber la GRF.

Cuádriceps
Se contrae excéntricamente para absorber la GRF

Isquiotibiales
Se contraen concéntricamente

Músculos de la pantorrilla
Se contraen excéntricamente para absorber la GRF

El tendón de Aquiles se alarga

Este tendón desempeña un papel relevante al correr. En las primeras fases del apoyo, se alarga bajo tensión, como una banda elástica al estirarla, por lo que almacena una importante cantidad de la energía GRF que liberará para el impulso.

PRIMERA CARGA

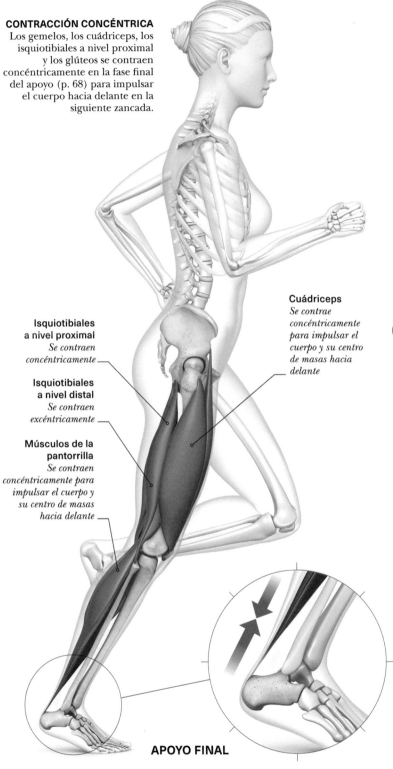

CONTRACCIÓN CONCÉNTRICA

Los gemelos, los cuádriceps, los isquiotibiales a nivel proximal y los glúteos se contraen concéntricamente en la fase final del apoyo (p. 68) para impulsar el cuerpo hacia delante en la siguiente zancada.

Isquiotibiales a nivel proximal
Se contraen concéntricamente

Isquiotibiales a nivel distal
Se contraen excéntricamente

Músculos de la pantorrilla
Se contraen concéntricamente para impulsar el cuerpo y su centro de masas hacia delante

Cuádriceps
Se contrae concéntricamente para impulsar el cuerpo y su centro de masas hacia delante

APOYO FINAL

Reparación del músculo

Los músculos están formados por haces de células cilíndricas envueltos en tejido conjuntivo. El daño muscular desencadena su proceso de reparación. Los leucocitos limpian el tejido muerto, luego se forman fibras y tejido conjuntivo nuevos, mientras se generan nuevos vasos y nervios.

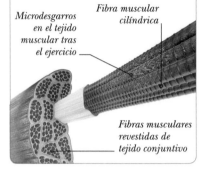

Microdesgarros en el tejido muscular tras el ejercicio

Fibra muscular cilíndrica

Fibras musculares revestidas de tejido conjuntivo

Fibras musculares de contracción lenta y rápida

En los músculos esqueléticos hay dos tipos de fibras: de contracción lenta y de contracción rápida. Las lentas, al ser relativamente resistentes a la fatiga, se usan durante el ejercicio aeróbico constante. Las de contracción rápida pueden generar fuerza y actividad súbitas, pero solo las mantienen brevemente. Aunque el entrenamiento no puede alterar la tipología de las fibras, sí determina qué tipo aumenta en tamaño y/o cantidad.

De contracción lenta: favorecen una carrera constante

De contracción rápida: permiten esprintar al final

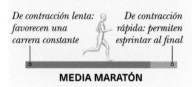

MEDIA MARATÓN

El tendón de Aquiles se acorta

En el despegue, el tendón se contrae como un muelle, lo que permite que la energía elástica almacenada durante la fase de carga contribuya a la propulsión.

19

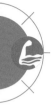

LAS ARTICULACIONES

Las articulaciones son las conexiones entre los huesos. Pueden ser fibrosas (como las suturas del cráneo), cartilaginosas (como la sínfisis púbica) o sinoviales (como la rodilla). En las articulaciones sinoviales, los huesos que se unen están bien amortiguados gracias a una cavidad llena de líquido. Las articulaciones sinoviales se subdividen a su vez en función de su forma y estructura. Los tipos que más se usan al correr son: deslizante, de bisagra y esférica (enartrosis).

La articulación sinovial por dentro

Los huesos contiguos se insertan en una cavidad llena de líquido sinovial, que lubrica la articulación, lo que reduce la fricción entre los huesos y permite mayor movimiento. Los huesos tienen el extremo cubierto por un cartílago liso y denso, que permite que se deslicen el uno sobre el otro con la mínima fricción. Una cápsula de tejido conjuntivo rodea la articulación, lo que permite el movimiento al tiempo que evita la dislocación. Los ligamentos que hay alrededor y dentro de la articulación mantienen los huesos juntos.

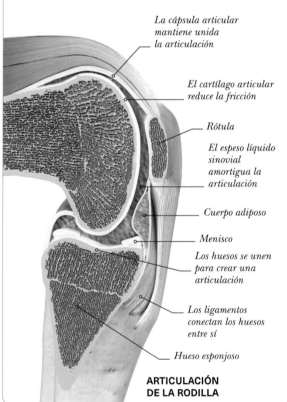

La cápsula articular mantiene unida la articulación

El cartílago articular reduce la fricción

Rótula

El espeso líquido sinovial amortigua la articulación

Cuerpo adiposo

Menisco

Los huesos se unen para crear una articulación

Los ligamentos conectan los huesos entre sí

Hueso esponjoso

ARTICULACIÓN DE LA RODILLA

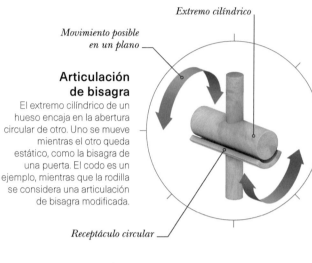

Extremo cilíndrico

Movimiento posible en un plano

Articulación de bisagra

El extremo cilíndrico de un hueso encaja en la abertura circular de otro. Uno se mueve mientras el otro queda estático, como la bisagra de una puerta. El codo es un ejemplo, mientras que la rodilla se considera una articulación de bisagra modificada.

Receptáculo circular

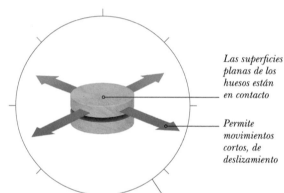

Las superficies planas de los huesos están en contacto

Permite movimientos cortos, de deslizamiento

Articulación deslizante

En este tipo de articulación se encuentran en contacto directo ciertos huesos cuya superficie es plana o levemente curva. El rango de movimientos es limitado y no incluye la rotación. Este tipo de articulación se encuentra entre las vértebras y en los tarsos del pie, donde su acción deslizante permite que los arcos longitudinales se aplanen lo necesario cuando el pie aterriza al correr.

TIPOS DE ARTICULACIÓN SINOVIAL
Para correr, el cuerpo coordina las acciones de muchas articulaciones y los movimientos que permite cada tipo de articulación condicionan cómo se mueve el cuerpo en la carrera. La forma y estructura de cada articulación determina el rango de movimientos que permitirá.

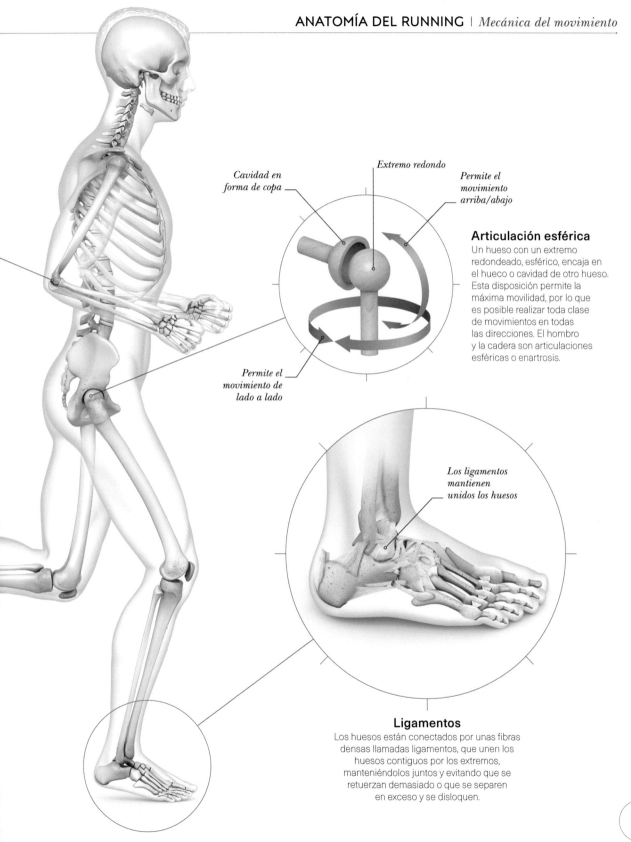

Cavidad en forma de copa

Extremo redondo

Permite el movimiento arriba/abajo

Permite el movimiento de lado a lado

Articulación esférica

Un hueso con un extremo redondeado, esférico, encaja en el hueco o cavidad de otro hueso. Esta disposición permite la máxima movilidad, por lo que es posible realizar toda clase de movimientos en todas las direcciones. El hombro y la cadera son articulaciones esféricas o enartrosis.

Los ligamentos mantienen unidos los huesos

Ligamentos

Los huesos están conectados por unas fibras densas llamadas ligamentos, que unen los huesos contiguos por los extremos, manteniéndolos juntos y evitando que se retuerzan demasiado o que se separen en exceso y se disloquen.

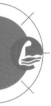

EL TOBILLO Y EL PIE

Son los cimientos que sustentan cada paso.
Esta sólida base absorbe la fuerza de reacción del
suelo (pp. 46-47) y genera energía para el impulso.
Los ligamentos del pie forman una estructura
triangular, como un arco, que se asienta sobre
una banda fibrosa ramificada que abarca la planta.
Esta singular estructura permite que el pie trabaje
como palanca, pivotando la pierna durante la
transición del frenado a la aceleración, y también
como muelle para el despegue.

El núcleo del pie

La interacción entre los músculos intrínsecos y extrínsecos
del pie (p. 102), sus tendones y los nervios sensores y
motores que controlan los arcos proporciona fuerza
y estabilidad en cada paso. El trabajo conjunto de estos
elementos es similar al modo en que el *core* estabiliza
la zona lumbar y la pelvis.

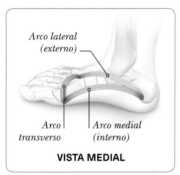

*Arco lateral
(externo)*

*Arco
transverso*

*Arco medial
(interno)*

VISTA MEDIAL

ARCOS DEL PIE
Los tarsos y metatarsos
(p. 106) se conectan
para formar tres arcos,
reforzados por
ligamentos, músculos
y tendones. Esta
estructura se extiende
desde el talón por los
metatarsos a ambos
lados del pie y crea
un soporte triangular
estable.

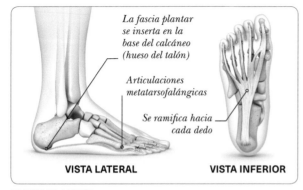

*La fascia plantar
se inserta en la
base del calcáneo
(hueso del talón)*

*Articulaciones
metatarsofalángicas*

*Se ramifica hacia
cada dedo*

VISTA LATERAL　　　**VISTA INFERIOR**

FASCIA PLANTAR
Esta fuerte banda de tejido fibroso recorre la base del pie
y se ramifica por cada dedo, evitando que se hunda el arco
medial. Actúa como un cable que une el calcáneo y las
articulaciones metatarsofalángicas, y se acorta cuando los
dedos están en flexión dorsal (p. 111), tensando el arco.

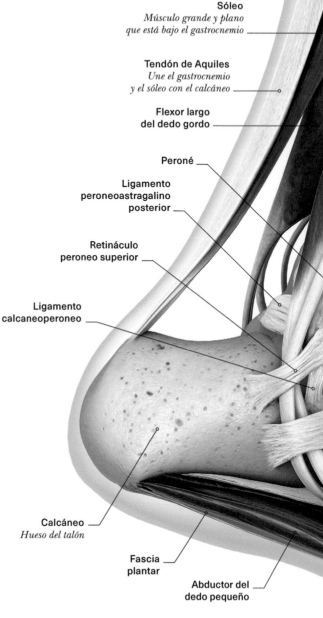

Sóleo
*Músculo grande y plano
que está bajo el gastrocnemio*

Tendón de Aquiles
*Une el gastrocnemio
y el sóleo con el calcáneo*

**Flexor largo
del dedo gordo**

Peroné

**Ligamento
peroneoastragalino
posterior**

**Retináculo
peroneo superior**

**Ligamento
calcaneoperoneo**

Calcáneo
Hueso del talón

**Fascia
plantar**

**Abductor del
dedo pequeño**

ESTRUCTURA DEL PIE
En el pie hay 3 arcos, 26 huesos,
33 articulaciones y más de 100 músculos,
tendones y ligamentos. Al correr, esta
compleja estructura se ve sometida a cargas
que llegan a triplicar el peso corporal.

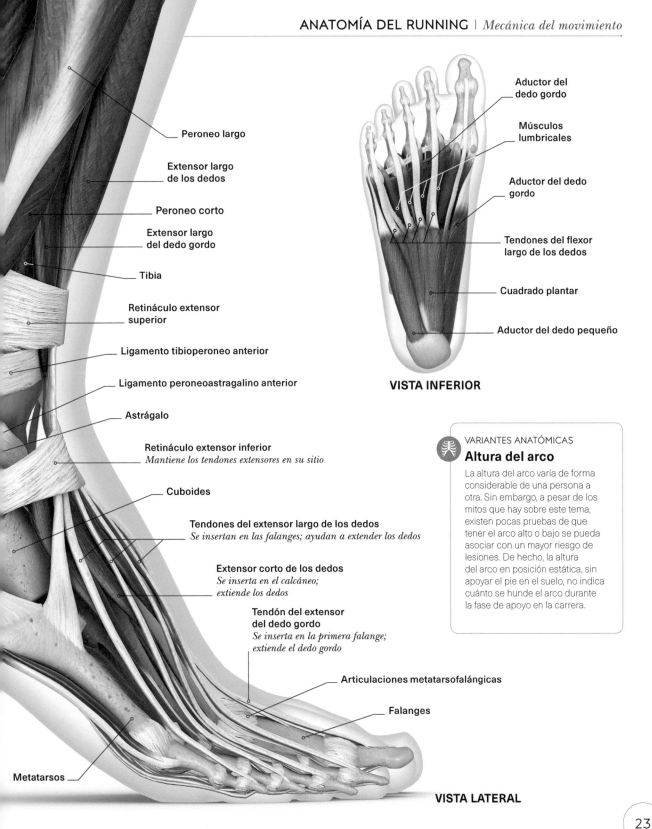

Peroneo largo

Extensor largo
de los dedos

Peroneo corto

Extensor largo
del dedo gordo

Tibia

Retináculo extensor
superior

Ligamento tibioperoneo anterior

Ligamento peroneoastragalino anterior

Astrágalo

Retináculo extensor inferior
Mantiene los tendones extensores en su sitio

Cuboides

Tendones del extensor largo de los dedos
Se insertan en las falanges; ayudan a extender los dedos

Extensor corto de los dedos
*Se inserta en el calcáneo;
extiende los dedos*

Tendón del extensor
del dedo gordo
*Se inserta en la primera falange;
extiende el dedo gordo*

Articulaciones metatarsofalángicas

Falanges

Metatarsos

VISTA LATERAL

Aductor del
dedo gordo

Músculos
lumbricales

Aductor del dedo
gordo

Tendones del flexor
largo de los dedos

Cuadrado plantar

Aductor del dedo pequeño

VISTA INFERIOR

VARIANTES ANATÓMICAS
Altura del arco
La altura del arco varía de forma
considerable de una persona a
otra. Sin embargo, a pesar de los
mitos que hay sobre este tema,
existen pocas pruebas de que
tener el arco alto o bajo se pueda
asociar con un mayor riesgo de
lesiones. De hecho, la altura
del arco en posición estática, sin
apoyar el pie en el suelo, no indica
cuánto se hunde el arco durante
la fase de apoyo en la carrera.

23

LA RODILLA

Es la articulación más grande del cuerpo, el punto de encuentro del fémur y la tibia, y está coronada por la rótula. Aunque es básicamente una articulación de bisagra, puede realizar ciertas acciones de deslizamiento (p. 20) y rotación interna y externa. Al correr, la rodilla soporta un peso enorme (8-12 veces el peso corporal) mientras proporciona un movimiento flexible, lo cual la hace vulnerable a las lesiones.

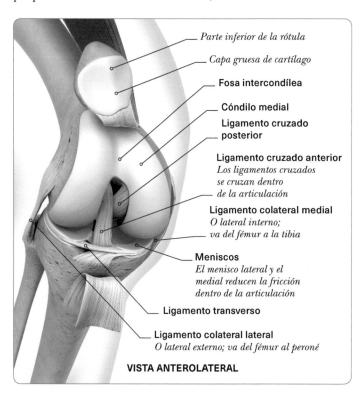

Parte inferior de la rótula

Capa gruesa de cartílago

Fosa intercondílea

Cóndilo medial

Ligamento cruzado posterior

Ligamento cruzado anterior
Los ligamentos cruzados se cruzan dentro de la articulación

Ligamento colateral medial
O lateral interno; va del fémur a la tibia

Meniscos
El menisco lateral y el medial reducen la fricción dentro de la articulación

Ligamento transverso

Ligamento colateral lateral
O lateral externo; va del fémur al peroné

VISTA ANTEROLATERAL

Vasto lateral
Una gran parte del cuádriceps

Cintilla iliotibial
Tejido conjuntivo grueso que recorre la parte exterior del muslo

Cabeza larga del bíceps femoral

Detrás de la rótula

La rótula se halla en una fosa entre dos proyecciones del fémur (cóndilos). El cartílago que cubre la mayor parte de la articulación dispersa las grandes fuerzas de compresión que se crean al correr. Las fuerzas de impacto o la rotación pueden hacer que la rótula se desplace dentro de la fosa, lo que causa dolor patelofemoral. Los fuertes ligamentos que se cruzan detrás de la rótula ayudan a estabilizar la rodilla desde dentro y los ligamentos laterales la sujetan por ambos lados.

Ligamento colateral medial o lateral interno
Va del fémur a la tibia

Peroné

Peroneo largo

Sóleo

VARIANTES ANATÓMICAS

El ángulo Q

Se trata del ángulo que forman una línea que va desde la espina ilíaca anterosuperior hasta el centro de la rótula y otra que se extiende desde el tubérculo tibial hacia arriba a través del centro de la rótula. La apertura del ángulo, de entre 13 y 18°, tiene más que ver con la altura que con el sexo o la anchura de la pelvis. Se ha asociado el tener un ángulo Q más abierto con un mayor riesgo de lesiones y en concreto con el dolor patelofemoral (p. 57), pero no hay estudios que lo respalden.

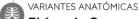

Ángulo Q grande
El ángulo Q tiende a ser mayor en las personas bajas

Ángulo Q pequeño
Las personas más altas tienden a tener un ángulo Q menor

MENOS ALTURA

MÁS ALTURA

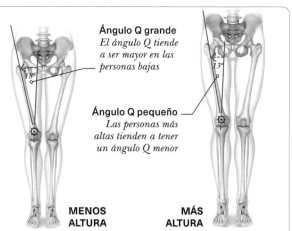

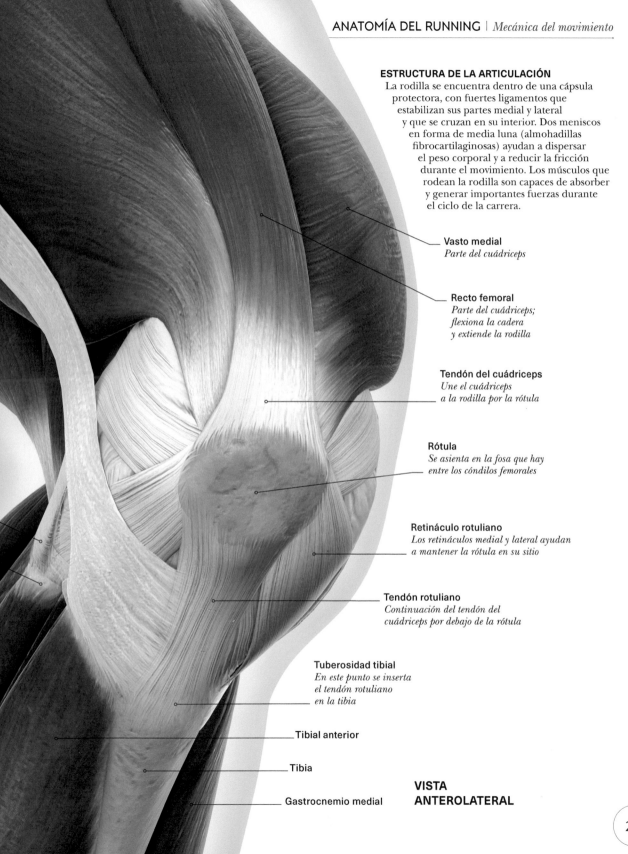

ESTRUCTURA DE LA ARTICULACIÓN

La rodilla se encuentra dentro de una cápsula protectora, con fuertes ligamentos que estabilizan sus partes medial y lateral y que se cruzan en su interior. Dos meniscos en forma de media luna (almohadillas fibrocartilaginosas) ayudan a dispersar el peso corporal y a reducir la fricción durante el movimiento. Los músculos que rodean la rodilla son capaces de absorber y generar importantes fuerzas durante el ciclo de la carrera.

Vasto medial
Parte del cuádriceps

Recto femoral
Parte del cuádriceps; flexiona la cadera y extiende la rodilla

Tendón del cuádriceps
Une el cuádriceps a la rodilla por la rótula

Rótula
Se asienta en la fosa que hay entre los cóndilos femorales

Retináculo rotuliano
Los retináculos medial y lateral ayudan a mantener la rótula en su sitio

Tendón rotuliano
Continuación del tendón del cuádriceps por debajo de la rótula

Tuberosidad tibial
En este punto se inserta el tendón rotuliano en la tibia

Tibial anterior

Tibia

Gastrocnemio medial

VISTA ANTEROLATERAL

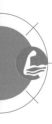

LA CADERA

La cabeza del hueso del fémur encaja dentro de la pelvis en la cadera, que es una articulación sinovial (p. 20). Aunque su estructura esférica permite una amplia gama de movimientos en los tres planos, la función principal de esta articulación es proporcionar estabilidad, ya que debe soportar el peso corporal cuando estamos de pie o nos movemos.

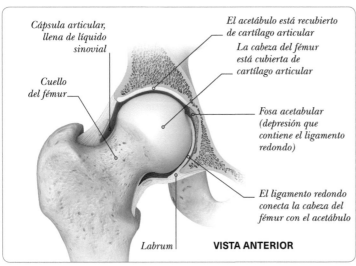

Cápsula articular, llena de líquido sinovial

El acetábulo está recubierto de cartílago articular

La cabeza del fémur está cubierta de cartílago articular

Cuello del fémur

Fosa acetabular (depresión que contiene el ligamento redondo)

El ligamento redondo conecta la cabeza del fémur con el acetábulo

Labrum | **VISTA ANTERIOR**

Corte transversal de la cadera

La articulación de la cadera permite el movimiento oscilante de las piernas durante la carrera, así como la rotación interna durante la fase de la primera carga (p. 66). El profundo acetábulo envuelve de forma segura casi toda la cabeza del fémur, creando una amplia superficie dentro de la articulación, lo cual mejora la estabilidad. La articulación está rodeada por ligamentos fuertes y una gruesa cápsula de tejido conjuntivo. Una capa de cartílago fibroso en forma de herradura (el labrum) bordea el acetábulo, lo que aumenta más aún la profundidad de la cavidad.

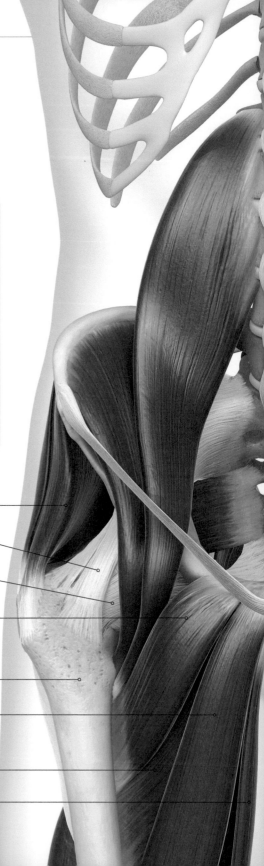

Glúteo menor
Capa central de los tres glúteos; abduce la cadera y la estabiliza

Ligamento iliofemoral

Ligamento pubofemoral

Pectíneo
Se inserta en el hueso púbico y el fémur; flexiona y aduce la cadera

Fémur

Aductor largo
Va desde el pubis hasta la parte trasera del fémur

Aductor mayor

VISTA ANTERIOR MÚSCULOS PROFUNDOS

Grácil

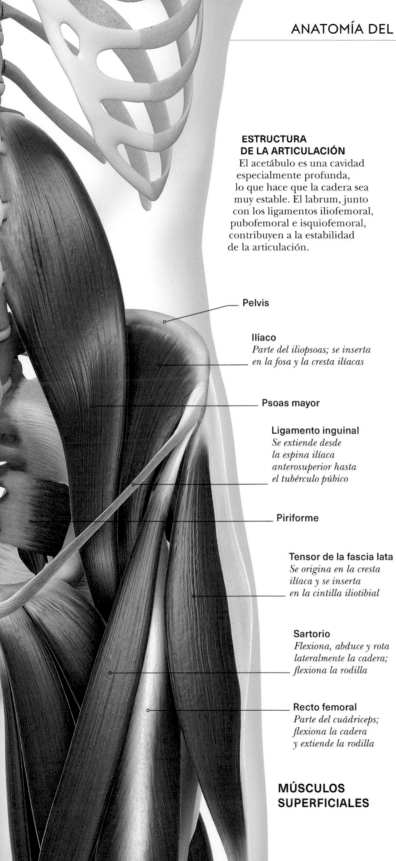

ESTRUCTURA
DE LA ARTICULACIÓN

El acetábulo es una cavidad especialmente profunda, lo que hace que la cadera sea muy estable. El labrum, junto con los ligamentos iliofemoral, pubofemoral e isquiofemoral, contribuyen a la estabilidad de la articulación.

Pelvis

Ilíaco
Parte del iliopsoas; se inserta en la fosa y la cresta ilíacas

Psoas mayor

Ligamento inguinal
Se extiende desde la espina ilíaca anterosuperior hasta el tubérculo púbico

Piriforme

Tensor de la fascia lata
Se origina en la cresta ilíaca y se inserta en la cintilla iliotibial

Sartorio
Flexiona, abduce y rota lateralmente la cadera; flexiona la rodilla

Recto femoral
Parte del cuádriceps; flexiona la cadera y extiende la rodilla

MÚSCULOS
SUPERFICIALES

VARIANTES ANATÓMICAS
Pinzamiento de cadera

La forma de la articulación es variable. El acetábulo puede ser más o menos profundo; la cabeza del fémur puede ser redonda o cónica. Algunas variantes pueden favorecer el pinzamiento femoroacetabular (FAI, por sus siglas en inglés): el fémur choca contra el acetábulo en la parte anterior de la articulación, lo que causa dolor en la cadera o en la zona de la ingle al hacer en la primera carga (p. 66) ciertos movimientos complejos que combinan flexión, aducción y rotación interna.

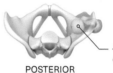

ANTERIOR

Acetábulo y cabeza del fémur

POSTERIOR
VISTA SUPERIOR

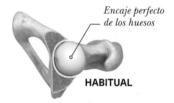

Encaje perfecto de los huesos

HABITUAL

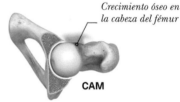

Crecimiento óseo en la cabeza del fémur

CAM

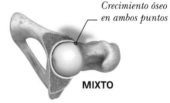

Crecimiento óseo en ambos puntos

MIXTO

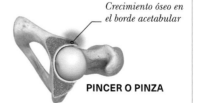

Crecimiento óseo en el borde acetabular

PINCER O PINZA

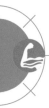

LA PELVIS

La pelvis está formada por los dos huesos grandes y curvos de la cadera más el sacro, con tres articulaciones y una red de fuertes ligamentos que mantienen todo unido en una estructura en forma de cuenco que protege los órganos pélvicos. La estabilidad y la alineación de la pelvis son importantes para los corredores. La pelvis soporta el peso de la parte superior del cuerpo cuando se está sentado y lo transfiere a las piernas cuando se está de pie. También sirve como punto de unión a muchos músculos del tronco y las piernas.

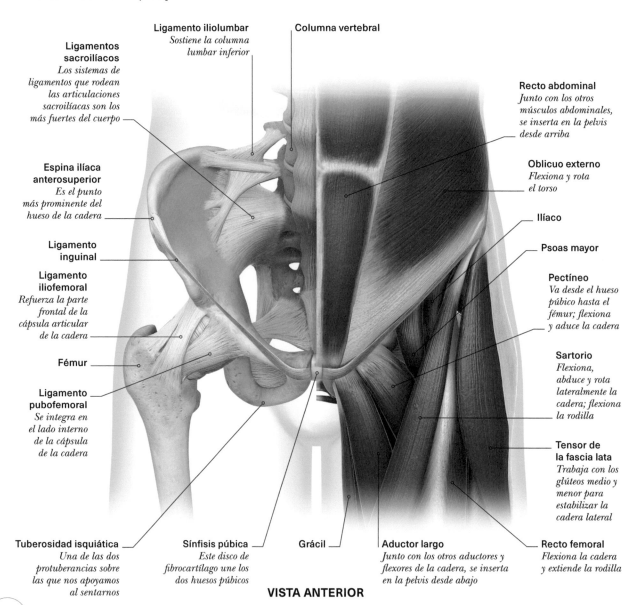

Ligamento iliolumbar
Sostiene la columna lumbar inferior

Columna vertebral

Ligamentos sacroilíacos
Los sistemas de ligamentos que rodean las articulaciones sacroilíacas son los más fuertes del cuerpo

Recto abdominal
Junto con los otros músculos abdominales, se inserta en la pelvis desde arriba

Espina ilíaca anterosuperior
Es el punto más prominente del hueso de la cadera

Oblicuo externo
Flexiona y rota el torso

Ilíaco

Psoas mayor

Ligamento inguinal

Pectíneo
Va desde el hueso púbico hasta el fémur; flexiona y aduce la cadera

Ligamento iliofemoral
Refuerza la parte frontal de la cápsula articular de la cadera

Sartorio
Flexiona, abduce y rota lateralmente la cadera; flexiona la rodilla

Fémur

Ligamento pubofemoral
Se integra en el lado interno de la cápsula de la cadera

Tensor de la fascia lata
Trabaja con los glúteos medio y menor para estabilizar la cadera lateral

Tuberosidad isquiática
Una de las dos protuberancias sobre las que nos apoyamos al sentarnos

Sínfisis púbica
Este disco de fibrocartílago une los dos huesos púbicos

Grácil

Aductor largo
Junto con los otros aductores y flexores de la cadera, se inserta en la pelvis desde abajo

Recto femoral
Flexiona la cadera y extiende la rodilla

VISTA ANTERIOR

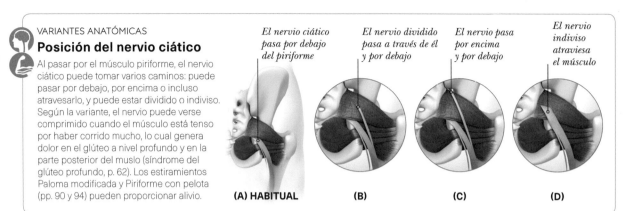

VARIANTES ANATÓMICAS
Posición del nervio ciático

Al pasar por el músculo piriforme, el nervio ciático puede tomar varios caminos: puede pasar por debajo, por encima o incluso atravesarlo, y puede estar dividido o indiviso. Según la variante, el nervio puede verse comprimido cuando el músculo está tenso por haber corrido mucho, lo cual genera dolor en el glúteo a nivel profundo y en la parte posterior del muslo (síndrome del glúteo profundo, p. 62). Los estiramientos Paloma modificada y Piriforme con pelota (pp. 90 y 94) pueden proporcionar alivio.

El nervio ciático pasa por debajo del piriforme

El nervio dividido pasa a través de él y por debajo

El nervio pasa por encima y por debajo

El nervio indiviso atraviesa el músculo

(A) HABITUAL **(B)** **(C)** **(D)**

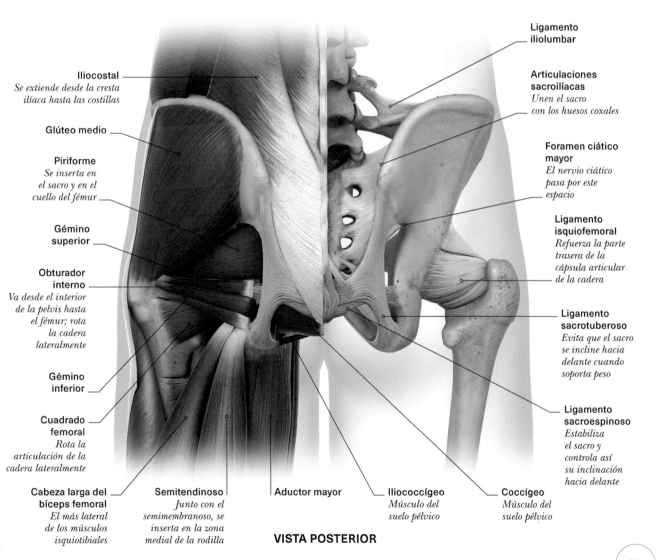

Iliocostal
Se extiende desde la cresta ilíaca hasta las costillas

Glúteo medio

Piriforme
Se inserta en el sacro y en el cuello del fémur

Gémino superior

Obturador interno
Va desde el interior de la pelvis hasta el fémur; rota la cadera lateralmente

Gémino inferior

Cuadrado femoral
Rota la articulación de la cadera lateralmente

Cabeza larga del bíceps femoral
El más lateral de los músculos isquiotibiales

Semitendinoso
Junto con el semimembranoso, se inserta en la zona medial de la rodilla

Aductor mayor

Iliococcígeo
Músculo del suelo pélvico

Coccígeo
Músculo del suelo pélvico

Ligamento iliolumbar

Articulaciones sacroilíacas
Unen el sacro con los huesos coxales

Foramen ciático mayor
El nervio ciático pasa por este espacio

Ligamento isquiofemoral
Refuerza la parte trasera de la cápsula articular de la cadera

Ligamento sacrotuberoso
Evita que el sacro se incline hacia delante cuando soporta peso

Ligamento sacroespinoso
Estabiliza el sacro y controla así su inclinación hacia delante

VISTA POSTERIOR

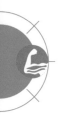

LA ZONA MEDIA O *CORE*

Está formada por los músculos de la sección media del cuerpo y coordina los movimientos de la parte superior y la inferior. Al correr, una zona media que funciona bien permite controlar el tronco sobre la pierna apoyada, maximizando la producción, la transferencia y el control de la fuerza y el movimiento en las extremidades inferiores. La columna vertebral soporta el tronco.

La columna vertebral

Encierra y protege la médula espinal y soporta el peso del cuerpo. Se compone de tres secciones: cervical, torácica (dorsal) y lumbar. Sus tres curvas naturales se combinan para formar una S por la cual se distribuye uniformemente el peso del cuerpo, lo que permite que la columna aguante la carga. Sus diferentes regiones permiten una serie de movimientos implicados en la carrera (p. 147).

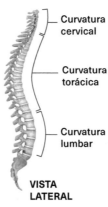

Curvatura cervical

Curvatura torácica

Curvatura lumbar

VISTA LATERAL

MÚSCULOS DEL *CORE*

Los músculos del *core* tienen varias capas. Los que estabilizan el tronco son profundos, mientras que los que crean movimiento están más cerca de la superficie.

Cartílago intercostal

Caja torácica

Ligamento intertransverso

Extensores de la columna
Músculos largos que permiten la extensión de la columna

Cuadrado lumbar

Columna vertebral

Ligamento iliolumbar

Ligamento longitudinal anterior
Estabiliza las vértebras y evita el movimiento anterior

Pelvis

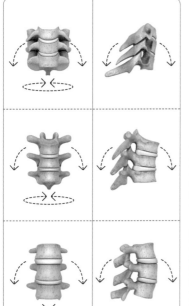

VISTA ANTERIOR

VISTA LATERAL

COLUMNA CERVICAL
Comprende las siete vértebras superiores, situadas en el cuello, que permiten una amplia serie de movimientos: extensión, flexión, flexión lateral y rotación.

COLUMNA TORÁCICA
Llamada también dorsal, la componen las doce vértebras centrales de la zona del pecho. La mayor parte de la rotación del torso se produce en estas articulaciones. Las costillas se unen a la columna torácica.

COLUMNA LUMBAR
La forman las cinco vértebras más grandes, aunque algunas personas tienen seis. Esta sección permite flexión y extensión, así como algo de flexión lateral y rotación, y soporta buena parte del peso corporal.

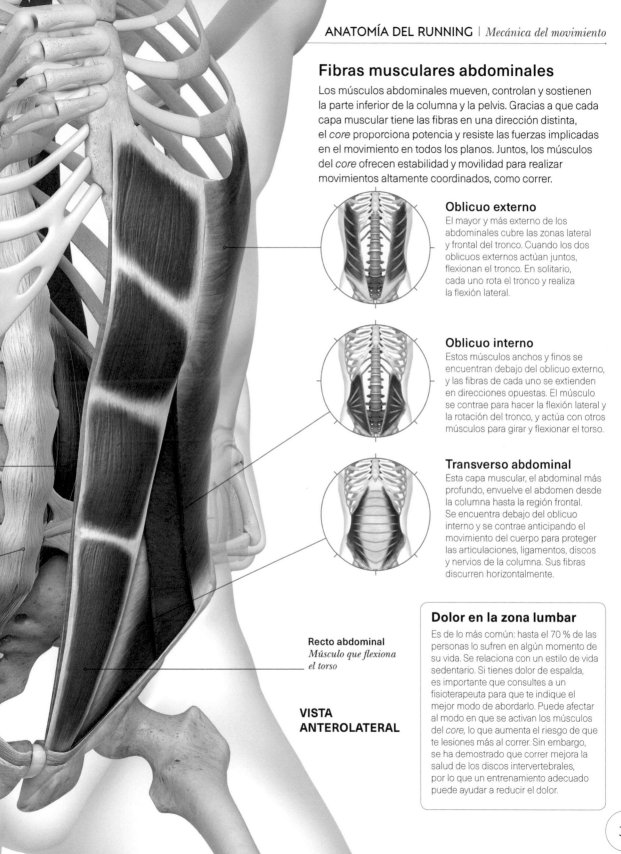

Fibras musculares abdominales

Los músculos abdominales mueven, controlan y sostienen la parte inferior de la columna y la pelvis. Gracias a que cada capa muscular tiene las fibras en una dirección distinta, el *core* proporciona potencia y resiste las fuerzas implicadas en el movimiento en todos los planos. Juntos, los músculos del *core* ofrecen estabilidad y movilidad para realizar movimientos altamente coordinados, como correr.

Oblicuo externo

El mayor y más externo de los abdominales cubre las zonas lateral y frontal del tronco. Cuando los dos oblicuos externos actúan juntos, flexionan el tronco. En solitario, cada uno rota el tronco y realiza la flexión lateral.

Oblicuo interno

Estos músculos anchos y finos se encuentran debajo del oblicuo externo, y las fibras de cada uno se extienden en direcciones opuestas. El músculo se contrae para hacer la flexión lateral y la rotación del tronco, y actúa con otros músculos para girar y flexionar el torso.

Transverso abdominal

Esta capa muscular, el abdominal más profundo, envuelve el abdomen desde la columna hasta la región frontal. Se encuentra debajo del oblicuo interno y se contrae anticipando el movimiento del cuerpo para proteger las articulaciones, ligamentos, discos y nervios de la columna. Sus fibras discurren horizontalmente.

Recto abdominal
Músculo que flexiona el torso

VISTA ANTEROLATERAL

Dolor en la zona lumbar

Es de lo más común: hasta el 70 % de las personas lo sufren en algún momento de su vida. Se relaciona con un estilo de vida sedentario. Si tienes dolor de espalda, es importante que consultes a un fisioterapeuta para que te indique el mejor modo de abordarlo. Puede afectar al modo en que se activan los músculos del *core,* lo que aumenta el riesgo de que te lesiones más al correr. Sin embargo, se ha demostrado que correr mejora la salud de los discos intervertebrales, por lo que un entrenamiento adecuado puede ayudar a reducir el dolor.

ENERGÍA Y MOVIMIENTO

Los nutrientes de los alimentos que ingerimos, combinados con el oxígeno que respiramos, proporcionan la materia prima para generar la energía que impulsa el movimiento.

El cuerpo emplea estos recursos en una compleja interacción entre los sistemas cardiorrespiratorio y digestivo para ofrecer a los músculos su suministro de energía.

FUENTES DE ENERGÍA

El estómago y los intestinos procesan los alimentos. Para correr, el cuerpo emplea sobre todo la energía derivada de los carbohidratos, pero en ciertas situaciones recurre a la grasa y las proteínas. Los carbohidratos se procesan y almacenan como glucógeno en el hígado y los músculos. Las grasas se procesan y almacenan como ácidos grasos (triglicéridos) en el hígado o como grasa en el tejido adiposo. Las proteínas se descomponen en aminoácidos y son los «ladrillos» con los que se construye nuevo tejido muscular.

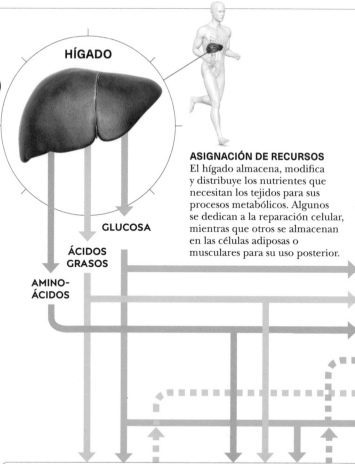

HÍGADO

GLUCOSA

ÁCIDOS GRASOS

AMINO-ÁCIDOS

ASIGNACIÓN DE RECURSOS

El hígado almacena, modifica y distribuye los nutrientes que necesitan los tejidos para sus procesos metabólicos. Algunos se dedican a la reparación celular, mientras que otros se almacenan en las células adiposas o musculares para su uso posterior.

Mayores reservas de glucógeno

Con un entrenamiento adecuado, el cuerpo aprende a almacenar más cantidad de glucógeno en los músculos y también se vuelve más eficiente para dosificarlo según el ritmo de la carrera. Esto es particularmente importante cuando se corre durante más de 90 minutos, que es el plazo en que se suelen agotar las reservas de glucógeno. Dado que este es el combustible más eficiente, conviene que dure el mayor tiempo posible.

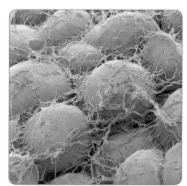

CÉLULAS ADIPOSAS

Los triglicéridos, ricos en energía, se almacenan como grasa en el tejido muscular y adiposo. Después se descomponen en ácidos grasos libres y se liberan en el torrente sanguíneo para que las células los usen como fuente de energía. El excedente de glucosa también se convierte en grasa.

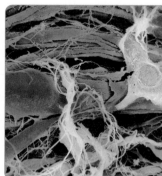

CÉLULAS MUSCULARES

El glucógeno se almacena en las células musculares y después se libera para proporcionar energía para las contracciones musculares. También el músculo lo libera al torrente sanguíneo para elevar los niveles de glucosa en sangre si descienden.

SISTEMAS ENERGÉTICOS

El adenosín trifosfato (ATP) es una molécula que almacena, transporta y libera la energía empleada para contraer el músculo. El cuerpo tiene tres formas de acceder al ATP, o tres sistemas energéticos. A cuál recurre depende de la duración y la intensidad del ejercicio.

El primer recurso es el ATP almacenado en las células. Las fibras musculares guardan el suficiente para contraerse hasta 10 segundos: proporciona mucha energía pero solo para un uso inmediato y breve, y esfuerzos de intensidad máxima (para reponerlo se necesitan hasta 5 minutos). Este es el sistema que te permite ponerte en marcha al correr.

Al agotarse el ATP almacenado, las propias células musculares transforman la energía de los nutrientes (glucosa por lo general) en ATP y se mantiene constante el suministro, ya sea mediante respiración celular aeróbica o anaeróbica.

En una carrera de alta intensidad, si el suministro de oxígeno no logra satisfacer la demanda, el cuerpo recurre a la respiración celular anaeróbica. Este sistema energético permanece activo hasta que el sistema aeróbico (p. siguiente), que tarda más en arrancar, se pone en marcha.

La respiración celular aeróbica es el principal sistema energético para los esfuerzos de intensidad moderada o baja. Puede tirar de la glucosa almacenada hasta 90 minutos. La carrera de fondo es sobre todo una actividad aeróbica, pero si el cuerpo necesita una breve explosión de energía extra que el sistema aeróbico no pueda proporcionar –al esprintar en la meta, por ejemplo–, recurre al sistema anaeróbico.

Tanto la respiración aeróbica como la anaeróbica comienzan con un proceso denominado glucogenólisis, que libera glucosa a partir del glucógeno, tras lo cual tiene lugar una reacción en cadena llamada respiración celular (pp. 34-35) para convertir la glucosa en ATP y que esté disponible para contraer los músculos.

HEPATOCITOS
La glucosa sobrante se almacena dentro de los hepatocitos en forma de gránulos de glucógeno, que se liberan cuando es necesario.

ACCESO A LA ENERGÍA
El crecimiento, la renovación y la reparación de los músculos, así como la contracción de los principales grupos musculares al correr, requieren energía. El cuerpo obtiene la energía necesaria directamente del hígado y dispone de reservas auxiliares en las células musculares y adiposas.

RESPIRACIÓN CELULAR

La respiración de las células musculares es un proceso metabólico. Primero se libera glucosa a partir del glucógeno –almacenado dentro del músculo o suministrado directamente por el hígado–. El cuerpo entonces recurre a la respiración celular aeróbica o anaeróbica para transformar la glucosa en la molécula ATP, que proporciona la energía necesaria para la contracción muscular.

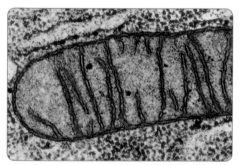

MITOCONDRIAS
La respiración celular aeróbica tiene lugar dentro de las mitocondrias, lo que las convierte en los «motores» de la célula. Las mitocondrias pueden aumentar en número y tamaño entrenando la resistencia, lo cual mejora la eficiencia de la respiración celular aeróbica del cuerpo.

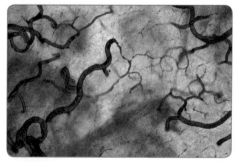

CAPILARES
Los capilares, finísimas ramificaciones de los vasos sanguíneos, aportan a las células tanto el oxígeno como los nutrientes para la respiración aeróbica. El entrenamiento de resistencia aumenta la densidad y la actividad de los capilares, lo que mejora la resistencia muscular.

Respiración aeróbica y anaeróbica

En la respiración celular aeróbica, el cuerpo emplea oxígeno para convertir la glucosa en ATP. Al hacer un ejercicio intenso, si hay escasez de oxígeno (debido a un suministro inadecuado o a un gasto elevado), el cuerpo recurre a la respiración anaeróbica. Este proceso no requiere de oxígeno, pero provoca acumulación de lactato. Lejos de ser un producto de desecho metabólico, el lactato es una valiosa fuente de energía cuando se dispone de suficiente oxígeno (una vez que se baja el ritmo). Su acumulación causa una sensación de ardor en los músculos y produce fatiga, por lo que la respiración celular anaeróbica es un recurso limitado.

OXÍGENO

ÁCIDOS GRASOS

AMINOÁCIDOS

RESPIRACIÓN AERÓBICA EN LA MITOCONDRIA

36 moléculas de ATP
Para procesar el ácido pirúvico, se producen en presencia de oxígeno una serie de reacciones químicas en la mitocondria de la célula, que generan 36 moléculas de ATP. También se liberan como subproductos agua y dióxido de carbono, que son eliminados por el cuerpo.

RESPIRACIÓN AERÓBICA
Tiene una enorme capacidad de producir energía y por ello es el sistema principal de producción de energía durante el ejercicio de resistencia. Se pueden generar aproximadamente 38 moléculas de ATP a partir de una molécula de glucógeno.

2 moléculas de ATP
La respiración celular aeróbica se inicia en el citoplasma, dentro de la célula muscular. El proceso de la glicólisis descompone la glucosa en ácido pirúvico, lo que genera 2 moléculas de ATP. Después, el ácido pirúvico se introduce en las mitocondrias de la célula para la siguiente fase de la respiración aeróbica.

 Umbral de lactato
Mientras se hace un ejercicio regular, la respiración celular aeróbica satisface las necesidades energéticas de los músculos. Cuando la intensidad aumenta y supera la capacidad de la respiración aeróbica, la acumulación de lactato en la sangre empieza a crecer exponencialmente. El umbral de lactato de cada persona es la intensidad más alta que se puede alcanzar antes de que el cuerpo comience a acumular lactato. Influye significativamente en cuánto es capaz de correr, ya que refleja cuánto tiempo, qué distancia o a qué ritmo los músculos pueden mantener la producción de energía aeróbica.

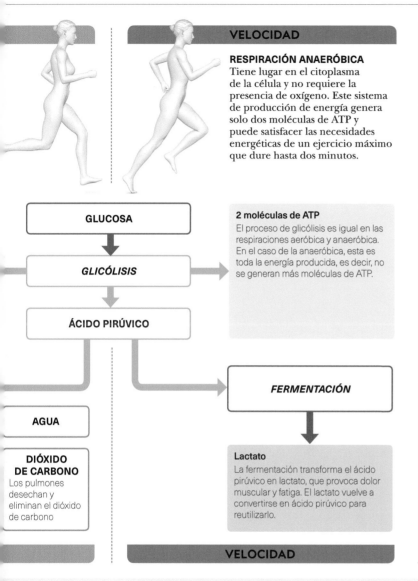

VELOCIDAD

RESPIRACIÓN ANAERÓBICA

Tiene lugar en el citoplasma de la célula y no requiere la presencia de oxígeno. Este sistema de producción de energía genera solo dos moléculas de ATP y puede satisfacer las necesidades energéticas de un ejercicio máximo que dure hasta dos minutos.

GLUCOSA

GLICÓLISIS

ÁCIDO PIRÚVICO

AGUA

DIÓXIDO DE CARBONO
Los pulmones desechan y eliminan el dióxido de carbono

2 moléculas de ATP
El proceso de glicólisis es igual en las respiraciones aeróbica y anaeróbica. En el caso de la anaeróbica, esta es toda la energía producida, es decir, no se generan más moléculas de ATP.

FERMENTACIÓN

Lactato
La fermentación transforma el ácido pirúvico en lactato, que provoca dolor muscular y fatiga. El lactato vuelve a convertirse en ácido pirúvico para reutilizarlo.

VELOCIDAD

Metabolizar las grasas

Cuando se agotan las reservas de glucógeno, las células musculares buscan energía en la grasa. Los depósitos de grasa del cuerpo pueden proporcionarle hasta treinta veces más energía que el glucógeno. La lipolisis es el proceso que, al descomponer los triglicéridos en ácidos grasos libres, permite usarlos como combustible. Luego circulan por la sangre para llegar a los músculos, donde se produce la respiración celular.

Uso eficiente de las reservas de grasa

El entrenamiento de resistencia aumenta el metabolismo de la grasa para obtener energía tanto en reposo como haciendo un ejercicio submáximo (aeróbico constante). En el caso de los fondistas, esta adaptación permite al cuerpo conservar las reservas de glucógeno, importantes durante las carreras largas. La cantidad de glucógeno que puede almacenar el cuerpo es limitada, por lo que es una ventaja ser capaz de metabolizar las grasas de forma eficiente durante un ejercicio submáximo prolongado.

«Chocar contra el muro» o, más coloquialmente, «dar una pájara» es sufrir ese agotamiento repentino y radical que ocurre cuando el cuerpo se queda sin glucógeno. Aumentar la capacidad del cuerpo para emplear las reservas de grasa le permite conservar el glucógeno almacenado y por tanto retrasar ese momento.

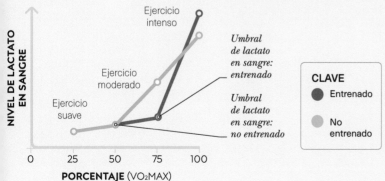

CONCENTRACIÓN DE LACTATO EN SANGRE
El gráfico muestra los niveles de lactato en ejercicios de distinta intensidad de sujetos entrenados y no entrenados, expresados como un porcentaje del consumo máximo de oxígeno (VO₂max, p. 37). El entrenamiento regular desplaza la curva de acumulación hacia la derecha. El músculo entrenado soporta mayores niveles de intensidad antes de que se produzca la acumulación de lactato. Identificar el umbral por el ritmo o la sensación (p. 166) permite evitar el incremento exponencial de lactato en sangre y la fatiga asociada.

DISTRIBUCIÓN DEL OXÍGENO

Los principales sistemas del cuerpo cooperan para suministrar a los músculos el oxígeno que necesitan para contraerse. El oxígeno entra en el torrente sanguíneo por los pulmones y por él llega a los músculos. Allí se intercambia por dióxido de carbono, que vuelve a los pulmones para su eliminación mediante la espiración. El bombeo del corazón mantiene esta vital circulación de la sangre.

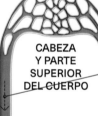

CABEZA Y PARTE SUPERIOR DEL CUERPO

Venas
Retornan la sangre desoxigenada desde la cabeza y la parte superior del cuerpo al corazón

Arterias
Aportan sangre oxigenada a la parte superior del cuerpo

PULMÓN DERECHO

CORAZÓN

PULMÓN IZQUIERDO

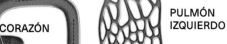

Arteria pulmonar
Transporta la sangre desoxigenada a los pulmones para eliminar el dióxido de carbono

Vena pulmonar
Lleva sangre oxigenada desde los pulmones al corazón para que circule

HÍGADO

Arterias
Aportan sangre oxigenada a la parte inferior del cuerpo

CORAZÓN Y CIRCULACIÓN

Las arterias (en rojo) llevan la sangre oxigenada fuera del corazón, mientras que las venas (en azul) llevan la sangre desoxigenada hacia el corazón. Esto ocurre a la inversa en la circulación pulmonar, el circuito que conecta corazón y pulmones.

Capilares
El oxígeno penetra en los tejidos y se intercambia por dióxido de carbono

TRACTO GASTRO-INTESTINAL

Pared arterial
Una gruesa pared muscular cambia de diámetro para regular el flujo de sangre

Venas
Retornan la sangre desoxigenada desde las piernas al corazón

PARTE INFERIOR DEL CUERPO

Válvula venosa
Válvulas que impiden el reflujo de la sangre

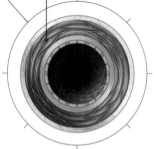

Vena
Las venas retornan la sangre desoxigenada de los músculos activos al corazón y los pulmones para eliminar el dióxido de carbono.

Capilar
Las redes capilares conectan las arterias y las venas con las células epiteliales. Ahí es donde tiene lugar el intercambio de oxígeno por productos de desecho.

Arteria
Las arterias transportan sangre rica en oxígeno desde el corazón y los pulmones a los músculos en acción.

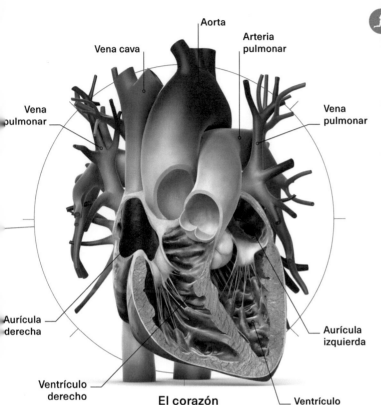

Aorta

Vena cava

Arteria
pulmonar

Vena
pulmonar

Vena
pulmonar

Aurícula
derecha

Aurícula
izquierda

Ventrículo
derecho

Ventrículo
izquierdo
*Bombea sangre
oxigenada por
todo el cuerpo*

El corazón

Regula la velocidad a la que circula
la sangre para ajustarse a la variable
demanda de oxígeno por parte del
cuerpo. Durante el ejercicio, el ritmo y la
fuerza de las contracciones del músculo
cardiaco aumentan para acelerar
la circulación de la sangre y permitir
un mayor consumo de oxígeno. Con el
entrenamiento aumenta el tamaño
del ventrículo izquierdo, lo cual permite
alojar un mayor volumen de sangre.

VO₂max

La VO_2max o capacidad aeróbica es una medida de cuánto
oxígeno puede consumir el cuerpo durante un esfuerzo
máximo. Un VO_2max alto indica que la cantidad de oxígeno
disponible en los músculos para la respiración celular
aeróbica es comparativamente grande. La capacidad del
cuerpo para transportar oxígeno a los músculos depende
de cuatro factores: frecuencia cardiaca máxima; volumen
sistólico (cantidad de sangre bombeada por el corazón en
un latido); cantidad de hemoglobina (transporta el oxígeno)
en la sangre; y proporción de la circulación que llega a los
músculos activos. Algunos factores se pueden mejorar con el
entrenamiento, pero otros están determinados por la genética.

Adaptaciones del entrenamiento

El entrenamiento da lugar a adaptaciones físicas
que producen mejoras en el metabolismo de la
energía necesaria para el movimiento.

Entrenamiento aeróbico

Este entrenamiento (p. 180) pretende aumentar
la eficiencia del cuerpo en la respiración celular
aeróbica, para poder hacer ejercicio más
tiempo con este sistema antes de que se
ponga en marcha la respiración anaeróbica.
Esto mejora la resistencia aeróbica y el VO_2max.
Las adaptaciones producen:

- **acumulación de lactato** solo en intensidades
de ejercicio más altas;

- **eliminación del lactato** más rápida;

- aumento del **volumen sistólico**;

- aumento del **volumen de sangre**;

- aumento de la cantidad de **glóbulos rojos**,
lo que mejora la distribución del oxígeno;

- aumento de la **capilarización de los músculos**
(p. 34);

- crecimiento del número y tamaño de las
mitocondrias (p. 34), lo cual permite una mejor
respiración celular aeróbica;

- aumento de la actividad de las **enzimas
oxidativas** de las mitocondrias, lo que mejora
la eficiencia de estas;

- aumento de la **eficiencia de los capilares**;

- mejora de la **redistribución de la sangre**;

- aumento del tamaño de las **fibras musculares
de contracción lenta** (p. 19);

- aumento del contenido de **mioglobina** en el
músculo (que permite mayores niveles de
oxígeno en los músculos).

Entrenamiento anaeróbico

El entrenamiento anaeróbico (p. 185) aumenta
la capacidad del cuerpo para tolerar y eliminar
más rápido el lactato y también incrementa el
umbral de este (pp. 34-35). Las adaptaciones
producen:

- aumento de la **fuerza muscular**;

- mejora de la **eficiencia mecánica**;

- aumento de la **capacidad oxidativa del
músculo**;

- aumento de la **capacidad amortiguadora
del músculo** (permite a los músculos soportar
el aumento de acidez que se genera como
parte del proceso de respiración celular);

- aumento de la capacidad para **eliminar
el lactato**.

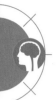

CONTROL DEL MOVIMIENTO

El cerebro y el sistema nervioso trabajan junto con el sistema endocrino para posibilitar y coordinar, tanto consciente como inconscientemente, los movimientos controlados cuando corremos. También son esenciales para mantener el equilibrio interno en el cuerpo.

LA RED DE CONTROL

El cerebro es el centro de control del cuerpo. Envía y recibe mensajes a través de la médula espinal y el sistema nervioso periférico (SNP). El SNP se divide en dos: el sistema nervioso autónomo (SNA) y el sistema nervioso somático. El sistema nervioso somático incluye las fibras motoras y las sensoriales, que controlan el movimiento voluntario del músculo esquelético. El SNA controla procesos involuntarios, como la respiración y la regulación de la temperatura y del ritmo cardiaco.

Cerebro
Controla el movimiento

Tiroides
Regula el metabolismo

Paratiroides
Regula el calcio en sangre

Corazón
Bombea sangre al cuerpo

Glándulas suprarrenales
Regulan el metabolismo y el sistema inmunológico y producen adrenalina

Páncreas
Regula el azúcar en sangre

Intestino delgado
Absorbe nutrientes del alimento

Gónadas
Producen hormonas sexuales

Nervios periféricos
Los nervios motores y sensoriales forman una red por el cuerpo

Lóbulo parietal   Lóbulo temporal   Lóbulo frontal

Lóbulo occipital

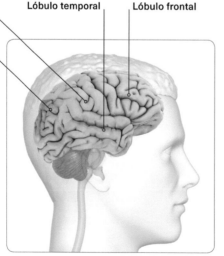

CORTEZA CEREBRAL
El cerebro forma el grueso del encéfalo, y es reconocible por su capa exterior arrugada, la corteza o córtex. Las áreas responsables del control motor y sensorial se hallan en los lóbulos frontal y parietal respectivamente.
Al correr, la corteza cerebral trabaja con la médula espinal y otras regiones del encéfalo para controlar el movimiento.

SISTEMA NEUROENDOCRINO
Los nervios periféricos llevan al cerebro información desde todo el cuerpo para que la procese y también trasladan instrucciones al cuerpo para controlar el movimiento. El cerebro colabora asimismo con el sistema endocrino para gestionar las condiciones internas en respuesta a los cambios corporales, con el fin de conservar el equilibrio.

CÓMO NOS MOVEMOS

La corteza motora (situada en la parte posterior del lóbulo frontal) coordina la actividad muscular del movimiento, tanto voluntario como involuntario. Las señales que envían las neuronas motoras de la médula espinal y los nervios periféricos ordenan a los músculos que se contraigan o se relajen. Al correr, la corteza motora coordina con precisión y rapidez una secuencia de señales de las neuronas motoras que hacen que se contraigan los músculos específicos para lograr los movimientos justos.

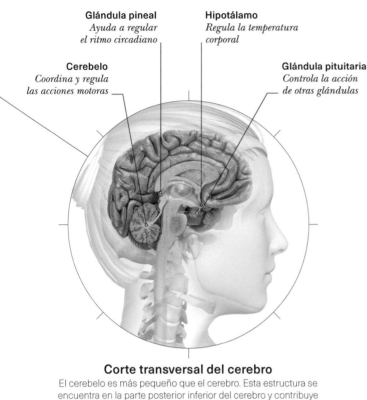

Glándula pineal
Ayuda a regular el ritmo circadiano

Hipotálamo
Regula la temperatura corporal

Cerebelo
Coordina y regula las acciones motoras

Glándula pituitaria
Controla la acción de otras glándulas

Corte transversal del cerebro
El cerebelo es más pequeño que el cerebro. Esta estructura se encuentra en la parte posterior inferior del cerebro y contribuye a la coordinación y precisión de los movimientos. En el cerebro también se localizan algunas glándulas importantes.

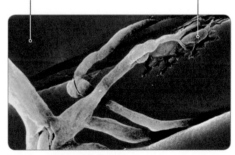

Fibras musculares dispuestas en paralelo

La neurona motora estimula el músculo para que se contraiga

UNIÓN NEUROMUSCULAR
El punto donde la neurona motora coincide con la fibra muscular se denomina unión neuromuscular: ahí transmite los impulsos nerviosos que inician las contracciones musculares. Cada fibra de los músculos esqueléticos suelen contar con una unión neuromuscular.

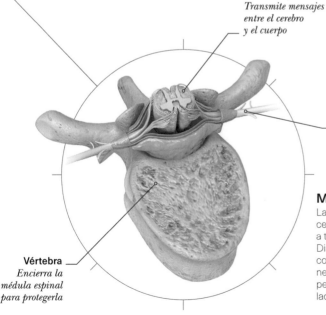

Nervio espinal
Transmite mensajes entre el cerebro y el cuerpo

Médula espinal
Principal vía de comunicación del cuerpo

Vértebra
Encierra la médula espinal para protegerla

Médula espinal
La información viaja entre el cerebro y el resto del cuerpo a través de la médula espinal. Discurre por dentro de la columna vertebral ósea y los nervios espinales salen por unas pequeñas aberturas a ambos lados, entre las vertebras.

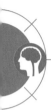

EQUILIBRIO Y COORDINACIÓN

Integrar la información motora y sensorial, a menudo a un nivel subconsciente, permite mantener el equilibrio y sincronizar los movimientos. Por ejemplo, a medida que el peso se desplaza al correr, unas estructuras del oído interno, en combinación con la información visual, se coordinan con el cerebro para conservar el equilibrio. Mientras, la información motora enviada a las piernas ajusta la rigidez de los miembros inferiores para que se acomode a los cambios del terreno. Estos ajustes constantes permiten mantener la cabeza nivelada y priorizar la visión.

Evolucionados para correr

En la anatomía humana hay evidencias que apoyan la idea de que al evolucionar desarrollamos la capacidad de correr distancias largas. Por ejemplo, la optimización del uso de la energía, la estabilización del tronco y la cabeza o la regulación de la temperatura corporal. El ligamento nucal es una modificación estructural ausente en nuestros ancestros simios; otra es nuestro tendón de Aquiles, más largo.

Ligamento nucal
Esta estructura evolucionó para evitar que la cabeza se inclinara hacia delante al realizar actividades como correr

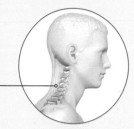

Tendón de Aquiles
Las propiedades de almacenamiento y liberación de energía de este tendón pueden haber evolucionado en respuesta a la carrera de resistencia

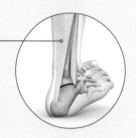

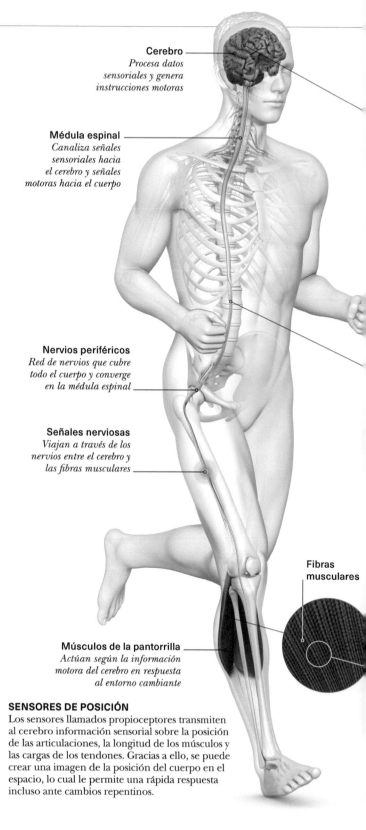

Cerebro
Procesa datos sensoriales y genera instrucciones motoras

Médula espinal
Canaliza señales sensoriales hacia el cerebro y señales motoras hacia el cuerpo

Nervios periféricos
Red de nervios que cubre todo el cuerpo y converge en la médula espinal

Señales nerviosas
Viajan a través de los nervios entre el cerebro y las fibras musculares

Fibras musculares

Músculos de la pantorrilla
Actúan según la información motora del cerebro en respuesta al entorno cambiante

SENSORES DE POSICIÓN
Los sensores llamados propioceptores transmiten al cerebro información sensorial sobre la posición de las articulaciones, la longitud de los músculos y las cargas de los tendones. Gracias a ello, se puede crear una imagen de la posición del cuerpo en el espacio, lo cual le permite una rápida respuesta incluso ante cambios repentinos.

Corteza sensorial
Recibe y procesa información sensorial relativa al tacto, el dolor y la temperatura

Corteza motora
Genera instrucciones para el movimiento voluntario

Cortezas sensorial y motora

Dentro de la corteza cerebral (p. 18), la corteza motora está implicada en planificar, coordinar y controlar el movimiento voluntario. Se sitúa al lado de la corteza sensorial, que procesa e integra los datos sensoriales del cuerpo.

VISTA FRONTAL MEDIA

Neurona motora
Transmite señales nerviosas a las fibras musculares

Interneuronas
Conectan los nervios con la médula espinal

Neurona sensorial
Traslada impulsos desde los nervios periféricos

Médula espinal

En la médula hay tres tipos principales de células nerviosas. Las neuronas sensoriales transmiten datos sensoriales desde el cuerpo al cerebro. Las neuronas motoras llevan instrucciones del cerebro a las fibras de los músculos esqueléticos para controlar el movimiento. Ambas se comunican con el sistema nervioso central (SNC) a través de las interneuronas.

Señales motoras desde el cerebro

Señales sensoriales al cerebro

Fibra del huso muscular
Detecta cambios en la longitud del músculo

Neurona sensorial
Transmite información sensorial al cerebro

Célula muscular

Husos musculares

Estos receptores dentro de los músculos recopilan información sobre los cambios en la longitud y tensión del músculo para transmitírsela al SNC. Mediante una acción refleja, también evitan que los músculos se sobreestiren, desencadenando una fuerte contracción.

Equilibrio

En el oído interno, dentro de unos canales circulares llenos de líquido, hay unos sensores como pelos diminutos que detectan el movimiento en tres planos. Las señales que mandan al cerebro le permiten controlar la posición de la cabeza en el espacio durante el movimiento. También detectan cambios repentinos, como cuando al correr se baja un bordillo. El cerebro interpreta esta información en conjunto con los demás datos sensoriales y coordina la respuesta adecuada para mantener el equilibrio y la cabeza nivelada.

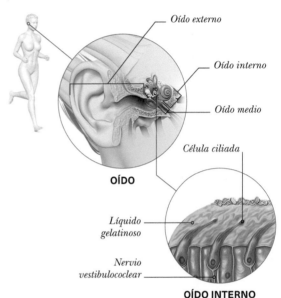

Oído externo

Oído interno

Oído medio

OÍDO

Célula ciliada

Líquido gelatinoso

Nervio vestibulococlear

OÍDO INTERNO

DIRECCIÓN DEL MOVIMIENTO
En el oído interno, la membrana otolítica contiene un líquido gelatinoso que rodea unos diminutos sensores similares a pelos. Al moverse la cabeza, el movimiento del líquido en torno a estos sensores les permite reunir información que ayuda al cerebro a determinar la dirección del movimiento.

Vista y coordinación

Los ojos funcionan igual que otros sensores, transmitiendo la información sensorial (en este caso, visual) al cerebro para que la procese. Esto permite anticiparse al terreno que se tiene delante y planificar cambios, o sortear objetos que se mueven, como un perro o un grupo de personas. Gran parte de esta coordinación tiene lugar a nivel subconsciente. Mantener la cabeza nivelada, a pesar del impacto de cada pisada, contribuye a esta función.

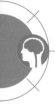

FUNCIONES INCONSCIENTES

Además del movimiento consciente, el cerebro y el sistema nervioso controlan muchas funciones inconscientes implicadas en el ejercicio. El sistema nervioso autónomo (SNA) regula la temperatura corporal, la respiración y la frecuencia cardiaca. Se subdivide en los sistemas nerviosos simpático y parasimpático. Cuando hacemos ejercicio, el primero está muy activo: acelera el ritmo cardiaco, dilata los vasos sanguíneos y las vías respiratorias, e inhibe la digestión.

Homeostasis

Se trata del estado de equilibrio interno que el cuerpo busca mantener a pesar de las condiciones cambiantes. Con este fin, el SNA se coordina con el sistema endocrino para liberar hormonas en el torrente sanguíneo. Las hormonas son mensajeros químicos que influyen en las funciones celulares. Controlan una serie de reacciones fisiológicas en el cuerpo, entre ellas el metabolismo energético y el crecimiento tisular.

Equilibrio hormonal

El sistema endocrino regula la producción de hormonas para que estén disponibles cuando se necesitan, pues desempeñan funciones vitales. Entrenar en exceso puede alterar el equilibrio hormonal. Un entrenamiento adecuado requiere un equilibrio entre sobrecarga y recuperación (p. 169). Si la sobrecarga es excesiva o la recuperación insuficiente, pueden aparecer trastornos físicos y psicológicos: es el llamado síndrome de sobreentrenamiento, que afecta al sistema nervioso y al endocrino.

Suplementos hormonales

La toma de suplementos se suele asociar con el dopaje en los deportes, pero en algunos casos un médico puede recomendar completar la producción hormonal propia por motivos de salud.

Estrógeno

El sobreentrenamiento puede reducir los niveles de estrógeno en las mujeres. En las corredoras que sufren RED-S (p. 63) los niveles de estrógeno caen drásticamente, lo cual produce pérdida de masa muscular y aumenta el riesgo de lesiones musculoesqueléticas. Se puede recurrir a un parche o a la píldora anticonceptiva para normalizar los niveles de estrógeno y reducir el riesgo de lesiones.

Tiroxina

Tanto el hipotiroidismo como el sobreentrenamiento pueden reducir los niveles de tiroxina en sangre, lo cual produce una reducción de la tasa metabólica y de la síntesis de proteínas. Se suele prescribir un suplemento de la hormona tiroidea para promover el equilibrio.

Insulina

La insulina regula la entrada de glucosa en los tejidos del cuerpo. Sin ella, solo entran trazas de glucosa en las células, con resultados catastróficos. La diabetes afecta a la producción y la función de la insulina. La administración de insulina es hoy un tratamiento habitual.

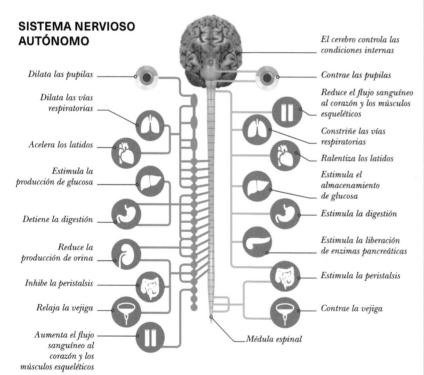

SISTEMA NERVIOSO AUTÓNOMO

Dilata las pupilas

Dilata las vías respiratorias

Acelera los latidos

Estimula la producción de glucosa

Detiene la digestión

Reduce la producción de orina

Inhibe la peristalsis

Relaja la vejiga

Aumenta el flujo sanguíneo al corazón y los músculos esqueléticos

El cerebro controla las condiciones internas

Contrae las pupilas

Reduce el flujo sanguíneo al corazón y los músculos esqueléticos

Constriñe las vías respiratorias

Ralentiza los latidos

Estimula el almacenamiento de glucosa

Estimula la digestión

Estimula la liberación de enzimas pancreáticas

Estimula la peristalsis

Contrae la vejiga

Médula espinal

SISTEMA NERVIOSO SIMPÁTICO
Desencadena la respuesta de «lucha o huida» y sostiene las funciones durante el estrés: aumentan el ritmo cardiaco, se dilatan las vías respiratorias y los vasos sanguíneos que van al corazón y los músculos, y se libera glucosa para alimentar a los músculos.

SISTEMA NERVIOSO PARASIMPÁTICO
Es el sistema de mantenimiento del cuerpo, importante en la recuperación después del ejercicio. Contribuye a procesos como la digestión, la micción y la conservación de energía. Sus efectos tienden a oponerse a los del sistema nervioso simpático.

Hormonas que afectan al entrenamiento

HORMONA	DÓNDE SE PRODUCE	FUNCIÓN
CORTISOL	Glándula suprarrenal	• Estimula la producción de glucosa, a costa de proteínas y lípidos. Si sobreentrenas, un exceso de cortisol inunda el cuerpo, lo que provoca una excesiva descomposición de las proteínas y problemas de sueño, y puede aumentarse también la sensación de estrés.
TESTOSTERONA	Sobre todo en los testículos (hombres), glándulas suprarrenales y ovarios (mujeres)	• Aumentan la masa muscular y la masa ósea. • En niveles elevados, crea fibras musculares más grandes y reduce el tiempo de recuperación del ejercicio. Si entrenas demasiado fuerte, la glándula pituitaria detiene su producción hasta que te has recuperado. Presente en niveles más altos en hombres que en mujeres.
ESTRÓGENO	Sobre todo en los ovarios (mujeres), glándulas suprarrenales y testículos (hombres)	• Facilita la conversión en combustible de la grasa almacenada. • Ayuda a mantener la densidad ósea. Presente en niveles más altos en mujeres que en hombres.
ERITROPOYETINA	Riñón	• Estimula la producción de glóbulos rojos en la médula ósea; los glóbulos llevan oxígeno desde los pulmones a las células musculares, lo que aumenta la capacidad de transporte de oxígeno.
ENDORFINAS	Glándula pituitaria y sistema nervioso central	• Producen la «euforia del corredor» (p. 213), una sensación exultante asociada con el entrenamiento de resistencia prolongado. El cuerpo se adapta a las endorfinas, por lo que con el tiempo producimos menos con el mismo nivel de estimulación.
ADRENALINA (CONOCIDA TAMBIÉN COMO EPINEFRINA)	Glándulas suprarrenales	• Desencadena la respuesta de «lucha o huida»: sube la frecuencia cardiaca, relaja las vías respiratorias, contrae los vasos sanguíneos y estimula la descomposición del glucógeno y los lípidos del músculo, funciones útiles para los corredores de competición.
TIROXINA	Glándula tiroides	• Desempeña un papel importante en la determinación de la tasa metabólica y el mantenimiento de la función muscular, cerebral y hormonal en general. La tiroxina debe mantenerse equilibrada para garantizar la contracción normal de los músculos.
INSULINA	Páncreas	• Hace que las células incorporen la glucosa del torrente sanguíneo y la usen como combustible o bien la almacenen como glucógeno en los músculos y el hígado.
PÉPTIDO NATRIURÉTICO AURICULAR	Músculo cardiaco	• Ayuda a regular la presión sanguínea. Al correr, la presión arterial sistólica aumenta, pues crece la necesidad de que el corazón bombee sangre oxigenada a todo el cuerpo para las funciones corporales, especialmente para el metabolismo muscular.
HORMONA DEL CRECIMIENTO	Glándula pituitaria	• Afecta a la síntesis de las proteínas, la masa muscular, la densidad ósea, la fuerza de los tendones y ligamentos y otras funciones vitales para correr. El cuerpo se adapta a la HC, así que cuanto más entrenes, menos HC producirá el cuerpo al mismo nivel: deberás trabajar más para liberar las mismas cantidades.

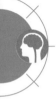

CONTROL DE LA TEMPERATURA

Los humanos somos homeotermos: para sobrevivir, la temperatura interna de nuestro cuerpo debe mantenerse dentro de unos estrechos límites. Esto puede resultar difícil cuando nos enfrentamos a temperaturas extremas. Al hacer ejercicio se genera calor y este debe ser eliminado del cuerpo para mantener la temperatura del *core* (zona media) dentro de unos límites aceptables. No hacerlo de forma correcta puede provocar un trastorno por calor o incluso la muerte. Como mínimo, se verá afectado el rendimiento. Si las condiciones ambientales son extremas en cuanto a temperatura, humedad relativa o ambas, se pone en peligro la termorregulación.

TERMORREGULACIÓN

Los receptores sensoriales detectan cuándo la temperatura corporal interna se desvía de su nivel óptimo. En respuesta, el hipotálamo desencadena la respuesta correctiva adecuada para devolver al cuerpo a la homeostasis. Una vez que las condiciones internas se normalizan, el hipotálamo desactiva las medidas correctivas.

El cuerpo aumenta la temperatura interna

El hipotálamo estimula procesos generadores de calor para aumentar la temperatura interna:

- **Los vasos sanguíneos de la superficie se contraen** (vasoconstricción), estrechándose para minimizar el flujo de sangre a la piel y restringir la transferencia de calor desde la sangre a la atmósfera por radiación.

- **Los músculos producen temblores,** que generan calor.

- **El metabolismo aumenta** en respuesta a la estimulación hormonal para incrementar la generación de calor.

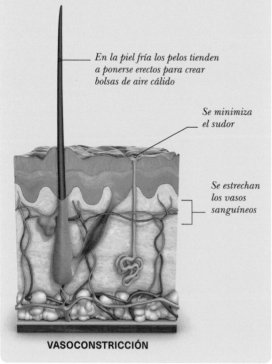

En la piel fría los pelos tienden a ponerse erectos para crear bolsas de aire cálido

Se minimiza el sudor

Se estrechan los vasos sanguíneos

VASOCONSTRICCIÓN

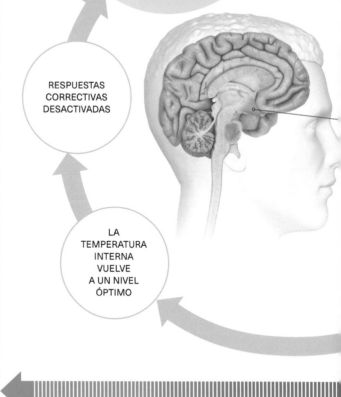

LA TEMPERTURA INTERNA CAMBIA

Al correr, la actividad eleva la temperatura corporal interna. Cuando las condiciones ambientales son frías, la temperatura corporal puede descender si no se va adecuadamente protegido. La temperatura corporal interna debe mantenerse entre 37 y 37,8 °C.

RESPUESTAS CORRECTIVAS DESACTIVADAS

LA TEMPERATURA INTERNA VUELVE A UN NIVEL ÓPTIMO

TEMPERATURA INTERNA DEMASIADO BAJA

Exposición al calor

La combinación de estrés térmico ambiental y generación de calor interno puede conducir a agotamiento o a un golpe de calor. Algunos síntomas del agotamiento por calor son: fatiga, mareo, náuseas y un pulso rápido y débil; en este caso aún rigen las funciones termorreguladoras, pero no logran eliminar el calor lo bastante rápido. Por su parte, el golpe de calor puede poner en riesgo la vida y requiere atención médica inmediata. Lo causa un fallo de los mecanismos termorreguladores del cuerpo y se caracteriza por el cese de la sudoración, pulso rápido y respiración acelerada, acompañados de confusión, desorientación o pérdida de la consciencia.

Adaptaciones del entrenamiento

Con un entrenamiento específico, mejora la tolerancia del cuerpo a ejercitarse en condiciones de calor. Aumenta la sensibilidad del sudor a la temperatura del *core,* de modo que se empieza a sudar con una temperatura del *core* más baja y esta se mantiene en niveles muy controlables.
Si planeas participar en una carrera en un clima más cálido que aquel en que sueles entrenar, piensa en seguir un protocolo de aclimatación al calor –como recurrir a un baño caliente o una sauna después del entrenamiento, o entrenar en una cámara de calor– para favorecer la mejora de tu rendimiento en en las condiciones meteorológicas con las que vas a competir.

LOS RECEPTORES DETECTAN EL CAMBIO

REGULACIÓN DE LA TEMPERATURA INTERNA

HIPOTÁLAMO

Esta importante glándula endocrina se encuentra en el cerebro y es el centro termorregulador del cuerpo. Estimula la respuesta apropiada para hacer que el cuerpo recupere su temperatura interna normal.

Cuando el hipotálamo es incapaz de poner en marcha las respuestas correctivas apropiadas, la temperatura del *core* sigue subiendo o bajando más allá de los parámetros deseables.

RESPUESTAS CORRECTIVAS ACTIVADAS

TEMPERATURA INTERNA DEMASIADO ALTA

El cuerpo reduce la temperatura interna

El hipotálamo estimula procesos de pérdida de calor para reducir la temperatura interna:

- **Aumenta la sudoración** para que el cuerpo se refresque al evaporarse la humedad. Sudar es su principal recurso para eliminar el calor producido por un ejercicio intenso. La deshidratación puede impedir que el cuerpo sude y pierda calor. Los ambientes calientes, húmedos o una ropa inapropiada pueden impedirle rebajar su temperatura.

- **Los vasos sanguíneos de la superficie se dilatan** (vasodilatación) para aumentar el flujo de sangre hacia la piel, desde donde el calor se puede transferir a la atmósfera por radiación. Se desvía, por tanto, flujo sanguíneo de los músculos activos, por lo que hay menos sangre rica en oxígeno disponible para alimentar el movimiento.

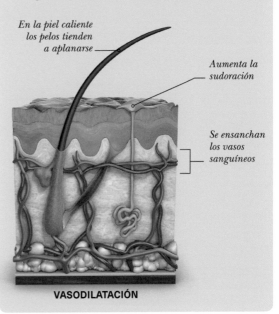

En la piel caliente los pelos tienden a aplanarse

Aumenta la sudoración

Se ensanchan los vasos sanguíneos

VASODILATACIÓN

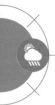

FACTORES EXTERNOS

Diversos factores externos afectan al corredor. Las fuerzas de impacto actúan sobre el cuerpo cada vez que el pie golpea el suelo y deben ser contrarrestadas por contracciones musculares (pp. 18-19) y cambios en la biomecánica. También el entorno –condiciones meteorológicas, terreno y altitud– determina el trabajo que ha de realizar el cuerpo.

FUERZA DE REACCIÓN DEL SUELO

Correr implica una serie cíclica de impactos. Cuando la gravedad nos atrae a la tierra, ejercemos sobre el suelo una fuerza que coincide con una fuerza de reacción del suelo (GRF, *Ground Reaction Force*) igual y opuesta. Esta fuerza actúa sobre el cuerpo en una dirección que consta de componentes verticales, anteroposteriores (o de propulsión-frenado) y mediolaterales (o de lado a lado). Se han atribuido muchas lesiones a la GRF –tanto a su magnitud como a la ratio de su aplicación–, ya que el cuerpo debe absorber esta fuerza al tiempo que almacena y transfiere la mayor cantidad posible de energía para despegarse del suelo. Algunos estudios han vinculado las lesiones con la carga vertical de la GRF, mientras que otros han encontrado relación entre las lesiones y la fuerza de frenado (posterior).

Distribución de la GRF

La GRF la absorben principalmente los miembros inferiores, aunque sus efectos se extienden por todo el cuerpo. La forma en que el cuerpo aterriza afecta al modo en que la GRF se distribuye por él. La postura de los miembros inferiores durante la fase de carga del ciclo de la carrera (p. 66) determina hacia dónde se dirigen las fuerzas. Dónde se sienten estas fuerzas afecta a cómo se mueven las extremidades inferiores para absorber esa carga. Por ejemplo, las zancadas más largas producen mayores fuerzas de frenado. Aterrizar con más flexión de la rodilla requiere más fuerza en los cuádriceps, pero reduce las fuerzas que se sienten por encima de la rodilla.

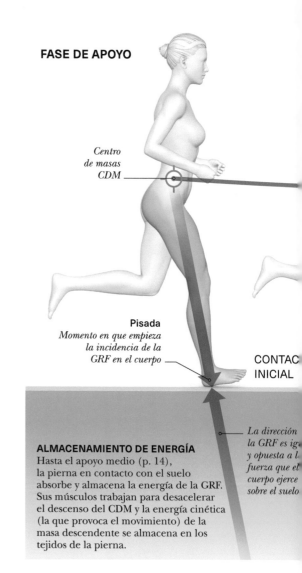

FASE DE APOYO

Centro de masas CDM

Pisada
Momento en que empieza la incidencia de la GRF en el cuerpo

CONTAC INICIAL

La dirección la GRF es ig y opuesta a l fuerza que el cuerpo ejerce sobre el suelo

ALMACENAMIENTO DE ENERGÍA
Hasta el apoyo medio (p. 14), la pierna en contacto con el suelo absorbe y almacena la energía de la GRF. Sus músculos trabajan para desacelerar el descenso del CDM y la energía cinética (la que provoca el movimiento) de la masa descendente se almacena en los tejidos de la pierna.

Almacenar y transferir energía

En cada zancada, la pierna absorbe la energía de la GRF y luego la emplea para impulsar el cuerpo en el aire. En la primera mitad de la fase de apoyo, el centro de masas (CDM) del cuerpo baja. Las articulaciones se flexionan al tiempo que los tejidos viscoelásticos de la pierna, como el tendón de Aquiles, se estiran bajo el peso de la masa corporal descendente y almacenan la energía de la GRF (p. 18). En el apoyo medio, el CDM está en su nivel más bajo. Al final de la fase de apoyo, se libera la energía almacenada (p. 19) para impulsar el CDM en el aire.

Minimizar las fuerzas

A pesar de numerosos estudios sobre el tema, los investigadores no han podido determinar un patrón de marcha óptimo para reducir el riesgo de lesión asociado con la GRF. Sin embargo, la pisada de apoyo con el talón (p. 72), la mayor oscilación vertical (p. 71) y la zancada larga (p. 70) se han relacionado con una mayor fuerza de reacción del suelo vertical. Y se han asociado con un aumento de las fuerzas de frenado los pasos de mayor longitud y la pisada con el antepié (p. 72). Algo que parece reducir tanto las fuerzas verticales como las de frenado es aumentar la cadencia (p. 70).

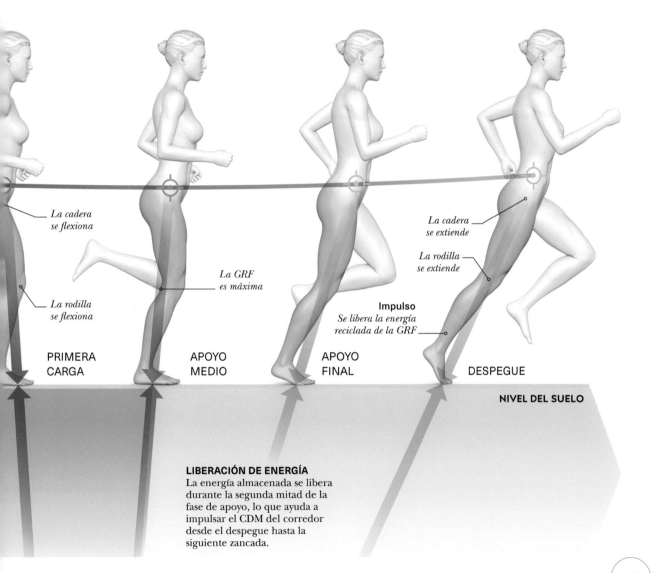

La cadera
se flexiona

La rodilla
se flexiona

La GRF
es máxima

La cadera
se extiende

La rodilla
se extiende

Impulso
*Se libera la energía
reciclada de la GRF*

PRIMERA
CARGA

APOYO
MEDIO

APOYO
FINAL

DESPEGUE

NIVEL DEL SUELO

LIBERACIÓN DE ENERGÍA
La energía almacenada se libera durante la segunda mitad de la fase de apoyo, lo que ayuda a impulsar el CDM del corredor desde el despegue hasta la siguiente zancada.

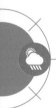

Torque

Al aplicarse la GRF al cuerpo, unas fuerzas de rotación («torques» o «momentos») actúan sobre las articulaciones. El torque es la medida de hasta qué punto una fuerza que actúa sobre un objeto provoca que este gire sobre un eje (punto de pivote). La fuerza puede aplicarse a cualquier distancia de este punto: su magnitud y dirección harán que el objeto (el brazo de la palanca) rote alrededor del eje en consecuencia. Este «momento externo» debe ser contrarrestado por un «momento interno» aplicado a la palanca. Al correr, el tobillo y la rodilla son puntos de pivote, y los pies y la parte inferior de las piernas son palancas. Por dónde pasa la GRF con respecto al punto de pivote determina la dirección del momento externo aplicado a la palanca. Los músculos que rodean la articulación pivotante deben generar la fuerza (el momento interno) necesaria para resistir el movimiento. La interacción entre estas fuerzas determina en qué dirección se moverá la palanca.

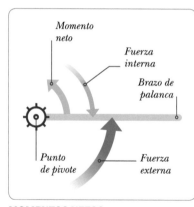

MOMENTOS NETOS

En este ejemplo, el momento externo (de la GRF) es mayor que el momento interno que lo contrarresta (acción muscular). La interacción entre estas dos fuerzas da como resultado el momento neto, que es la cantidad y dirección de rotación del brazo de palanca (parte inferior de la pierna o pie) alrededor del pivote (articulación de la rodilla o el tobillo).

CLAVE

- ◄ Momento interno
- ◄ Momento externo
- ◄ Fuerza de reacción del suelo
- ◄ Momento neto

Rodilla

En el contacto inicial, la GRF avanza pasando por detrás de la rodilla y estimula su flexión. En respuesta, los cuádriceps trabajan de forma excéntrica (p. 18) para generar un momento de extensión de la rodilla para controlar el grado de flexión. Los ejercicios de entrenamiento de la fuerza excéntrica centrados en los cuádriceps potencian esta respuesta.

Apoyo en el talón

Si se aterriza en el talón, la GRF se desplaza por detrás de la articulación del tobillo, estimulando la flexión plantar (p. 72). En respuesta, el tibial anterior trabaja de forma excéntrica (p. 18) para generar un momento de dorsiflexión del tobillo y controlar el grado de la flexión plantar.

APOYO EN EL TALÓN

Apoyo en el antepié

Si se aterriza en el antepié, la GRF se desplaza por delante de la articulación del tobillo, lo que estimula la dorsiflexión (p. 72). En respuesta, los músculos de la pantorrilla trabajan de forma excéntrica (p. 18) para generar un momento de flexión plantar del tobillo y controlar el grado de dorsiflexión.

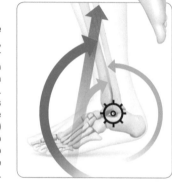

Esta diagonal que cruza el torso se alarga cuando el hombro derecho y la cadera izquierda rotan hacia fuera

Esta diagonal que cruza el torso se acorta cuando el hombro izquierdo y la cadera derecha rotan hacia dentro

Estiramientos diagonales

A medida que las fuerzas de rotación se desplazan por el cuerpo al correr, la contrarrotación del cuerpo hace que el torso se estire diagonalmente y alterna este estiramiento con cada zancada. Estos movimientos transfieren fuerzas desde los miembros inferiores a los superiores y vuelta a empezar.

La disposición en capas de los músculos del torso les permite tanto producir como absorber la fuerza de estas rotaciones. También contribuye la orientación diagonal de las fibras musculares de los oblicuos internos y externos, y del dorsal ancho y la fascia toracolumbar en la espalda. El giro del torso en una dirección suministra la energía necesaria para que se estire en sentido contrario.

El brazo izquierdo se adelanta para equilibrar el movimiento hacia delante de la pierna derecha

El brazo derecho oscila hacia atrás como contrarrotación del brazo izquierdo

El pecho gira a la derecha mientras el brazo izquierdo se adelanta

La pelvis rota a la izquierda mientras la pierna derecha avanza hacia la siguiente zancada

🏃 Rotación a través de la cadena cinética

La cadena cinética es un concepto que describe el cuerpo como una cadena de segmentos enlazados. Cada segmento realiza un pequeño movimiento individual y estos se unen a los segmentos contiguos en movimientos más grandes a lo largo de la cadena. Al correr, el cuerpo responde a la GRF y a las fuerzas de rotación que actúan sobre él con una serie encadenada de movimientos de rotación a través de múltiples segmentos corporales y articulaciones adyacentes que se combinan en un movimiento mayor. Correr es una acción que se realiza sobre todo en el plano sagital (p. 10). Las rotaciones en este plano producen la oscilación adelante y atrás de los brazos y las piernas. En el plano transversal, los segmentos del pecho y de la pelvis se mueven en una contrarrotación alterna entre ellos.

CONTRARROTACIONES MÚLTIPLES

El movimiento secuencial de ir poniendo un pie delante de otro requiere un contrapeso en la parte superior del cuerpo para mantener la progresión hacia delante. La oscilación del brazo contrario ayuda a conseguirlo, al igual que la contrarrotación del torso en relación con la pelvis. Este proceso lo facilita el mecanismo de estiramiento diagonal.

FINAL DE LA OSCILACIÓN

LA METEOROLOGÍA

Hay muchas cosas que se pueden controlar en el entrenamiento y en la carrera, pero las condiciones meteorológicas no son una de ellas y pueden afectar, y mucho, al rendimiento. Ciertas condiciones climáticas pueden incluso producir emergencias médicas. Sin embargo, con preparación y ajustes en la estrategia, es posible rendir bien en condiciones difíciles.

Calor

Hacer ejercicio con calor aumenta la sensación de esfuerzo y moverse parece un reto mayor que cuando el tiempo es más fresco. Es posible que se trate de un mecanismo de seguridad que nos disuade de forzar mucho en condiciones adversas. Para eliminar el calor corporal a altas temperaturas, el cuerpo desvía la sangre de los músculos hacia la piel (pp. 44-45). Al disminuir el suministro de oxígeno a los músculos, se siente más fatiga.

Sacar partido al calor

A veces al calor se le llama «el mal de altura de los pobres», ya que entrenar con altas temperaturas puede tener efectos similares a hacerlo en altitud (p. siguiente). El cuerpo se adapta al calor aumentando el volumen de plasma sanguíneo, lo cual mejora la capacidad de llevar glóbulos rojos hasta los músculos activos. Se ha demostrado que con un entrenamiento a altas temperaturas de solo 10 días los valores de VO_2max aumentan un 5 %.

Viento

Superar la resistencia del viento depende de la velocidad a la que se avanza. Por eso se mide la velocidad del viento en las pruebas de esprint y por ello los ciclistas corren en pelotón, turnándose al frente, para ahorrar energía. El efecto es menos pronunciado en las carreras de fondo, pero los estudios sugieren que la economía de carrera mejora cuando se corre detrás de alguien, especialmente cuando hay viento en contra.

RESISTENCIA

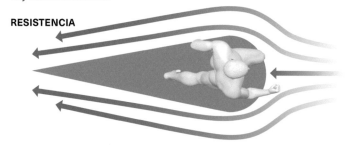

DRAFTING

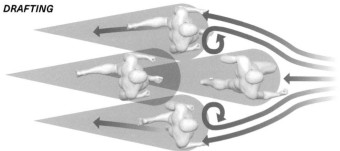

RESISTENCIA Y *DRAFTING*

Los corredores que encabezan este grupo se abren paso contra el aire, desviando la corriente a su alrededor, lo cual crea turbulencias y una bolsa de presión de aire negativa detrás de ellos. Correr dentro de esta «bolsa», la estela, reduce la resistencia para el corredor que va detrás, que tiene que esforzarse menos para avanzar al mismo ritmo que los demás.

Humedad

La humedad merma la capacidad del cuerpo para eliminar calor a través del sudor y esto puede afectar a la tolerancia al calor. Una herramienta muy útil es la temperatura de globo y bulbo húmedo (TGBH o WBGT, por sus siglas en inglés), un método para medir la temperatura que, teniendo en cuenta los factores de humedad, radiación solar, movimiento del viento y temperatura ambiente, estima el efecto global de estas condiciones en el cuerpo. Muchos organizadores de carreras usan hoy esta herramienta, junto con las American College of Sports Medicine Heat and Humidity Guidelines for Races, para determinar si es seguro correr en un día concreto. Si se entrena regularmente con calor y humedad, los índices TGBH ayudan a entrenar con seguridad.

Lluvia

Aunque la lluvia puede quitar las ganas de salir, una vez que se está fuera suele ser bastante refrescante y agradable correr lloviendo. También puede ayudar a mantenerse fresco y cómodo cuando se empieza a tener calor. El peligro viene cuando las condiciones son frías y húmedas a la vez, porque, una vez mojado, al cuerpo le cuesta retener el calor, lo cual puede conducir a la hipotermia y otros problemas relacionados con el frío. Invertir en una buena chaqueta cortavientos y usar gorro y guantes puede marcar una gran diferencia.

Frío

Como es de esperar, correr con frío produce la respuesta fisiológica opuesta a correr con calor. La sangre se desvía de las zonas periféricas para retener el calor. Si entrenas en condiciones de frío, vístete adecuadamente: elige ropa de poliéster, que absorbe el sudor, y usa guantes y un gorro abrigado para reducir la pérdida de calor por las extremidades.

Contaminación del aire

Es una preocupación para muchos corredores que viven en zonas urbanas. Hay varios aspectos que deben tenerse en cuenta. El tiempo que pasas expuesto a la contaminación antes de correr es importante: puede que no te merezca la pena conducir una hora por la ciudad para ir a correr a un espacio cerrado. Para minimizar la exposición general, pueden ser efectivos unos entrenamientos más cortos e intensos. Es recomendable correr por la mañana temprano o hacia el final del día, cuando los niveles de contaminación suelen ser más bajos. Aléjate todo lo posible de la contaminación activa: incluso las distancias pequeñas y barreras como los árboles pueden significar una gran diferencia. La disminución de los niveles de contaminación a medida que te alejas de una carretera es exponencial. No siempre es mejor correr en interiores: por ejemplo, los componente químicos de los productos de limpieza y las alfombras o muebles nuevos pueden dañar la calidad del aire. Si vives en una zona con mucha contaminación atmosférica, nunca pierdas de vista la situación en conjunto mientras sopesas tus opciones: ni siquiera la exposición a altos niveles de contaminación relacionada con el tráfico supera a los efectos positivos que tiene la actividad física sobre la mortalidad.

EL TERRENO

Cada tipo de terreno enfrenta el cuerpo del corredor a distintos retos. Se necesita práctica para dominar la carrera cuesta arriba y cuesta abajo. Correr en superficies irregulares requiere distintas acciones musculares y conlleva ciertos riesgos de lesión. Correr en altitud, por supuesto, puede hacer que incluso un trote fácil se perciba como un esfuerzo máximo.

Pendientes

Al correr cuesta arriba el cuerpo debe superar una mayor resistencia que al hacerlo en llano. Necesita más fibras musculares para impulsar el centro de masas desde el suelo y recibe menos ayuda del retroceso elástico de los tendones (p. 17), por lo que se requiere mayor acción muscular concéntrica (p. 19). La gravedad aporta impulso al correr cuesta abajo, pero las fuerzas de impacto son mayores, lo cual exige mayor acción muscular excéntrica (p. 18).

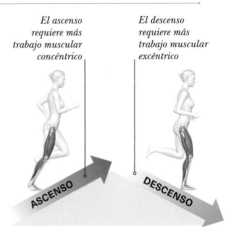

El ascenso requiere más trabajo muscular concéntrico

El descenso requiere más trabajo muscular excéntrico

ASCENSO

DESCENSO

Superficies variables

Correr en una superficie firme y lisa, como asfalto o una cinta, puede producir resultados rápidos y constantes, pero aumenta el riesgo de lesiones por sobrecarga. Correr en un terreno variable, como los caminos, aumenta la variabilidad de las zancadas (cadencia, apoyo, etc.), lo que puede afectar el ritmo y la economía de carrera, pero también reducir el riesgo de lesiones. La nieve, el hielo o la gravilla también afectan al rendimiento y modifican la exigencia muscular.

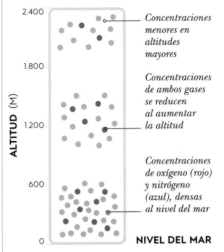

Concentraciones menores en altitudes mayores

Concentraciones de ambos gases se reducen al aumentar la altitud

Concentraciones de oxígeno (rojo) y nitrógeno (azul), densas al nivel del mar

NIVEL DEL MAR

ALTITUD (M)

CONCENTRACIÓN DE GASES EN LA ATMÓSFERA

Altitud

A mayor altitud desciende la presión del aire, lo cual significa que hay menos oxígeno disponible. Una menor oxigenación de la sangre significa una reducción del VO_2max (p. 37). Los efectos pueden sentirse a partir de los 600 m de altitud, aunque a la mayoría de los corredores no les afecta hasta cerca de los 900 m. Entrenar en altitud produce una adaptación beneficiosa: aumenta la cantidad de glóbulos rojos que suministran oxígeno a los músculos. Por eso muchos atletas de élite viajan a grandes altitudes para entrenar antes de competir a nivel del mar.

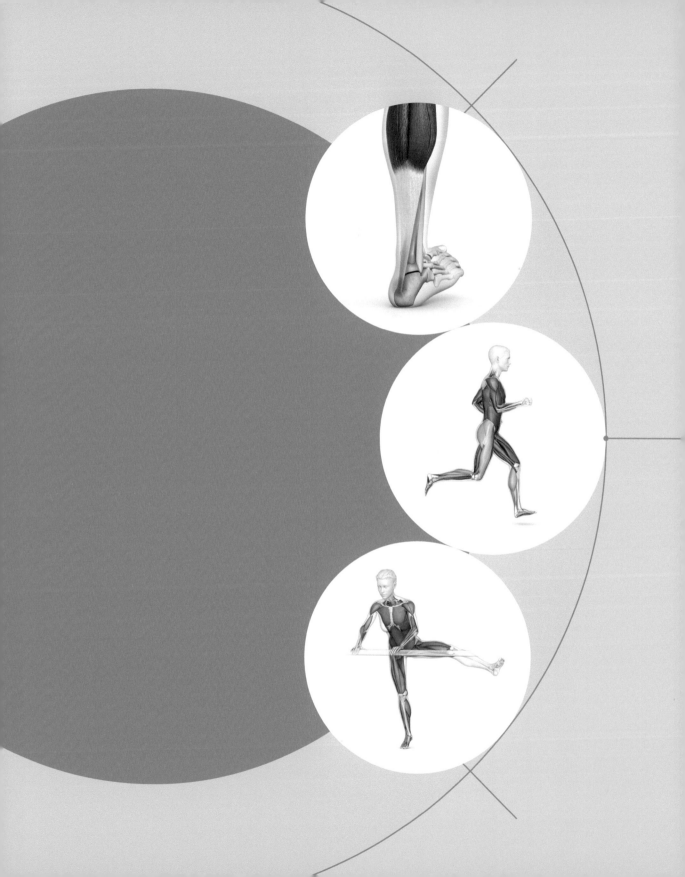

PREVENIR LESIONES

Todo corredor sabe que las lesiones son parte del deporte,
pero también sabe muy bien lo frustrante que es no poder correr.
Un poco de formación puede ser de gran ayuda para, en primer lugar,
prevenir las lesiones y también para acelerar la recuperación de
una lesión cuando esta ocurre. Este capítulo explica cómo se producen
las lesiones y describe cómo puedes minimizar los riesgos.

RIESGOS DE LESIÓN

Correr aporta muchos beneficios a la salud, pero también conlleva un riesgo inherente de lesiones. La mayoría son resultado de un sobreentrenamiento más que de un traumatismo. Los riesgos susceptibles de causar lesiones podrían clasificarse en tres categorías: factores biomecánicos, factores anatómicos y errores de entrenamiento.

HASTA EL
50 %
DE LOS
CORREDORES
SE LESIONA
CADA AÑO

FACTORES BIOMECÁNICOS

La biomecánica de un corredor –cómo mueve y coloca las distintas partes del cuerpo cuando corre– sería «su forma de correr», y esa forma individual puede tener un efecto en su riesgo de lesionarse. Varias lesiones comunes, como el dolor patelofemoral, el dolor de la cintilla iliotibial y las fracturas por estrés de la tibia, se han relacionado con la biomecánica específica del corredor. Investigaciones recientes sugieren que mejorar la forma de correr puede ayudar a protegerse de las lesiones. Todo lo relativo a la biomecánica de la carrera, así como la forma de evaluarla e introducir cambios en la forma de correr se puede consultar en las pp. 66-75.

FACTORES ANATÓMICOS

No hay estudios que respalden que algunas «anomalías» anatómicas, como los pies planos o el valgo de rodilla, puedan considerarse factores de riesgo para las lesiones. El cuerpo se acostumbra a su propia anatomía y se adaptará al entrenamiento siempre que se aumente la carga de entrenamiento poco a poco.

ERROR DE ENTRENAMIENTO

Los cambios en la carga de entrenamiento son un error común. Correr regularmente somete al cuerpo a fuerzas de impacto (pp. 46-47) que causan roturas de tejido, y estas necesitan tiempo para sanar. Pero si se entrena en exceso, el estrés impide que se produzca el proceso de reparación, y esto provoca la lesión.

ZONAS VULNERABLES

La mayoría de las lesiones relacionadas con el *running* se producen en la parte inferior del cuerpo. El lugar más común es la rodilla, seguida del tobillo y el pie. Sin embargo, ya hemos señalado que la biomecánica de la forma de correr puede hacer que uno sea más propenso a unas lesiones que a otras. El sexo también influye; las mujeres, por ejemplo, tienden a sufrir más lesiones de rodilla que los hombres.

CLAVE
- Lugar de la lesión
- Hombres (%)
- Mujeres (%)

PUNTOS DE RIESGO
Casi un tercio de las lesiones por correr se dan en la rodilla, seguidas de cerca por el tobillo, el pie y la tibia. Las mujeres tienen mayor riesgo de sufrir lesiones de rodilla y cadera, y los hombres son más propensos a sufrir problemas en la tibia, el tobillo y el pie.

Dolor de cadera: puede provocarlo una tendinitis del glúteo

Dolor de muslo: puede causarlo una tendinopatía isquiotibial proximal

Lesiones de rodilla: es frecuente el dolor patelofemoral o «rodilla del corredor»

Lesiones de la tibia: el estrés tibial medial es frecuente

Lesiones del tobillo y el pie: como la fascitis plantar o la tendinopatía aquílea

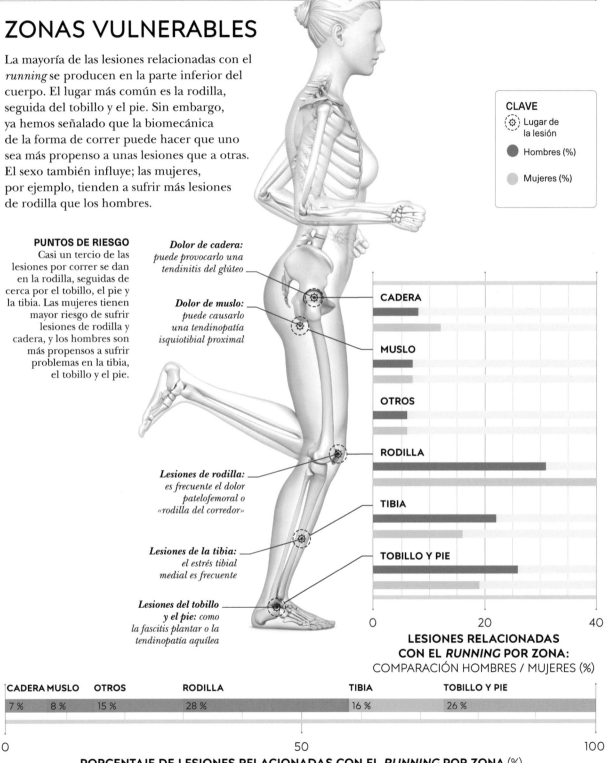

CADERA

MUSLO

OTROS

RODILLA

TIBIA

TOBILLO Y PIE

0   20   40

LESIONES RELACIONADAS CON EL *RUNNING* POR ZONA: COMPARACIÓN HOMBRES / MUJERES (%)

CADERA	MUSLO	OTROS	RODILLA	TIBIA	TOBILLO Y PIE
7 %	8 %	15 %	28 %	16 %	26 %

0   50   100

PORCENTAJE DE LESIONES RELACIONADAS CON EL *RUNNING* POR ZONA (%)

LESIONES HABITUALES

El riesgo de lesiones forma parte de este deporte y lamentablemente muchos corredores sufren las lesiones descritas en las siguientes páginas. Sin embargo, con un poco de conocimiento hay cosas que se pueden hacer para minimizar el riesgo y maximizar las posibilidades de una recuperación completa en caso de lesión.

CUÁNDO DEJAR DE ENTRENAR

Los corredores tienen fama de aguantar el dolor, pero es crucial reconocer la diferencia entre el dolor del esfuerzo y el dolor de la lesión. Si sientes un dolor superior a 3 sobre 10 mientras corres o después de correr, deja de entrenar y acude a un fisioterapeuta. Otra señal es que tu marcha cambie debido al dolor. Existen sensores portátiles que enseguida detectan asimetrías para advertir de posibles cambios en la marcha.

Evaluar el dolor

Después del esfuerzo cabe esperar cierta rigidez y dolor leve no localizados, pero si el dolor resulta moderado o intenso puede indicar una lesión.

Evalúa cualquier dolor en una escala de 1 a 10

LEVE   MODERADO   INTENSO   MUY FUERTE

0 1 2 3 4 5 6 7 8 9 10

ESCALA DE DOLOR

RECONSTRUCCIÓN DE LIGAMENTO — 2 MESES – 1 AÑO
REPARACIÓN DE CARTÍLAGO ARTICULAR — 2 MESES – 1 AÑO
ESGUINCE DE LIGAMENTO: GRADO 3 — 5 SEMANAS – 1 AÑO
GRADO 2 — 3 SEMANAS – 1 AÑO
GRADO 1 — 0 – 3 DÍAS – 6 MESES
TENDÓN: TENDINITIS — 5 SEMANAS – 6 MESES
TENDINOSIS — 5 SEMANAS – 6 MESES
LACERACIÓN — 3 SEMANAS – 6 MESES
DISTENSIÓN MUSCULAR: GRADO 3 — 3 SEMANAS – 7 SEMANAS
GRADO 2 — 4 DÍAS – 3 MESES
GRADO 1 — 0 – 2 SEMANAS – 6 MESES
HUESO — 5 SEMANAS
DOLOR MUSCULAR — 0 – 3 DÍAS
DESPUÉS DEL EJERCICIO — 3 MESES

AUTOAYUDA

Hay una serie de medidas que tú mismo puedes adoptar:

- **Protección:** protege el área lesionada con *kinesiotape* o con un aparato ortopédico (rodillera, codera...) para redistribuir la presión de la zona.
- **Carga óptima (y cuanto antes):** no sobrecargues el tejido lesionado, pero tampoco evites usarlo. Sigue moviéndote para conservar la fuerza y la amplitud de movimientos. Los movimientos para evitar el dolor pueden convertirse en malos hábitos que a la larga afecten a la marcha.
- **Hielo:** aplica hielo para aliviar el dolor.
- **Compresión y elevación:** eleva la zona lesionada y usa vendajes de compresión o medias para reducir la inflamación y limitar el daño en los tejidos.

TIEMPO DE CURACIÓN
Las diferencias en el aporte de sangre y la renovación celular hacen que unos tejidos tarden más tiempo que otros en sanar. Tenlo en cuenta a la hora de volver a entrenar. Aunque te sientas recuperado, puede que algunos tejidos no estén preparados aún para recibir una carga más exigente.

DOLOR PATELOFEMORAL

Conocido también como «rodilla del corredor», esta lesión causa dolor alrededor, detrás o por debajo de la rótula (patela). El dolor puede ir de leve a intenso y puede sentirse al correr o realizando actividades cotidianas como caminar, sentarse, acuclillarse o subir escaleras.

CAUSAS HABITUALES

Son muchas las causas. No todas se relacionan con el *running*, aunque a menudo contribuye un aumento excesivo o rápido del entrenamiento. La biomecánica personal, como una aducción exagerada de la cadera (p. 10),

también puede ser un factor de riesgo, además de correr en superficies muy duras o cuesta abajo.

TRATAMIENTO

Todo va mejor si se busca ayuda cuanto antes. El tratamiento puede incluir:

- Reducir el dolor a corto plazo con *kinesiotape,* rodillera y aparatos ortopédicos.
- Reducir temporalmente la carga de entrenamiento.
- Reeducar la marcha con un profesional puede ayudar si existe algún factor de riesgo biomecánico.

- Un programa de estiramientos estáticos y ejercicios de fuerza centrados en los músculos de cadera y muslo: pp. 92-93, 118-129 y 136-139.

VUELTA AL ENTRENAMIENTO

El tiempo de recuperación varía: el dolor te servirá de guía para saber cuándo volver a entrenar. Un *cross training* de bajo impacto en bicicleta estática o en piscina te ayudará a mantener la forma mientras desarrollas la fuerza. Aumenta la carga de entrenamiento poco a poco y corre solo en superficies blandas y evitando pendientes para rehabituar la rodilla al impacto. Evita correr en asfalto o en cinta; prueba en tierra.

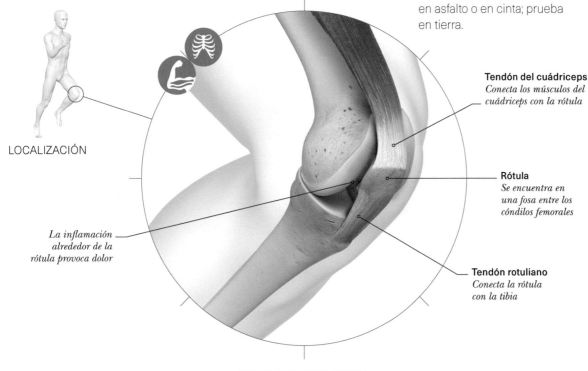

LOCALIZACIÓN

La inflamación alrededor de la rótula provoca dolor

Tendón del cuádriceps
Conecta los músculos del cuádriceps con la rótula

Rótula
Se encuentra en una fosa entre los cóndilos femorales

Tendón rotuliano
Conecta la rótula con la tibia

VISTA ANTEROMEDIAL

TENDINOPATÍA AQUÍLEA

Es un trastorno degenerativo provocado por cambios estructurales en el tendón de Aquiles, que causa dolor a lo largo del tendón o en su inserción en el calcáneo. Se puede sentir dolor en el talón por la mañana o al empezar a correr, que luego desaparece al calentar la articulación. Se puede convertir en un trastorno crónico e incapacitante si no se trata rápido y bien.

CAUSAS HABITUALES

Se suele desarrollar a causa de un aumento rápido de la carga de entrenamiento (ya sea distancia, frecuencia o intensidad) o por la biomecánica individual, cambios en el calzado o correr en un terreno más duro.

TRATAMIENTO

Las opciones de recuperación mejoran cuanto antes se trate. El tratamiento puede consistir en:

- Antiinflamatorios para aliviar el dolor si es preciso.
- Reducir temporalmente la carga de entrenamiento.
- Llevar calzado con tacones más altos o cuñas para descargar el tendón.
- Un programa de estiramientos dinámicos de los gemelos y entrenamiento de fuerza para el tendón de Aquiles: pp. 82-83, 108-111 y 154-155.

VUELTA AL ENTRENAMIENTO

Si se identifica pronto la lesión y se reduce la carga de entrenamiento, se puede recuperar el tendón en 5-10 días. Una vez recuperado, vuelve gradualmente a tus niveles anteriores. Ten en cuenta que el dolor no siempre es buen indicador en las lesiones tendinosas: se puede sobrecargar un tendón y no sentir los síntomas hasta 24 horas después. Un *cross training* de bajo impacto en piscina o bicicleta te ayudará a mantener la forma mientras desarrollas la fuerza. La velocidad y las pendientes pueden añadir tensión al tendón, así que mejor evitarlos hasta que esté bien curado.

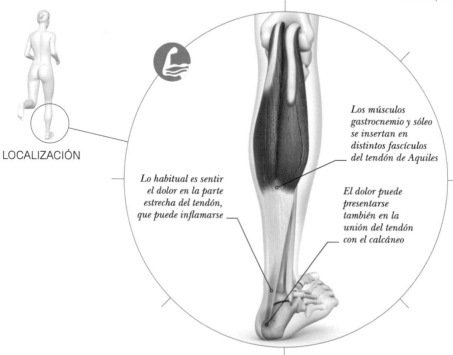

LOCALIZACIÓN

Lo habitual es sentir el dolor en la parte estrecha del tendón, que puede inflamarse

Los músculos gastrocnemio y sóleo se insertan en distintos fascículos del tendón de Aquiles

El dolor puede presentarse también en la unión del tendón con el calcáneo

VISTA POSTEROLATERAL

SÍNDROME DE ESTRÉS TIBIAL MEDIAL

Suele causar dolor de leve a intenso a lo largo de la tibia cuando se carga. El área afectada suele ser sensible al tacto y abarcar al menos 5 cm. Es una lesión común en corredores que empiezan, pero puede darse también tras correr en una superficie distinta, usar zapatillas nuevas o aumentar la intensidad del entrenamiento.

CAUSAS HABITUALES

A menudo lo causa el aumento de las fuerzas de impacto, provocado por correr en superficies más duras o peraltadas, o el impacto acumulativo por un aumento repentino de la carga de entrenamiento. Otras causas son factores de riesgo biomecánico, como el exceso de pronación o abducción del pie (p. 73), el paso estrecho (p. 71) o la cadencia baja (<170 pasos/min; p. 70).

TRATAMIENTO

Ningún tratamiento es efectivo por sí solo, pero será de ayuda:

- Reducir temporalmente la carga de entrenamiento.
- Un programa de exposición gradual a la carga puede ayudar a gestionar el daño generado por las fuerzas de impacto, teniendo en cuenta el historial de entrenamiento, la superficie y el calzado.

- La reeducación de la marcha puede ayudar si hay un factor de riesgo biomecánico.
- Entrenamiento de fuerza para el sóleo y el tibial posterior: pp. 108-111 y 112-117.

VUELTA AL ENTRENAMIENTO

Si se trata pronto, la recuperación puede ser rápida; el dolor puede servirte de guía para ir ampliando el entrenamiento. Un *cross training* de bajo impacto en piscina o bicicleta te ayudará a mantener la forma mientras aumentas la tolerancia al impacto. Incrementa la carga poco a poco y busca superficies más blandas, como caminos. Evita los descensos y los peraltes para que la tibia se vaya habituando al impacto.

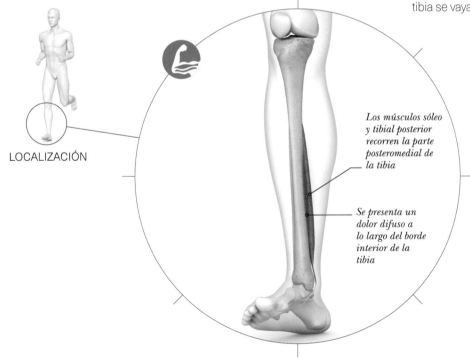

LOCALIZACIÓN

Los músculos sóleo y tibial posterior recorren la parte posteromedial de la tibia

Se presenta un dolor difuso a lo largo del borde interior de la tibia

VISTA ANTEROMEDIAL

FASCITIS PLANTAR

La fascitis plantar es la lesión más común de las que afectan a la parte inferior del talón. El dolor suele sentirse al cargar peso sobre el talón, en especial por la mañana y tras periodos de inactividad, pero puede remitir mientras se corre. La zona puede estar muy sensible al tacto.

CAUSAS HABITUALES
Suele aparecer a causa de un incremento rápido de la carga de entrenamiento (distancia, frecuencia o intensidad), por correr en terreno duro, llevar calzado nuevo o inapropiado (para correr o de calle) o como resultado de factores de riesgo biomecánicos individuales.

TRATAMIENTO
Hay que buscar ayuda lo antes posible para aumentar las opciones de recuperación con las siguientes medidas:
- Usar un calzado especial o soluciones ortopédicas para distribuir la presión fuera del talón y aliviar el dolor al principio. Introducir calzado nuevo poco a poco, turnándolo con el antiguo.
- Reducir temporalmente la carga de entrenamiento.

- Un programa de estiramientos de los gemelos y ejercicios de fuerza para la fascia plantar y los músculos intrínsecos del pie: pp. 82-83, 100-107 y 110-111.

VUELTA AL ENTRENAMIENTO
La intensidad y duración del dolor marcan el tiempo de recuperación. Pero no te fíes del todo del dolor: si la fascia se sobrecarga, puedes tardar hasta 24 horas en sentirlo. Un *cross training* de bajo impacto en piscina o bicicleta te ayudará a mantenerte en forma mientras desarrollas la fuerza. Evita trabajar la velocidad hasta la recuperación completa.

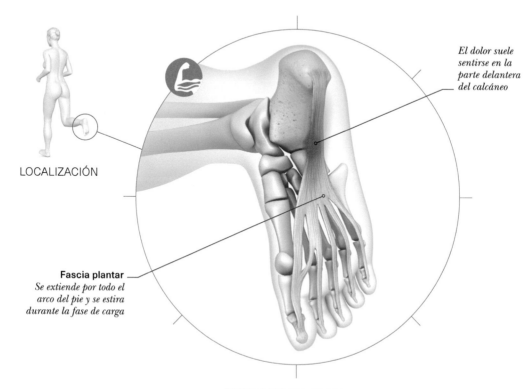

LOCALIZACIÓN

El dolor suele sentirse en la parte delantera del calcáneo

Fascia plantar
Se extiende por todo el arco del pie y se estira durante la fase de carga

VISTA MEDIAL INFERIOR

DOLOR EN LA CINTILLA ILIOTIBIAL

La cintilla iliotibial (IT) es una estructura similar a un tendón que recorre la parte exterior del muslo, desde la cadera a la rodilla. Esta lesión se manifiesta con dolor en la parte externa de la rodilla al doblarla en el apoyo medio (p. 67). El dolor puede ser fuerte y debilitante, y suele empeorar al correr cuesta abajo.

CAUSAS HABITUALES

Se suele desarrollar por un aumento rápido de la carga de entrenamiento, sobre todo si incluye correr cuesta abajo. Algunos factores de riesgo biomecánicos también pueden someter a estrés la cintilla IT, como la caída contralateral de la pelvis (p. 73), una aducción exagerada en la cadera (p. 10) y el paso demasiado corto (p. 71). Se cree que el dolor se debe a la compresión de estructuras profundas de la cintilla IT y no procede de la propia cintilla.

TRATAMIENTO

Se recomienda lo siguiente:
- Ejercicios de fuerza para los abductores de la cadera: pp. 118-131 y 136-139.
- Estiramientos dinámicos y de recuperación, entre ellos un estiramiento para soltar los músculos tensores de la fascia lata (la propia cintilla IT no puede estirarse o soltarse): pp. 78-79 y 90-95.
- Reducir la carga de entrenamiento rebajando el volumen y evitando correr cuesta abajo.
- La reeducación de la marcha puede ayudar si hay un factor de riesgo biomecánico.

VUELTA AL ENTRENAMIENTO

El tiempo de recuperación depende de cuánto dure el dolor. No corras con dolor; límitate a lo que puedas correr sin que te duela. Volver al entrenamiento fuerte demasiado pronto suele agravar la lesión.

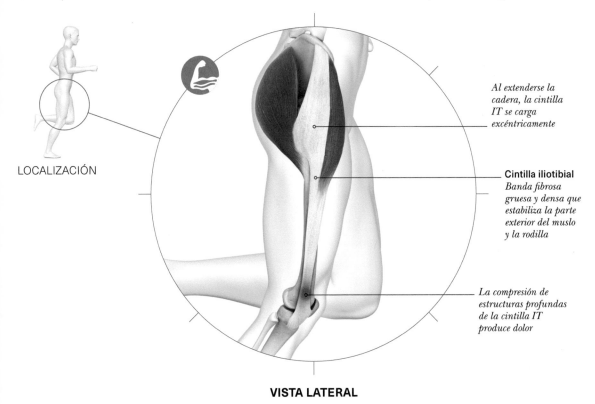

LOCALIZACIÓN

Al extenderse la cadera, la cintilla IT se carga excéntricamente

Cintilla iliotibial
Banda fibrosa gruesa y densa que estabiliza la parte exterior del muslo y la rodilla

La compresión de estructuras profundas de la cintilla IT produce dolor

VISTA LATERAL

61

SÍNDROME DEL GLÚTEO PROFUNDO

Llamado también síndrome del piriforme, se trata de un dolor en la nalga causado por compresión del nervio ciático en la cadera. Se siente a nivel muy profundo en la nalga y puede ir acompañado de dolor ciático o calambres por la parte trasera del muslo. Se puede agravar por pasar mucho tiempo corriendo o sentado.

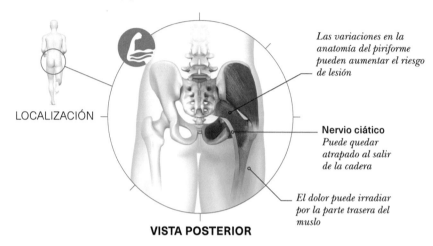

LOCALIZACIÓN

Las variaciones en la anatomía del piriforme pueden aumentar el riesgo de lesión

Nervio ciático
Puede quedar atrapado al salir de la cadera

El dolor puede irradiar por la parte trasera del muslo

VISTA POSTERIOR

CAUSAS HABITUALES
Se suele desarrollar después de aumentos significativos de la intensidad o duración de la carrera. En muchos casos va precedido por dolor en la zona lumbar, por un traumatismo o al dar a luz.

TRATAMIENTO
Para favorecer la recuperación se recomienda:
- Pasar menos tiempo sentado.
- Ejercicios para relajar el ciático (estiramiento del nervio) combinados con manipulación y masaje muscular por un fisioterapeuta.
- Un programa gradual de ejercicios de fuerza dirigido a los músculos de los abductores, extensores y rotadores externos

TENDINOPATÍA DEL GLÚTEO MEDIO

Llamada a menudo bursitis trocantérea, se manifiesta con dolor e hipersensibilidad al tacto en el lateral de la cadera, donde el tendón del glúteo se inserta en lo alto del fémur. Los síntomas suelen ser incapacitantes, pues puede ser incómodo correr, andar e incluso tumbarse sobre el lado afectado.

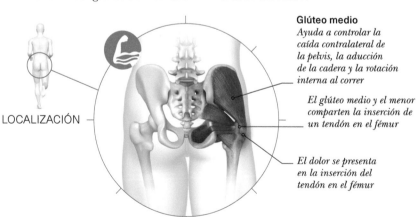

LOCALIZACIÓN

Glúteo medio
Ayuda a controlar la caída contralateral de la pelvis, la aducción de la cadera y la rotación interna al correr

El glúteo medio y el menor comparten la inserción de un tendón en el fémur

El dolor se presenta en la inserción del tendón en el fémur

VISTA POSTERIOR

CAUSAS HABITUALES
La produce el estrés repetitivo sobre el tendón del glúteo. Las fuerzas de impacto que absorbe la pierna cuando el pie pisa el suelo (pp. 66-67) pueden dañar el tendón si este no es capaz de aguantar la carga que se le aplica.
Correr cuesta abajo y factores biomecánicos, como una aducción exagerada en la cadera (p. 10) y el valgo de rodilla (p. 73) también pueden causar esta lesión.

TRATAMIENTO
Las siguientes medidas pueden ayudar a la recuperación:
- La reeducación de la marcha puede ser útil en caso de factores de riesgo biomecánicos.

de la cadera, para aumentar su capacidad para soportar las cargas al correr: pp. 118-119, 122-131 y 136-139.

- Estiramientos dinámicos y estáticos, sobre todo de la parte trasera de la cadera para aliviar la tensión en el nervio: pp. 78-81 y 90-95.

VUELTA AL ENTRENAMIENTO

Reduce la carga de entrenamiento, pero no dejes de correr del todo. Al principio evita las distancias largas, la velocidad y las pendientes. Dedica más tiempo al calentamiento dinámico –en especial al balanceo de pierna hacia delante (pp. 78-79) y lateral (pp. 80-81)– para aumentar la amplitud de movimiento en la cadera.

- Estiramientos estáticos para la parte trasera de la cadera: pp. 90-95.
- Ejercicios de fuerza para los abductores de la cadera: pp. 118-131, 136-139 y 142-143.

VUELTA AL ENTRENAMIENTO

Reduce la carga de entrenamiento, pero no dejes de correr. Aumenta la carga poco a poco, según lo permitan los síntomas. No olvides que el dolor no es muy fiable en las lesiones tendinosas; puede tardar hasta 24 horas en dar la cara si se ha sobrecargado el tendón. Un *cross training* de bajo impacto en la piscina o en bici te ayudará a mantener la forma mientras desarrollas la fuerza. Corre en superficies más blandas y evita la velocidad y los descensos.

FRACTURAS POR ESTRÉS

Se trata de fracturas del hueso inducidas por la fatiga, que se producen por sobreentrenamiento y descanso inadecuado. Donde más las sufren los corredores es en la tibia, el pie, la cadera y el sacro.

CAUSAS HABITUALES

La principal es la sobrecarga acumulativa, a menudo por un aumento brusco del volumen o la intensidad del entrenamiento. Correr apoyando en el antepié (p. 72) también se ha relacionado con fracturas en los metatarsos, que se cargan más. Una mala nutrición y un estado hormonal anómalo pueden elevar el riesgo de fracturas por estrés y empobrecer la salud ósea. Los déficits de energía prolongados pueden desembocar en el Déficit de Energía Relativa en el Deporte (RED-S, por sus siglas en inglés).

TRATAMIENTO

Deja de correr, no cargues sobre el hueso y busca ayuda enseguida:

- El reposo es el tratamiento básico para una fractura.
- En función del tipo y la gravedad de la fractura, puede ser beneficioso volver a cargar peso pronto, a veces con una bota ortopédica, para conservar la masa ósea y muscular.

VUELTA AL ENTRENAMIENTO

Es vital retomar el entrenamiento poco a poco y de modo progresivo. Para reintroducir el impacto en el cuerpo se suele recomendar un programa de andar-correr. Deberías ser capaz de saltar 30 segundos sin dolor cada día durante una semana antes de retomar el entrenamiento de *running*.

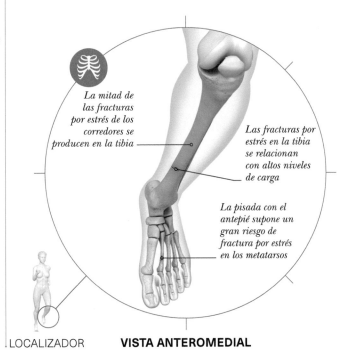

La mitad de las fracturas por estrés de los corredores se producen en la tibia

Las fracturas por estrés en la tibia se relacionan con altos niveles de carga

La pisada con el antepié supone un gran riesgo de fractura por estrés en los metatarsos

LOCALIZADOR   **VISTA ANTEROMEDIAL**

EVITAR LESIONES

La mayoría de los corredores se lesionan de vez en cuando, pero hay formas de reducir el riesgo, por ejemplo estar atento a cómo responde el cuerpo al entrenamiento, ser consciente de la propia biomecánica de la carrera, incorporar ejercicios de fuerza en la rutina y buscar ayuda cuando hace falta.

PAUTAS PARA LA PREVENCIÓN DE LESIONES

Seguir unas pautas básicas puede ayudar a correr sin dolor y puede mejorar tu rendimiento.

BIOMECÁNICA

Tu forma personal de correr te hace más propenso a ciertas lesiones. Por ejemplo, si aterrizas en el antepié en vez de en el talón, aumenta la fuerza de impacto en los gemelos. Evalúa tu técnica para determinar el riesgo de lesiones y haz las mejoras necesarias (pp. 66-75).

CARGA DE ENTRENAMIENTO

Los excesos en la carga de entrenamiento son la principal causa de lesión: es vital aumentarla de forma gradual. Tanto el volumen como la intensidad influyen en el desgaste del cuerpo. Se puede llevar un control de la carga con dispositivos digitales (p. 169).

EJERCICIOS DE FUERZA

Fortalecer músculos y articulaciones entrenando la resistencia (pp. 96-155) desarrolla la capacidad para gestionar la carga de entrenamiento y mejora el rendimiento. En una sesión de entrenamiento de fuerza, un corredor debería optar por más peso y menos repeticiones.

AYUDA PROFESIONAL

Si sientes un dolor que supera el 3 en una escala de 10 (p. 56), si cambia tu forma de correr a causa del dolor o si este empeora, acude a un médico que esté familiarizado con el mundo del *running*.

Calzado y prevención de lesiones

A pesar de las enormes cantidades que invierten las marcas deportivas en I+D, ni las zapatillas de correr tradicionales ni los diseños más recientes minimalistas y maximalistas han demostrado su eficacia para prevenir lesiones.

Se afirma, por ejemplo, que las zapatillas minimalistas ayudan a aumentar la cadencia de la carrera, alteran los patrones de pisada y reducen los índices de carga vertical. Sin embargo, en el estudio más completo realizado hasta la fecha, los parámetros de zancada y los patrones de pisada no se alteraron tras una transición de seis meses a zapatillas minimalistas, y también hay resultados contradictorios sobre el efecto del calzado minimalista en los índices de carga.

Por lo que se refiere al rendimiento, se acepta que cuanto más ligero, mejor. Por cada 100 g de peso añadido, la economía de la carrera empeora en torno a un 1 %. Las placas de fibra de carbono y la espuma hiperadaptable han demostrado que mejoran la economía de la carrera, pero tienen un precio elevado.

CAMBIAR DE ZAPATILLAS

Un cambio abrupto en la amortiguación o la compensación del talón puede provocar una lesión. Si te cambias a un diseño minimalista, fortalece los músculos del pie y los gemelos (pp. 100-111).

La compensación (drop) es la diferencia de grosor de la mediasuela entre el talón y la parte delantera

La amortiguación de la mediasuela tiene un grosor de hasta 35 mm

10-12 mm

ZAPATILLAS TRADICIONALES

El drop es prácticamente cero

El calzado minimalista tiene poca o ninguna amortiguación en la mediasuela

0 mm

ZAPATILLAS MINIMALISTAS

Consideraciones especiales

Uno de los puntos a favor del *running* como deporte es que lo puede disfrutar prácticamente cualquiera. Sin embargo, ciertos corredores deberían tener en cuenta algunas consideraciones especiales con el fin de reducir su riesgo de lesiones.

FACTORES	RIESGOS	PREVENCIÓN
EDAD	Los corredores más jóvenes, cuyo cuerpo aún se está desarrollando, pueden tener más riesgo de lesionarse, sobre todo huesos y tendones. Para los más mayores, los puntos débiles son el tendón de Aquiles y los gemelos, por la disminución de fuerza y los cambios biomecánicos.	Los más jóvenes deberían tener cuidado con la carga de entrenamiento, tirando hacia lo bajo. Los mayores deberían incluir ejercicios de fuerza (pp. 96-155) y prestar atención a su forma de correr (p. 66-75).
SEXO	El cuerpo masculino y el femenino tienen perfiles de riesgo de lesión distintos. Los estudios muestran que el físico femenino es más propenso a lesiones de rodilla y el masculino a lesiones en tobillo, pie y tibia. No está claro qué tipo físico se lesiona con más frecuencia.	El entrenamiento de fuerza específico (pp. 96-155) y también las mejoras en la forma de correr (pp. 66-75) pueden ayudar a reducir el riesgo de lesión para todos los corredores, con independencia del físico.
SOBREPESO	Los corredores con sobrepeso están sujetos a mayores fuerzas de impacto por zancada. Estos impactos acumulados pueden incrementar el riesgo de lesión.	Cuidado con no aumentar la carga de entrenamiento demasiado rápido. Conviene dejar tiempo al sistema musculoesquelético para que se adapte a las cargas.
EMBARAZO	El ejercicio físico durante el embarazo es beneficioso para la mayoría de las mujeres, pero en las corredoras aumentan algunos factores de riesgo a causa de los cambios hormonales, la presión en el suelo pélvico y el cansancio.	Sigue las pautas más recientes sobre ejercicio prenatal y consulta a tu médico o matrona antes de empezar o continuar cualquier rutina de ejercicio.
POSPARTO	Después del parto, las mujeres pueden tener mayor riesgo de sufrir disfunción del suelo pélvico, lesiones musculoesqueléticas y Déficit de Energía Relativa en el Deporte (RED-S, p. 63).	Conviene esperar tres meses y dejarse asesorar por un terapeuta experto en salud pélvica. Hay que volver a correr de forma gradual, por ejemplo con un programa andar-correr (pp. 190-191).

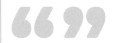

*Incorporar **ejercicios de fuerza** a la rutina de entrenamiento mejora la capacidad del **sistema musculo-esquelético** para gestionar las cargas.*

EL CICLO DE LA CARRERA

La carrera puede entenderse como un ciclo de dos fases de movimiento –apoyo y oscilación– marcadas por una serie de momentos clave (pp. 14-16). Las lesiones se producen sobre todo en la fase de apoyo: merece la pena examinarla en detalle para apreciar mejor las cargas a las que está sometido el corredor.

FASE DE PRIMERA CARGA

Cuando el pie delantero entra en contacto con el suelo, el cuerpo se desacelera en dirección vertical y son necesarios importantes esfuerzos musculares para controlar y atenuar la fuerza de reacción del suelo (GRF). Al aplanarse el pie, los tendones y los tejidos conjuntivos del interior de los músculos almacenan energía elástica que usarán después para la propulsión.

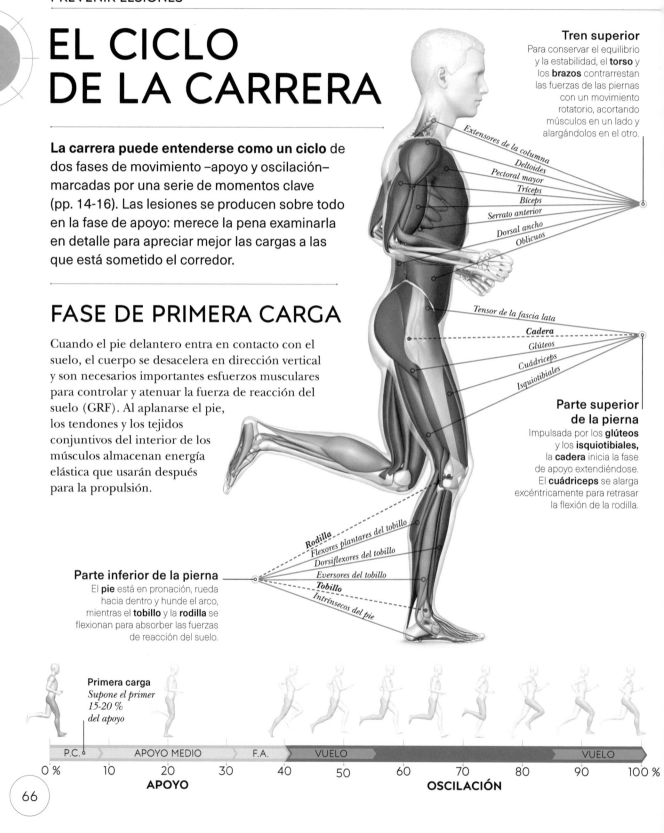

Tren superior
Para conservar el equilibrio y la estabilidad, el **torso** y los **brazos** contrarrestan las fuerzas de las piernas con un movimiento rotatorio, acortando músculos en un lado y alargándolos en el otro.

Extensores de la columna
Deltoides
Pectoral mayor
Tríceps
Bíceps
Serrato anterior
Dorsal ancho
Oblicuos

Tensor de la fascia lata
Cadera
Glúteos
Cuádriceps
Isquiotibiales

Parte superior de la pierna
Impulsada por los **glúteos** y los **isquiotibiales,** la **cadera** inicia la fase de apoyo extendiéndose. El **cuádriceps** se alarga excéntricamente para retrasar la flexión de la rodilla.

Rodilla
Flexores plantares del tobillo
Dorsiflexores del tobillo
Eversores del tobillo
Tobillo
Intrínsecos del pie

Parte inferior de la pierna
El **pie** está en pronación, rueda hacia dentro y hunde el arco, mientras el **tobillo** y la **rodilla** se flexionan para absorber las fuerzas de reacción del suelo.

Primera carga
Supone el primer 15-20 % del apoyo

P.C.	APOYO MEDIO	F.A.	VUELO		VUELO

0 %   10   20   30   40   50   60   70   80   90   100 %

APOYO   **OSCILACIÓN**

APOYO MEDIO

El cuerpo pasa de absorber GRF a liberar energía GRF reciclada. Al pasar por encima de la parte superior de la pierna de apoyo, el cuerpo debe estabilizarse dinámicamente para gestionar la carga máxima a través de la pierna.

CLAVE

●-- *Articulaciones*

○— *Músculos*

● Se acorta con tensión

● Se alarga con tensión

● Se alarga sin tensión (se estira)

● En tensión sin movimiento

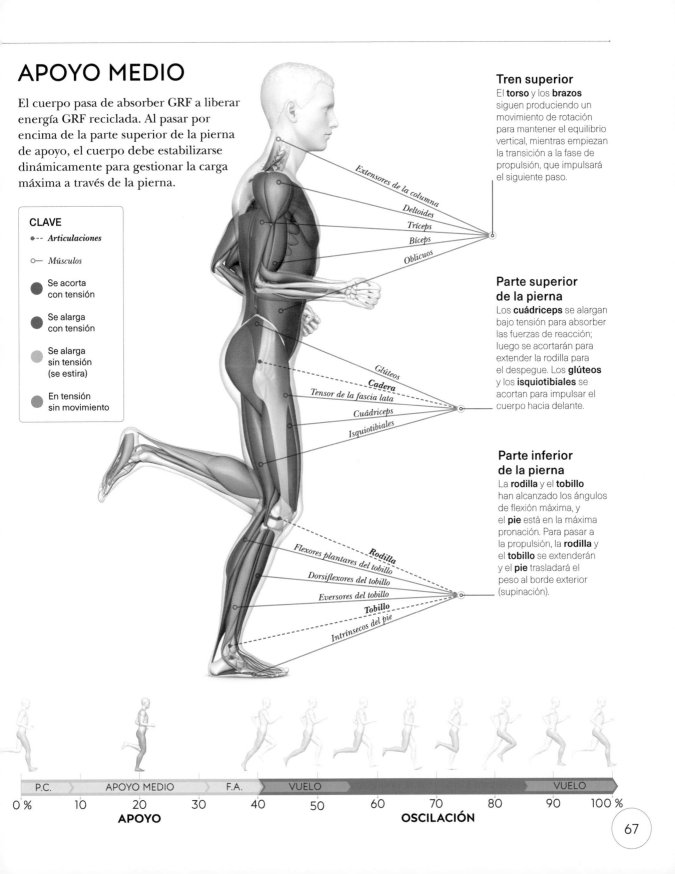

Extensores de la columna

Deltoides

Tríceps

Bíceps

Oblicuos

Glúteos

Cadera

Tensor de la fascia lata

Cuádriceps

Isquiotibiales

Rodilla

Flexores plantares del tobillo

Dorsiflexores del tobillo

Eversores del tobillo

Tobillo

Intrínsecos del pie

Tren superior

El **torso** y los **brazos** siguen produciendo un movimiento de rotación para mantener el equilibrio vertical, mientras empiezan la transición a la fase de propulsión, que impulsará el siguiente paso.

Parte superior de la pierna

Los **cuádriceps** se alargan bajo tensión para absorber las fuerzas de reacción; luego se acortarán para extender la rodilla para el despegue. Los **glúteos** y los **isquiotibiales** se acortan para impulsar el cuerpo hacia delante.

Parte inferior de la pierna

La **rodilla** y el **tobillo** han alcanzado los ángulos de flexión máxima, y el **pie** está en la máxima pronación. Para pasar a la propulsión, la **rodilla** y el **tobillo** se extenderán y el **pie** trasladará el peso al borde exterior (supinación).

P.C.	APOYO MEDIO	F.A.	VUELO			VUELO	
0 %	10	20	30	40	50	60	70	80	90	100 %

APOYO   OSCILACIÓN

FASE FINAL DE APOYO

Esta última subfase culmina en el despegue, cuando cadera, rodilla y tobillo adoptan la máxima extensión para propulsar el cuerpo hacia delante. Tras el despegue, la cadera y la rodilla empiezan de inmediato el movimiento de flexión, y el tobillo comienza la dorsiflexión, preparándose para la fase de oscilación.

Tren superior

Para contribuir a la propulsión del cuerpo, un **brazo** se mueve hacia delante y el otro hacia atrás. Esto ayuda a contrarrestar los extremos iguales y opuestos del movimiento en las **extremidades inferiores.**

Parte superior de la pierna

La **cadera** se extiende al máximo y los **glúteos** y los **isquiotibiales** se acortan para proporcionar fuerza propulsora que mueva el cuerpo hacia arriba y lo despegue del suelo. Los **flexores de la cadera,** estirados, ayudarán en el movimiento de recuperación de la fase de oscilación.

Parte inferior de la pierna

La **rodilla** y el **tobillo** están totalmente extendidos, y los **flexores plantares** ayudan a levantar el pie del suelo.

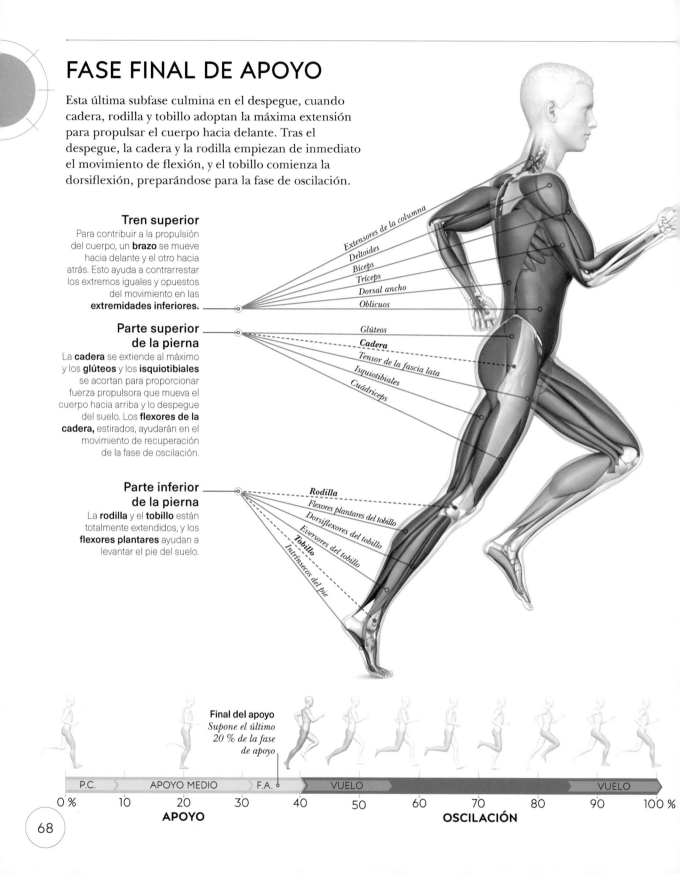

Extensores de la columna
Deltoides
Bíceps
Tríceps
Dorsal ancho
Oblicuos

Glúteos
Cadera
Tensor de la fascia lata
Isquiotibiales
Cuádriceps

Rodilla
Flexores plantares del tobillo
Dorsiflexores del tobillo
Eversores del tobillo
Tobillo
Intrínsecos del pie

Final del apoyo
Supone el último 20 % de la fase de apoyo

P.C.	APOYO MEDIO	F.A.	VUELO	VUELO

0 % 10 20 30 40 50 60 70 80 90 100 %

APOYO   **OSCILACIÓN**

FASE DE OSCILACIÓN

Comprende en torno a un 60 % del ciclo de la carrera y se da cuando la cadera se flexiona rápidamente para que la pierna oscile hasta recuperar su posición inicial, lista para dar otro paso. Al final de la oscilación, la rodilla empieza a extenderse: se prepara de nuevo para el apoyo.

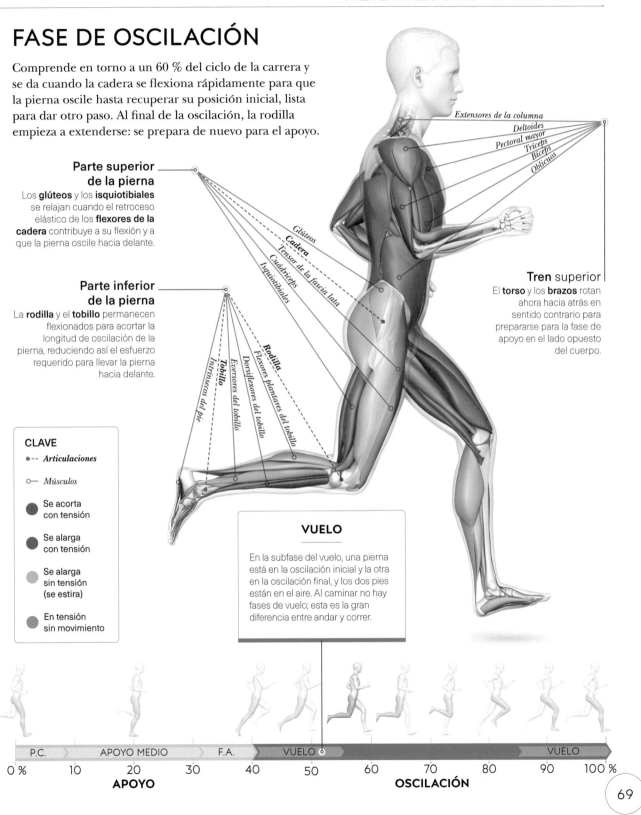

Parte superior de la pierna

Los **glúteos** y los **isquiotibiales** se relajan cuando el retroceso elástico de los **flexores de la cadera** contribuye a su flexión y a que la pierna oscile hacia delante.

Parte inferior de la pierna

La **rodilla** y el **tobillo** permanecen flexionados para acortar la longitud de oscilación de la pierna, reduciendo así el esfuerzo requerido para llevar la pierna hacia delante.

Extensores de la columna
Deltoides
Pectoral mayor
Tríceps
Bíceps
Oblicuos

Glúteos
Cadera
Tensor de la fascia lata
Cuádriceps
Isquiotibiales

Rodilla
Flexores plantares del tobillo
Dorsiflexores del tobillo
Extensores del tobillo
Tobillo
Intrínsecos del pie

Tren superior

El **torso** y los **brazos** rotan ahora hacia atrás en sentido contrario para prepararse para la fase de apoyo en el lado opuesto del cuerpo.

CLAVE

- ●-- *Articulaciones*
- ○— *Músculos*
- ● Se acorta con tensión
- ● Se alarga con tensión
- ● Se alarga sin tensión (se estira)
- ● En tensión sin movimiento

VUELO

En la subfase del vuelo, una pierna está en la oscilación inicial y la otra en la oscilación final, y los dos pies están en el aire. Al caminar no hay fases de vuelo; esta es la gran diferencia entre andar y correr.

| P.C. | APOYO MEDIO | F.A. | VUELO | | | | VUELO |

0 % 10 20 30 40 50 60 70 80 90 100 %

APOYO   **OSCILACIÓN**

TÉCNICA DE CARRERA

Ninguna técnica es perfecta, pero realizar ajustes puede mejorar la eficiencia o prevenir lesiones, en especial si son recurrentes. Si se detecta un problema, la consulta a un profesional de la salud o un entrenador puede proporcionar algunas claves que ayuden a cambiar la técnica.

PATRÓN DE ZANCADA

Si te han dicho que aterrizas pesadamente o que tu forma de correr parece poco eficaz, puede que necesites ajustar la zancada. Una zancada ideal es la que permite avanzar frenando o botando lo menos posible.

Overstriding

Se produce cuando los pies tienden a aterrizar demasiado lejos por delante del cuerpo en el apoyo inicial (pp. 14 y 66). El *overstriding,* o zancada demasiado larga, provoca un incremento de las fuerzas de frenado, que reducen la eficiencia de la carrera y aumentan el estrés en la tibia, la rodilla, la cadera y las lumbares.

Aumentar la cadencia

Una forma efectiva y segura de evitar el *overstriding* es aumentar la cadencia, el número de pasos por minuto. Esto reduce la longitud de la zancada y hace que el pie aterrice más cerca del centro de masas. Aumentar la cadencia también reduce las fuerzas verticales y de frenado, el esfuerzo de los glúteos, las cargas en la rodilla, las fuerzas que actúan sobre el tendón de Aquiles y la oscilación vertical (dcha.). Suele bastar con incrementarla un 5-10 %. Una buena ayuda es correr con un metrónomo regulado con la cadencia deseada. Se pueden descargar en el teléfono o programarlos para que suenen en la pulsera de actividad.

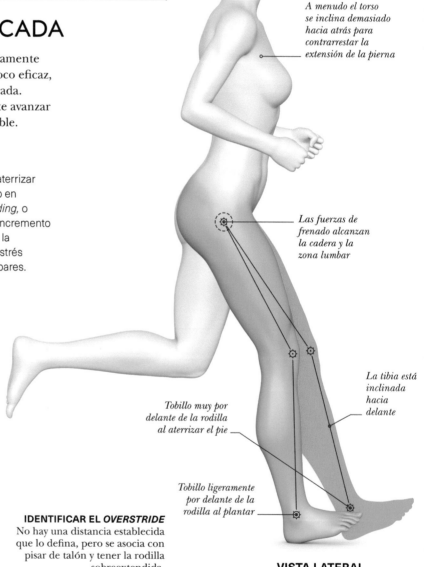

A menudo el torso se inclina demasiado hacia atrás para contrarrestar la extensión de la pierna

Las fuerzas de frenado alcanzan la cadera y la zona lumbar

La tibia está inclinada hacia delante

Tobillo muy por delante de la rodilla al aterrizar el pie

Tobillo ligeramente por delante de la rodilla al plantar

IDENTIFICAR EL *OVERSTRIDE*
No hay una distancia establecida que lo defina, pero se asocia con pisar de talón y tener la rodilla sobreextendida.

VISTA LATERAL

Oscilación vertical

Al correr es necesaria cierta oscilación vertical, pero el exceso es negativo. Demasiada oscilación supone una mayor carga vertical y una menor eficiencia en la carrera. No se ha establecido un nivel de oscilación óptimo, pero puedes hacerte una idea de cuánto te elevas viéndote correr en un espejo o pidiendo a alguien que te grabe. Algunas ideas para reducir la oscilación vertical: tratar de «aterrizar con suavidad» o imaginar que se tiene encima un techo bajo al correr. Aumentar la cadencia también reduce la oscilación vertical (izda.).

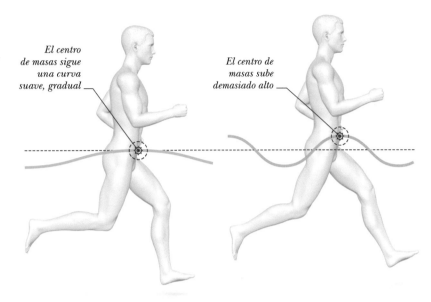

El centro de masas sigue una curva suave, gradual

El centro de masas sube demasiado alto

OSCILACIÓN EFICIENTE
El centro de masas no salta arriba y abajo de forma significativa entre uno y otro paso. Esto suele asociarse a una zancada más corta y una cadencia mayor.

OSCILACIÓN EXCESIVA
El centro de masas salta arriba y abajo de forma poco eficiente. Se malgasta energía impulsando el centro de masas arriba, en contra de la gravedad, en vez de hacia delante, en la dirección del desplazamiento.

Amplitud del paso

La alineación lateral de los pies cuando pisan el suelo se denomina amplitud del paso. Al correr damos pasos más estrechos que al caminar, pues es energéticamente más eficiente. Dar pasos estrechos requiere una mayor estabilidad dinámica y fuerza en los abductores de la cadera, lo cual puede suponer un riesgo de lesión.

Correr con las rodillas separadas

Ampliar la anchura de tus pasos puede ayudarte si sufres problemas como dolor de la cintilla IT, dolor patelofemoral o disfunción del tendón tibial posterior. Es difícil saber dónde se alinean tus pies cuando corres, pero un truco que suele funcionar es correr con las rodillas separadas. Si tienes un espejo ante ti o te pueden grabar desde atrás, deberías poder ver un hueco entre las rodillas durante el ciclo de la carrera.

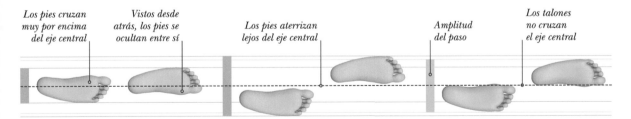

Los pies cruzan muy por encima del eje central

Vistos desde atrás, los pies se ocultan entre sí

Los pies aterrizan lejos del eje central

Amplitud del paso

Los talones no cruzan el eje central

PASO ESTRECHO
Un paso estrecho aumenta la cantidad y la velocidad de la pronación (p. 73), así como la tensión en la cadera lateral, que se asocia con riesgo de varias lesiones.

PASO ANCHO
Al ensanchar el paso se gasta más energía en el ciclo de la carrera, de modo que hay que buscar un equilibrio entre la reducción de lesiones y la carrera eficiente.

AMPLITUD DE PASO EFICIENTE
Lo ideal sería poder ver la luz entre las rodillas a lo largo de todo el ciclo. Vistos desde atrás, los pies no deberían ocultarse entre sí al pisar uno delante del otro.

PATRONES DE APOYO

El apoyo hace referencia a la parte del pie que primero toca el suelo en el contacto inicial (pp. 14 y 66). Estudios recientes han refutado tanto la idea de que aterrizar con el talón incrementa el riesgo de lesiones como que plantar primero la punta es más económico. En realidad, qué parte del pie se apoya primero tan solo cambia la localización de las fuerzas en el cuerpo durante la fase de carga. En función del historial de lesiones, esto puede tener su importancia.

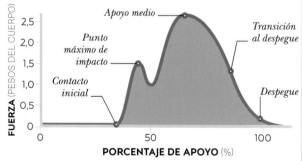

Apoyo de talón

Entre el 80 y el 95 % de los corredores de todas las distancias son talonadores, entran en el primer apoyo con el tercio posterior del pie. En este caso es mayor la dorsiflexión en el tobillo y los dedos están levantados hacia la tibia. La pisada con el retropié se asocia con mayores niveles de carga vertical.

La rodilla está sometida a mayor fuerza

La GRF pasa por detrás de la articulación de la rodilla

Se reduce el estrés en los músculos de pie, tobillo y pantorrilla

GRF VERTICAL CON APOYO DE TALÓN
El perfil de la GRF (pp. 46-47) muestra un punto máximo de impacto por la fuerza de colisión del pie al golpear el suelo. La dirección de la fuerza reduce la carga en el tendón de Aquiles, pero la aumenta en el músculo tibial anterior.

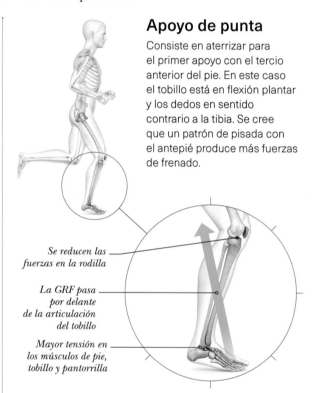

Apoyo de punta

Consiste en aterrizar para el primer apoyo con el tercio anterior del pie. En este caso el tobillo está en flexión plantar y los dedos en sentido contrario a la tibia. Se cree que un patrón de pisada con el antepié produce más fuerzas de frenado.

Se reducen las fuerzas en la rodilla

La GRF pasa por delante de la articulación del tobillo

Mayor tensión en los músculos de pie, tobillo y pantorrilla

GRF VERTICAL CON APOYO DE PUNTA
El punto máximo de impacto suele desaparecer, pues la fuerza de colisión puede ser de una magnitud menor y retardarse levemente. La dirección de la fuerza incrementa la carga en el tendón de Aquiles y los gemelos, y la disminuye en el tibial anterior.

VARIANTES HABITUALES

En los patrones de carrera naturales se observan bastantes variantes. Algunas se deben a la anatomía, otras surgen como respuesta a una lesión o al cansancio. La mayoría no causan forzosamente una lesión y, si se tiene alguna desviación, es probable que no tenga sentido corregirla. Sin embargo, si guarda relación con una lesión que se haya sufrido, puede merecer la pena que la estudie un especialista.

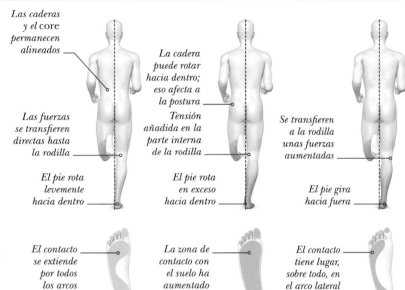

Las caderas y el core *permanecen alineados*

La cadera puede rotar hacia dentro; eso afecta a la postura

Se transfieren a la rodilla unas fuerzas aumentadas

Las fuerzas se transfieren directas hasta la rodilla

Tensión añadida en la parte interna de la rodilla

El pie rota levemente hacia dentro

El pie rota en exceso hacia dentro

El pie gira hacia fuera

El contacto se extiende por todos los arcos

La zona de contacto con el suelo ha aumentado

El contacto tiene lugar, sobre todo, en el arco lateral

Pronación

Se trata de la rotación del pie hacia dentro en la primera mitad de la fase de apoyo (p. 67). Es un movimiento combinado en el que participan las articulaciones del tobillo, del retropié y del antepié. Se suele considerar como algo malo, pero es un mecanismo amortiguador necesario y eficaz.

NEUTRA
La pronación neutra supone aterrizar en la parte externa del talón, rotar hacia dentro para transferir la fuerza por el mediopié en el apoyo medio y luego despegar desde la punta del dedo gordo.

SOBREPRONACIÓN
Un exceso de pronación tiende a causar expansión y transfiere fuerza a la parte interna del pie. El tobillo también tiende a rotar más, lo cual puede afectar a los mecanismos de la rodilla y la cadera.

SUBPRONACIÓN
Una pronación insuficiente se caracteriza por un pie más rígido, donde el arco medial tiene poco o ningún contacto con el suelo. La consecuencia es que el pie pierde capacidad de amortiguación.

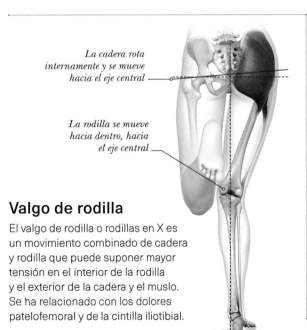

La cadera rota internamente y se mueve hacia el eje central

La rodilla se mueve hacia dentro, hacia el eje central

Valgo de rodilla

El valgo de rodilla o rodillas en X es un movimiento combinado de cadera y rodilla que puede suponer mayor tensión en el interior de la rodilla y el exterior de la cadera y el muslo. Se ha relacionado con los dolores patelofemoral y de la cintilla iliotibial.

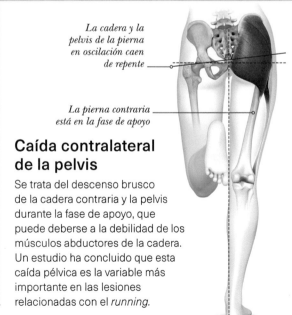

La cadera y la pelvis de la pierna en oscilación caen de repente

La pierna contraria está en la fase de apoyo

Caída contralateral de la pelvis

Se trata del descenso brusco de la cadera contraria y la pelvis durante la fase de apoyo, que puede deberse a la debilidad de los músculos abductores de la cadera. Un estudio ha concluido que esta caída pélvica es la variable más importante en las lesiones relacionadas con el *running*.

FORMAS DE CORRER

Aunque no existe una manera «ideal» de correr, entrenadores y científicos coinciden en que unas son mejores que otras. Teniendo en cuenta cada biomecánica, comparar la forma de correr de cada uno con la que se muestra aquí puede proporcionar pautas para mejorar, aumentar el rendimiento y protegerse de las lesiones.

LA POSTURA

La postura es crucial porque puede afectar a la respiración, a la absorción del impacto y a la generación de energía. En general, es importante no curvarse hacia delante ni mirar a los pies. En vez de eso, imagina que una cuerda tira de ti hacia arriba y alarga tu columna.

Brazos

Brazos y hombros desempeñan un papel importante para no tensar la parte superior del cuerpo y para generar energía. Los brazos colaboran con las piernas para desplazarte hacia delante o cuesta arriba y minimizan los movimientos laterales inútiles.

Core o zona media

Es la zona de transición entre la parte superior y la inferior del cuerpo. Es el lugar donde convergen muchos músculos que mueven las extremidades superiores e inferiores y, por ello, ha de mantenerse estable para que estos músculos obtengan energía. Para activar el *core,* imagina que tu ombligo está atado a una cuerda que tira hacia delante y que la parte superior y la inferior del cuerpo rotan en sentido contrario, sin bloquearse entre sí. Practica la disociación de estas zonas en tus series y ejercicios (pp. 84-89 y 144-155).

Pies

Los pies conectan el cuerpo con el suelo y una buena pisada puede suponer una gran diferencia en la eficiencia de la carrera. Imagina que tus pies son muelles que absorben energía al aterrizar y la aprovechan para despegar del suelo.

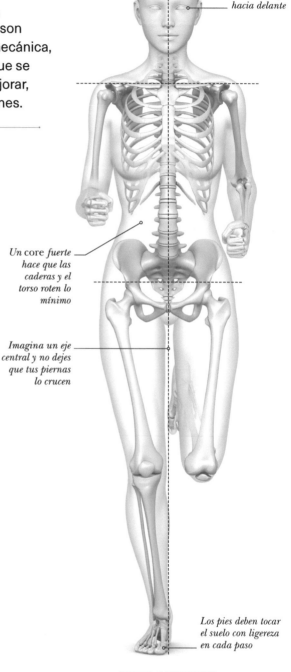

Mantente erguido y mira siempre hacia delante

Un core *fuerte hace que las caderas y el torso roten lo mínimo*

Imagina un eje central y no dejes que tus piernas lo crucen

Los pies deben tocar el suelo con ligereza en cada paso

VISTA ANTERIOR

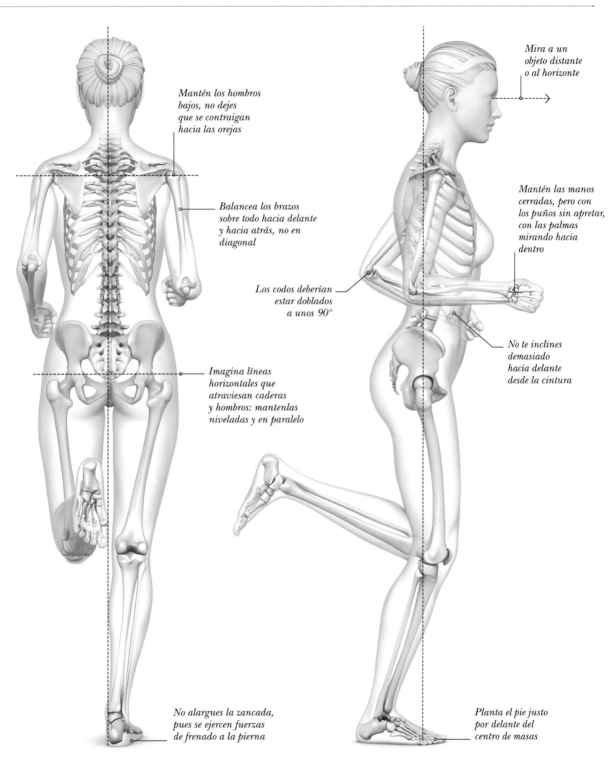

Mantén los hombros
bajos, no dejes
que se contraigan
hacia las orejas

Mira a un
objeto distante
o al horizonte

Balancea los brazos
sobre todo hacia delante
y hacia atrás, no en
diagonal

Mantén las manos
cerradas, pero con
los puños sin apretar,
con las palmas
mirando hacia
dentro

Los codos deberían
estar doblados
a unos 90°

Imagina líneas
horizontales que
atraviesan caderas
y hombros: mantenlas
niveladas y en paralelo

No te inclines
demasiado
hacia delante
desde la cintura

No alargues la zancada,
pues se ejercen fuerzas
de frenado a la pierna

Planta el pie justo
por delante del
centro de masas

VISTA POSTERIOR

VISTA LATERAL

RUTINA DE CARRERA

Al correr conviene establecer rutinas para calentar y enfriar el cuerpo.
El calentamiento antes de entrenar, con estiramientos dinámicos y *drills* específicos para este deporte, permite sacarle el máximo partido, mientras que concluir con estiramientos estáticos ayuda a iniciar el proceso de recuperación.

UN PROGRAMA DE **CALENTAMIENTO** PUEDE **REDUCIR** UN

50 %

EL RIESGO DE **LESIONES** POR **SOBRECARGA**

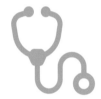

ESTIRAMIENTOS PARA CALENTAR

Gracias a los estiramientos dinámicos (pp.78-83) el cuerpo realiza una serie de movimientos que lo preparan para la actividad.

BENEFICIOS

Enfocados a los movimientos específicos del *running,* los estiramientos dinámicos de este libro aumentan el flujo de sangre a los músculos y trabajan el rango de movimiento de las articulaciones. Un programa de calentamiento deportivo estructurado puede reducir un 50 % el riesgo de lesiones por sobrecarga en los deportes de carrera.

CÓMO REALIZARLOS

Cada estiramiento comienza con un movimiento poco profundo y a ritmo lento, para ir aumentando profundidad y velocidad a medida que el cuerpo lo permita. Se debe sentir que la amplitud del movimiento aumenta al ir estirando. Al tiempo que se estira, se puede aprovechar para evaluar cualquier asimetría o restricción en los movimientos y así poder abordarlos antes de empezar a entrenar.

ENFRIAR Y CALENTAR

Establece una rutina regular para calentar y enfriar en cada sesión de entrenamiento. Asegúrate de reservar suficiente tiempo para cada etapa. Empieza a entrenar con un calentamiento dinámico que incluya estiramientos y ejercicios, que ayudan a preparar el cuerpo para las exigencias de la carrera, previenen lesiones y mejoran el rendimiento. Los días que compitas es especialmente importante que calientes adecuadamente; de este modo, estarás física y mentalmente preparado para rendir al máximo. Termina cada carrera con una sesión adecuada para enfriar e iniciar así el proceso de recuperación.

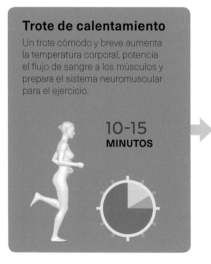

Trote de calentamiento

Un trote cómodo y breve aumenta la temperatura corporal, potencia el flujo de sangre a los músculos y prepara el sistema neuromuscular para el ejercicio.

10-15 MINUTOS

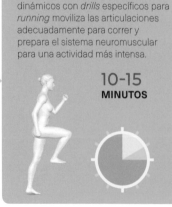

Estiramientos y *drills*

Una rutina de estiramientos dinámicos con *drills* específicos para *running* moviliza las articulaciones adecuadamente para correr y prepara el sistema neuromuscular para una actividad más intensa.

10-15 MINUTOS

DRILLS (SIMULACIÓN DE CARRERA)

Los *drills* (pp. 84-89) aumentan el flujo de sangre a los músculos y el rango de movimiento de las articulaciones. Ofrecen además una oportunidad para trabajar la técnica y la simetría del movimiento.

BENEFICIOS

Los *drills* permiten mejorar la técnica al dividir el ciclo de la carrera en fragmentos controlados y centrarse en fases concretas.

CÓMO REALIZARLOS

Los *drills* son ejercicios que consisten en exagerar ciertos movimientos para mejorar la técnica. Conviene realizarlos de forma repetida dos o tres veces por semana, antes o después de correr. Un buen lugar para hacerlos es una pista o un campo de deportes, pues se necesita una longitud de 40-50 m para realizarlos. El objetivo es repetir el movimiento 15-20 veces con cada pierna.

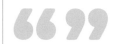

*Los **drills** ofrecen una oportunidad para trabajar la **técnica** y la **simetría** del movimiento*

ESTIRAMIENTOS DE RECUPERACIÓN

Los estiramientos estáticos (pp. 90-95) ayudan a conservar o aumentar la flexibilidad muscular y articular.

BENEFICIOS

Si se hacen antes del ejercicio, pueden reducir el rendimiento. Como parte de la recuperación tras la carrera, mejoran la flexibilidad articular y la longitud muscular. Aunque no se asocian con ninguna mejora en el rendimiento, los estiramientos ayudan a aliviar los músculos tensos y cansados.

CÓMO REALIZARLOS

Los estiramientos estáticos solo deberían hacerse tras el entrenamiento. El tiempo óptimo para mantenerlos es 30 segundos; prolongarlos más no parece aportar beneficios adicionales.

La carrera

Presta atención a tu forma de correr y a cualquier asimetría o desviación respecto a tu marcha habitual. Es posible que se intensifiquen a medida que te vas cansando. Pueden resultar útiles los sensores portátiles, que perciben estos cambios y ayudan a detectar alteraciones antes de que aparezcan el dolor o la lesión.

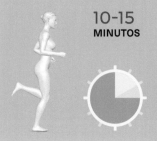

Trote de recuperación

No es muy necesario si no se ha corrido mucho, pero puede ser bueno si el ejercicio ha sido más intenso, pues permite disminuir el ritmo cardiaco al tiempo que se recorren unos kilómetros más.

10-15 MINUTOS

Estiramientos de recuperación

Los estiramientos estáticos potencian la relajación tras un ejercicio duro. Contribuyen a reducir la rigidez y el dolor posteriores a la carrera, y a mantener la flexibilidad de músculos y articulaciones.

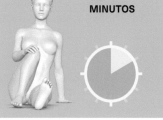

10 MINUTOS

Tren superior

No es necesario mantener el **core** y la **pelvis** fijos durante el movimiento. Es conveniente permitir una cierta flexión y extensión de la **columna lumbar** para hacer posible un movimiento pendular suave y fluido, y una rotación leve del torso que active los **oblicuos** y **pectorales** al moverse hacia delante el brazo libre.

Columna
Extensores de la columna
Serrato anterior
Pectoral mayor
Recto abdominal
Oblicuo externo

ESTIRAMIENTO DINÁMICO: BALANCEO DE PIERNA HACIA DELANTE

Este estiramiento dinámico prepara el cuerpo para correr, pues mejora la flexibilidad de la cadera y los músculos posteriores de la pierna, lo cual ayuda a evitar lesiones y mejora el rendimiento. Se puede usar una barandilla o el respaldo de una silla como apoyo.
Las piernas se estiran por turnos, 15-20 veces o más cada una. A medida que se va calentando, se va aumentando la amplitud del balanceo.

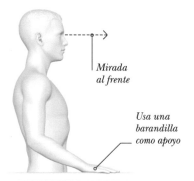

Mirada al frente

Usa una barandilla como apoyo

Mantén la pierna de apoyo estirada

Dobla ligeramente la rodilla que subes

FASE PREPARATORIA

Erguido, apoya el brazo del mismo lado que la pierna que vas a mover. Desplaza el peso a la pierna de apoyo y prepárate para iniciar el estiramiento dinámico. Dobla ligeramente la rodilla de la pierna que vas a trabajar.

PRIMERA FASE

Lanza la pierna hacia delante y trata de tocar los dedos del pie con la mano contraria. Balancea la pierna como un péndulo, aprovechando el impulso para subir el pie por delante del cuerpo y mantén una leve flexión en la rodilla, hasta que notes un suave estiramiento en el muslo posterior, la rodilla y/o la parte inferior de la pierna. Mantén la pierna de apoyo estirada.

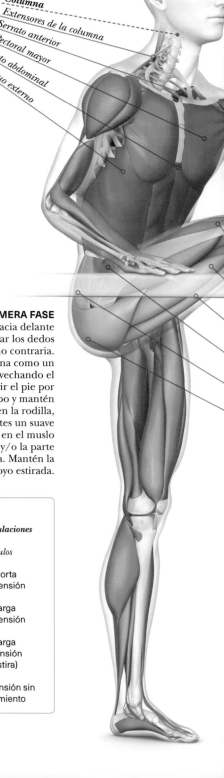

CLAVE

- •-- *Articulaciones*
- ○- *Músculos*
- ● Se acorta con tensión
- ● Se alarga con tensión
- ● Se alarga sin tensión (se estira)
- ● En tensión sin movimiento

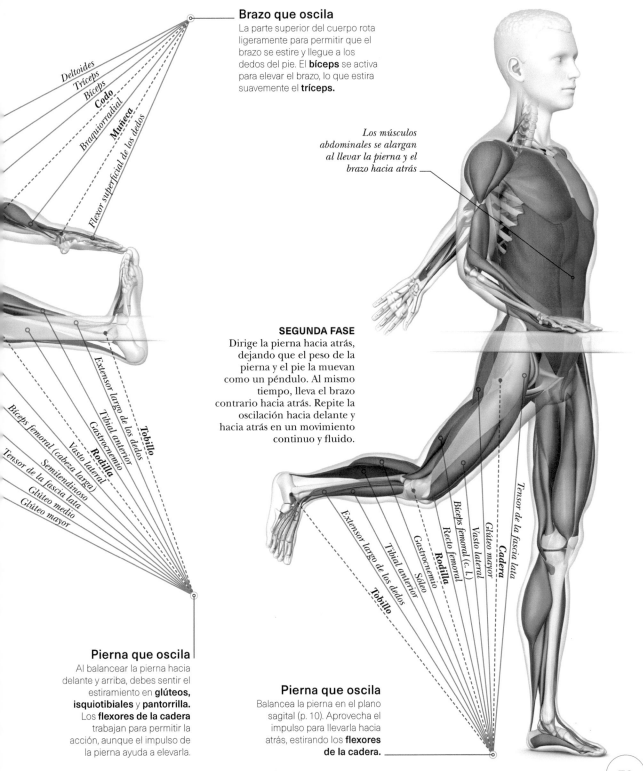

Brazo que oscila

La parte superior del cuerpo rota ligeramente para permitir que el brazo se estire y llegue a los dedos del pie. El **bíceps** se activa para elevar el brazo, lo que estira suavemente el **tríceps.**

Los músculos abdominales se alargan al llevar la pierna y el brazo hacia atrás

Deltoides
Tríceps
Bíceps
Codo
Braquiorradial
Muñeca
Flexor superficial de los dedos

Extensor largo de los dedos
Tibial anterior
Gastrocnemio
Rodilla
Vasto lateral
Tobillo

Bíceps femoral (cabeza larga)
Semitendinoso
Tensor de la fascia lata
Glúteo medio
Glúteo mayor

SEGUNDA FASE
Dirige la pierna hacia atrás, dejando que el peso de la pierna y el pie la muevan como un péndulo. Al mismo tiempo, lleva el brazo contrario hacia atrás. Repite la oscilación hacia delante y hacia atrás en un movimiento continuo y fluido.

Extensor largo de los dedos
Tibial anterior
Gastrocnemio
Rodilla
Bíceps femoral (c. L.)
Recto femoral
Sóleo
Vasto lateral
Glúteo mayor
Cadera
Tensor de la fascia lata
Tobillo

Pierna que oscila

Al balancear la pierna hacia delante y arriba, debes sentir el estiramiento en **glúteos, isquiotibiales** y **pantorrilla.** Los **flexores de la cadera** trabajan para permitir la acción, aunque el impulso de la pierna ayuda a elevarla.

Pierna que oscila

Balancea la pierna en el plano sagital (p. 10). Aprovecha el impulso para llevarla hacia atrás, estirando los **flexores de la cadera.**

79

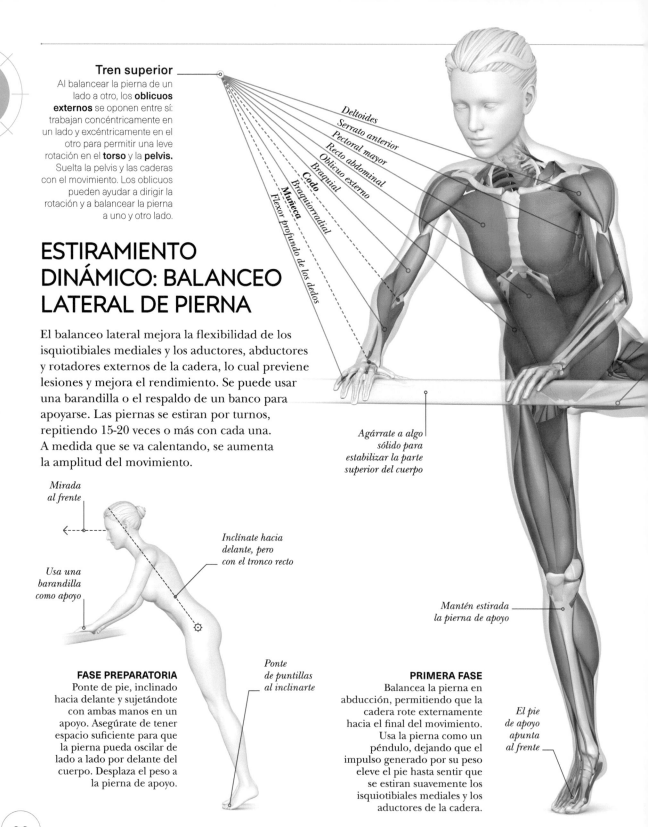

Tren superior

Al balancear la pierna de un lado a otro, los **oblicuos externos** se oponen entre sí: trabajan concéntricamente en un lado y excéntricamente en el otro para permitir una leve rotación en el **torso** y la **pelvis.** Suelta la pelvis y las caderas con el movimiento. Los oblicuos pueden ayudar a dirigir la rotación y a balancear la pierna a uno y otro lado.

Deltoides
Serrato anterior
Pectoral mayor
Recto abdominal
Oblicuo externo
Braquial
Codo
Braquiorradial
Muñeca
Flexor profundo de los dedos

ESTIRAMIENTO DINÁMICO: BALANCEO LATERAL DE PIERNA

El balanceo lateral mejora la flexibilidad de los isquiotibiales mediales y los aductores, abductores y rotadores externos de la cadera, lo cual previene lesiones y mejora el rendimiento. Se puede usar una barandilla o el respaldo de un banco para apoyarse. Las piernas se estiran por turnos, repitiendo 15-20 veces o más con cada una. A medida que se va calentando, se aumenta la amplitud del movimiento.

Agárrate a algo sólido para estabilizar la parte superior del cuerpo

Mirada al frente

Usa una barandilla como apoyo

Inclínate hacia delante, pero con el tronco recto

Mantén estirada la pierna de apoyo

Ponte de puntillas al inclinarte

FASE PREPARATORIA
Ponte de pie, inclinado hacia delante y sujetándote con ambas manos en un apoyo. Asegúrate de tener espacio suficiente para que la pierna pueda oscilar de lado a lado por delante del cuerpo. Desplaza el peso a la pierna de apoyo.

PRIMERA FASE
Balancea la pierna en abducción, permitiendo que la cadera rote externamente hacia el final del movimiento. Usa la pierna como un péndulo, dejando que el impulso generado por su peso eleve el pie hasta sentir que se estiran suavemente los isquiotibiales mediales y los aductores de la cadera.

El pie de apoyo apunta al frente

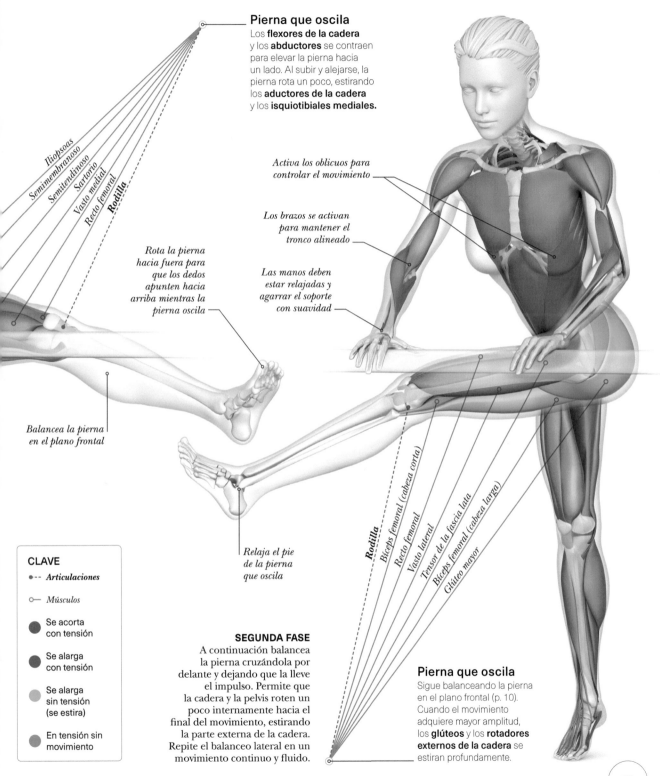

Pierna que oscila
Los **flexores de la cadera**
y los **abductores** se contraen
para elevar la pierna hacia
un lado. Al subir y alejarse, la
pierna rota un poco, estirando
los **aductores de la cadera**
y los **isquiotibiales mediales.**

Iliopsoas
Semimembranoso
Semitendinoso
Sartorio
Vasto medial
Recto femoral
Rodilla

*Activa los oblicuos para
controlar el movimiento*

*Los brazos se activan
para mantener el
tronco alineado*

*Rota la pierna
hacia fuera para
que los dedos
apunten hacia
arriba mientras la
pierna oscila*

*Las manos deben
estar relajadas y
agarrar el soporte
con suavidad*

*Balancea la pierna
en el plano frontal*

*Relaja el pie
de la pierna
que oscila*

Rodilla
Bíceps femoral (cabeza corta)
Recto femoral
Vasto lateral
Tensor de la fascia lata
Bíceps femoral (cabeza larga)
Glúteo mayor

CLAVE

●-- *Articulaciones*

○— *Músculos*

● Se acorta
con tensión

● Se alarga
con tensión

● Se alarga
sin tensión
(se estira)

● En tensión sin
movimiento

SEGUNDA FASE
A continuación balancea
la pierna cruzándola por
delante y dejando que la lleve
el impulso. Permite que
la cadera y la pelvis roten un
poco internamente hacia el
final del movimiento, estirando
la parte externa de la cadera.
Repite el balanceo lateral en un
movimiento continuo y fluido.

Pierna que oscila
Sigue balanceando la pierna
en el plano frontal (p. 10).
Cuando el movimiento
adquiere mayor amplitud,
los **glúteos** y los **rotadores
externos de la cadera** se
estiran profundamente.

81

ESTIRAMIENTO DINÁMICO: PANTORRILLA

Mejora la flexibilidad de la pantorrilla y el tendón de Aquiles, lo que contribuye a evitar lesiones y a mejorar el rendimiento. El ejercicio se puede hacer inclinándose sobre una pared o barandilla. Conviene realizar al menos 15-20 repeticiones, empujando el talón cada vez más hacia abajo a medida que se va calentando. No conviene mantener el estiramiento; ha de ser un movimiento continuo y fluido. La variante (p. siguiente) estira el músculo sóleo en vez del gastrocnemio.

CLAVE

- •-- *Articulaciones*
- ○— *Músculos*
- ● Se acorta con tensión
- ● Se alarga con tensión
- ● Se alarga sin tensión (se estira)
- ● En tensión sin movimiento

FASE PREPARATORIA

Pon las manos en el apoyo, luego camina hacia atrás para aumentar el ángulo de inclinación hasta unos 45°: el cuerpo debe formar una línea recta desde los talones hasta la coronilla. Los talones deben estar apenas despegados del suelo; las rodillas, blandas.

Mirada al frente

Apóyate en un soporte estable

Inclínate hacia delante

Las rodillas están blandas

Los pies, juntos; los talones, ligeramente levantados

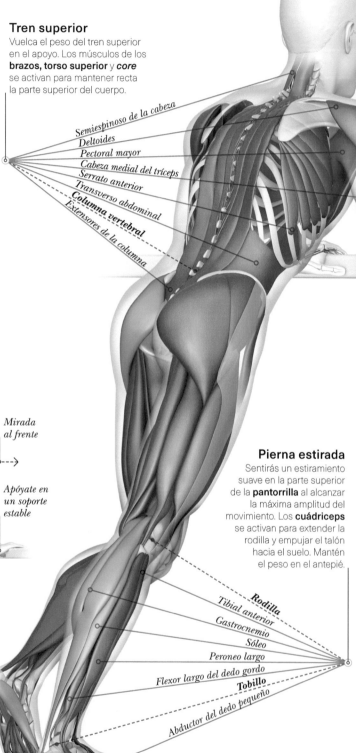

Tren superior

Vuelca el peso del tren superior en el apoyo. Los músculos de los **brazos, torso superior** y *core* se activan para mantener recta la parte superior del cuerpo.

- Semiespinoso de la cabeza
- Deltoides
- Pectoral mayor
- Cabeza medial del tríceps
- Serrato anterior
- Transverso abdominal
- **Columna vertebral**
- Extensores de la columna

Pierna estirada

Sentirás un estiramiento suave en la parte superior de la **pantorrilla** al alcanzar la máxima amplitud del movimiento. Los **cuádriceps** se activan para extender la rodilla y empujar el talón hacia el suelo. Mantén el peso en el antepié.

- **Rodilla**
- Tibial anterior
- Gastrocnemio
- Sóleo
- Peroneo largo
- Flexor largo del dedo gordo
- **Tobillo**
- Abductor del dedo pequeño

PRIMERA FASE

Dobla la rodilla izquierda y eleva el talón para desplazar el peso al antepié. Al mismo tiempo, empuja hacia el suelo el talón derecho y extiende la rodilla derecha. Deberías sentir un suave estiramiento en la parte alta de la pantorrilla derecha. Nada más sentirlo, pasa fluidamente a la segunda fase.

SEGUNDA FASE

Haz el movimiento inverso. Desbloquea la rodilla derecha y eleva el talón derecho mientras empujas hacia el suelo el izquierdo y extiendes la rodilla izquierda. Repite ambas fases en un movimiento continuo y fluido.

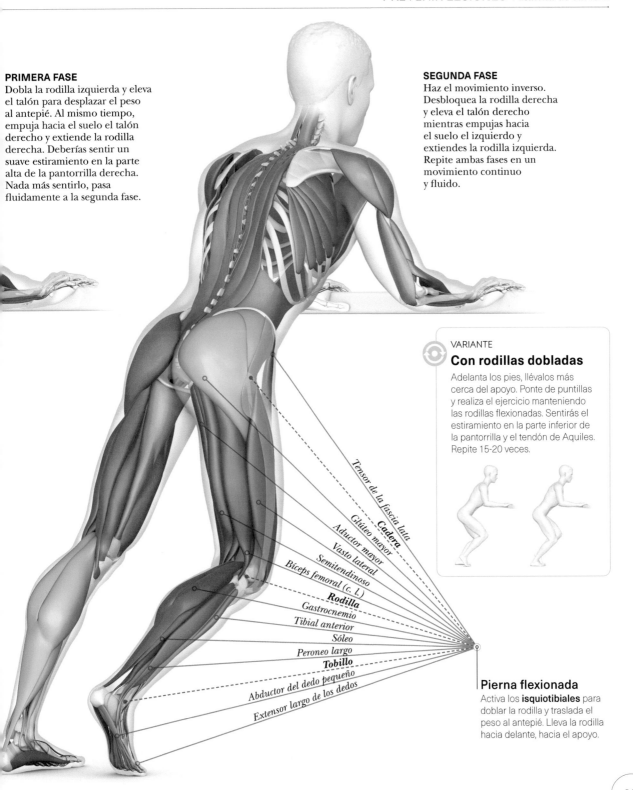

Tensor de la fascia lata

Cadera

Glúteo mayor

Aductor mayor

Vasto lateral

Semitendinoso

Bíceps femoral (c. l.)

Rodilla

Gastrocnemio

Tibial anterior

Sóleo

Peroneo largo

Tobillo

Abductor del dedo pequeño

Extensor largo de los dedos

VARIANTE
Con rodillas dobladas

Adelanta los pies, llévalos más cerca del apoyo. Ponte de puntillas y realiza el ejercicio manteniendo las rodillas flexionadas. Sentirás el estiramiento en la parte inferior de la pantorrilla y el tendón de Aquiles. Repite 15-20 veces.

Pierna flexionada

Activa los **isquiotibiales** para doblar la rodilla y traslada el peso al antepié. Lleva la rodilla hacia delante, hacia el apoyo.

83

DRILLS: ELEVACIÓN DE RODILLA

Este ejercicio requiere levantar la rodilla de la pierna que avanza, movimientos coordinados entre brazo y pierna, y una buena postura con una leve inclinación hacia delante. Los músculos deben trabajar mucho para subir la rodilla, lo que calienta el cuerpo y lo prepara para correr con una buena postura. Hay que intentar mantener la ligereza en los pies y fijarse en que los pasos, aunque exagerados, son pequeños, por lo que el avance es lento.

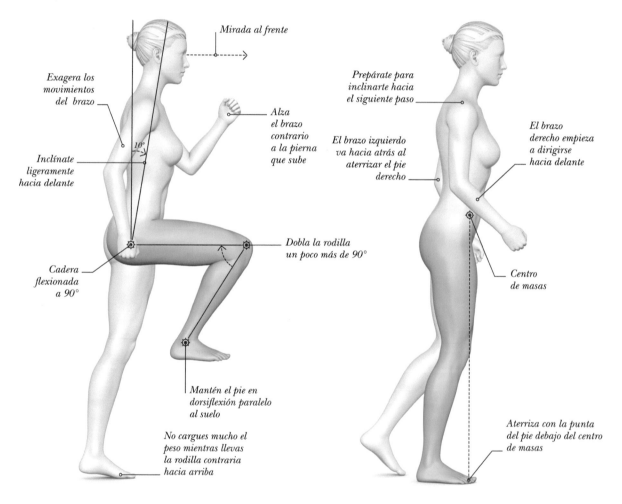

Mirada al frente

Exagera los movimientos del brazo

Alza el brazo contrario a la pierna que sube

Inclínate ligeramente hacia delante

10°

Dobla la rodilla un poco más de 90°

Cadera flexionada a 90°

Mantén el pie en dorsiflexión paralelo al suelo

No cargues mucho el peso mientras llevas la rodilla contraria hacia arriba

Prepárate para inclinarte hacia el siguiente paso

El brazo izquierdo va hacia atrás al aterrizar el pie derecho

El brazo derecho empieza a dirigirse hacia delante

Centro de masas

Aterriza con la punta del pie debajo del centro de masas

LEVANTA LA RODILLA
Erguido, levemente inclinado hacia delante, eleva mucho la rodilla derecha y balancea los brazos como se hace al correr. Al pasar al siguiente paso, deja que el talón izquierdo se eleve para que tu peso recaiga en la punta.

DA PASOS PEQUEÑOS
Baja deprisa la pierna derecha al suelo, un poquito por delante del pie contrario, aterrizando con el antepié. Lleva el brazo contrario hacia atrás, como al correr. Haz 15-20 repeticiones con cada pierna.

DRILLS: ELEVACIÓN DE RODILLA Y PATADA

Tras elevar la rodilla, extenderla velozmente en este ejercicio es un reto para los isquiotibiales. La rapidez del movimiento hace que la secuencia sea similar al *skipping*. Trata de hacer los movimientos lo más suaves y fluidos que puedas. Su práctica habitual mejora la estabilidad en las extremidades inferiores e incrementa la amplitud de movimiento de las articulaciones de cadera, rodilla y tobillo.

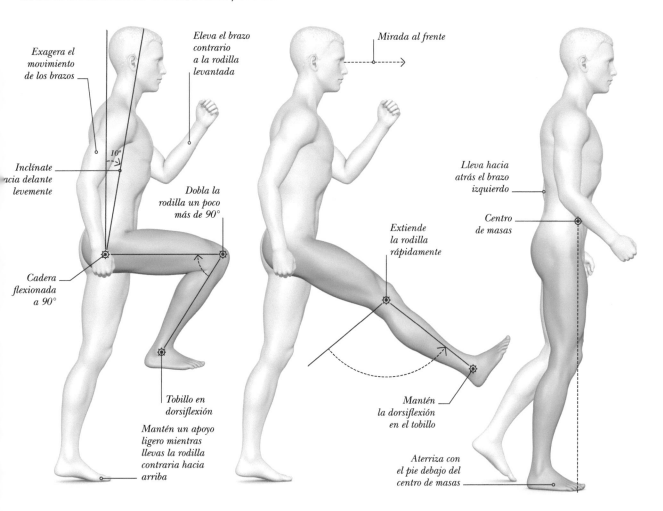

Exagera el movimiento de los brazos

Eleva el brazo contrario a la rodilla levantada

Mirada al frente

Inclínate hacia delante levemente

10°

Dobla la rodilla un poco más de 90°

Lleva hacia atrás el brazo izquierdo

Cadera flexionada a 90°

Extiende la rodilla rápidamente

Centro de masas

Tobillo en dorsiflexión

Mantén un apoyo ligero mientras llevas la rodilla contraria hacia arriba

Mantén la dorsiflexión en el tobillo

Aterriza con el pie debajo del centro de masas

ELEVA LA RODILLA
Erguido, levemente inclinado hacia delante, eleva mucho la rodilla derecha y balancea los brazos como se hace al correr. Al pasar al siguiente paso, deja que el talón izquierdo se eleve.

EXTIENDE LA RODILLA
Justo cuando empieces a bajar la pierna hacia el suelo, extiende la rodilla con fuerza para estirar totalmente la pierna.

APOYA BAJO EL CENTRO DE MASAS
Baja la pierna extendida hasta la línea del cuerpo y apoya el pie derecho un poquito por delante del izquierdo, con la punta debajo de tu centro de masas. Dirige el brazo izquierdo hacia atrás.

DRILLS: PATADA AL GLÚTEO

Este ejercicio incorpora una patada en el glúteo en cada zancada al tiempo que el corredor avanza suavemente con pequeños pasos de carrera. La práctica mejora la flexibilidad del cuádriceps y los flexores de la cadera, así como la eficiencia del juego de piernas y la cadencia de carrera. Los brazos se mueven como al correr, elevando brazo y pierna contrarios pero, si eso provoca distracción, pueden dejarse a la altura de la cintura y centrarse en el movimiento.

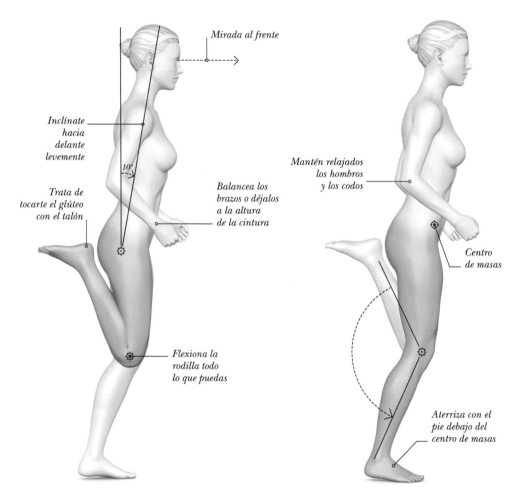

Mirada al frente

Inclínate hacia delante levemente

10°

Trata de tocarte el glúteo con el talón

Balancea los brazos o déjalos a la altura de la cintura

Flexiona la rodilla todo lo que puedas

Mantén relajados los hombros y los codos

Centro de masas

Aterriza con el pie debajo del centro de masas

PATADA EN UN LADO
Erguido, levemente inclinado hacia delante, lanza el talón derecho hacia el glúteo, manteniendo estirada la pierna izquierda. Deja que el talón izquierdo se levante del suelo para que tu peso descanse en el antepié.

PATADA EN EL OTRO LADO
Tras una breve fase de vuelo (ambos pies despegados del suelo), apoya de inmediato la pierna derecha en el suelo. Aterriza con la punta debajo de tu centro de masas y ligeramente por delante del pie contrario.

DRILLS: ZANCADAS

Este ejercicio permite pulir la técnica en la carrera
de velocidad. Las zancadas se deben exagerar un poco
respecto a la forma habitual de correr. Hay que empezar
a un ritmo cómodo, fijándose en la postura y el juego
de piernas, e ir acelerando hasta alcanzar en los últimos
5-10 segundos aproximadamente el 80 % de la
velocidad máxima.

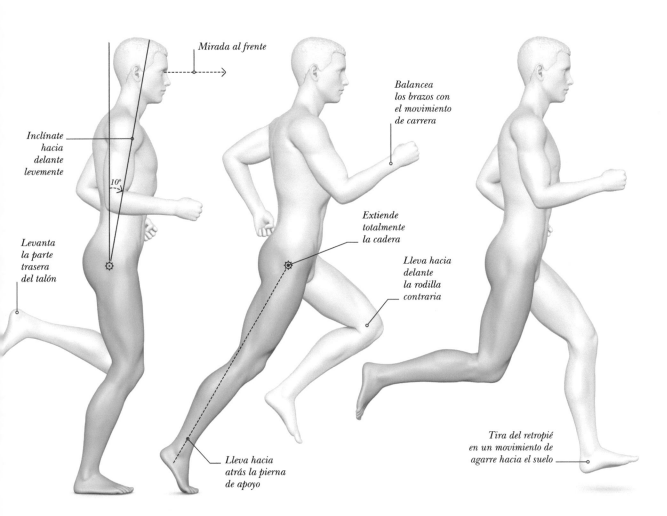

Mirada al frente

*Balancea
los brazos con
el movimiento
de carrera*

*Inclínate
hacia
delante
levemente*

10°

*Extiende
totalmente
la cadera*

*Lleva hacia
delante
la rodilla
contraria*

*Levanta
la parte
trasera
del talón*

*Lleva hacia
atrás la pierna
de apoyo*

*Tira del retropié
en un movimiento de
agarre hacia el suelo*

CONCÉNTRATE EN LA FORMA
Comienza la serie erguido, con una leve
inclinación del tronco. Concéntrate
en tu forma de correr, asegurándote
de que el antepié o el talón (lo que
te resulte natural) aterriza bajo las
caderas. Mantén los hombros relajados.

TOMA VELOCIDAD
Según aceleras, debes llevar la pierna
de apoyo bien atrás y tirar de la rodilla
contraria hacia arriba y adelante.
Un fuerte impulso de rodilla crea
en la pierna de apoyo una extensión de
cadera potente que favorece el empuje.

ESPRINT FINAL
Para terminar la serie, esprinta
brevemente al 80 % de tu velocidad
sin perder la forma de correr. Lleva
los brazos alternativamente hacia
delante y hacia atrás para impulsar
el movimiento.

DRILLS: SALTOS HACIA DELANTE

Este ejercicio incrementa la potencia de salto de las piernas. Al caer, hay que tratar de pasar directamente a un despegue rápido y después continuar vigorosamente con la rodilla contraria. La idea es saltar todo lo alto y lejos que se pueda, adoptando arriba la posición de esprint unos instantes antes de aterrizar con algo de velocidad, preparado para un nuevo salto.

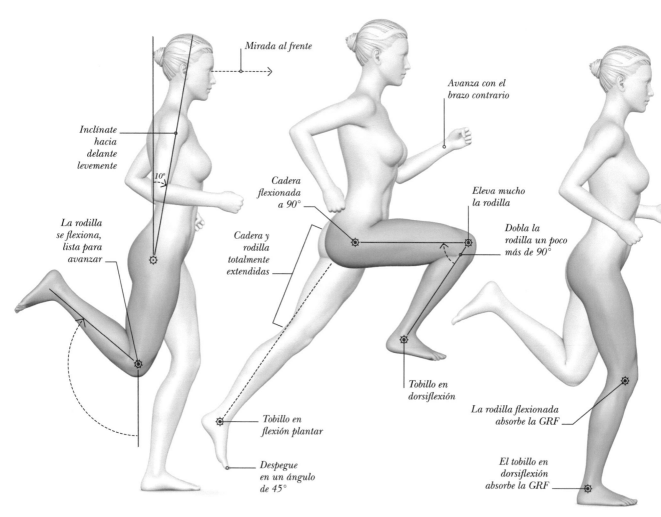

Mirada al frente

Inclínate hacia delante levemente

10°

La rodilla se flexiona, lista para avanzar

Cadera flexionada a 90°

Cadera y rodilla totalmente extendidas

Tobillo en flexión plantar

Despegue en un ángulo de 45°

Avanza con el brazo contrario

Eleva mucho la rodilla

Dobla la rodilla un poco más de 90°

Tobillo en dorsiflexión

La rodilla flexionada absorbe la GRF

El tobillo en dorsiflexión absorbe la GRF

PREPARA LA RODILLA
Al aterrizar, inclínate hacia delante desde el tobillo, con todo el peso en el antepié, y con la rodilla y la cadera ligeramente flexionadas. Flexiona la otra rodilla, preparado para elevarla en la siguiente zancada.

DESPEGA BRUSCAMENTE
Despega con fuerza en un impulso de carrera exagerado que te lleve hacia arriba y hacia delante. Avanza la rodilla contraria y mueve los brazos con el balanceo propio de la carrera para ayudarte a tomar altura.

ATERRIZA CON SUAVIDAD
Al aterrizar y empezar a absorber la fuerza de reacción del suelo (GRF), céntrate en tomar impulso para la siguiente zancada. Piensa que tu pierna es un muelle que almacena energía de la GRF para impulsarte bruscamente hacia delante y arriba.

DRILLS: CARIOCA

Este ejercicio consiste en un movimiento lateral que ayuda
a mejorar la agilidad, coordinación y movilidad del corredor.
Conviene efectuar movimientos de forma rápida y fluida.
Una vez familiarizados con el ejercicio, se puede aumentar la
velocidad para que resulte más difícil mantener la coordinación.
Hay que moverse primero en una dirección y volver luego
rápidamente hacia la contraria para completar una serie.

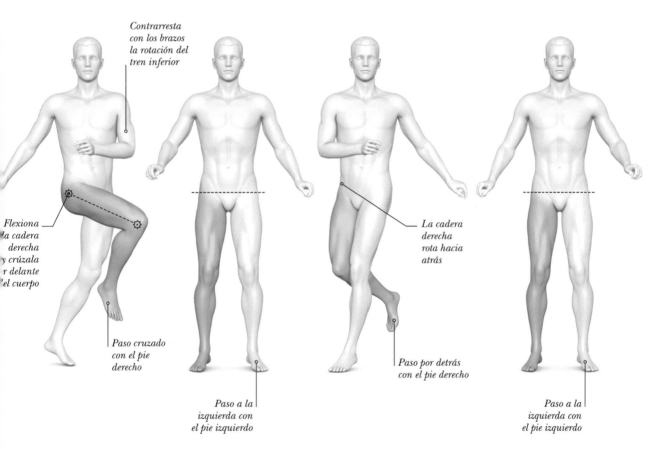

*Contrarresta
con los brazos
la rotación del
tren inferior*

*Flexiona
la cadera
derecha
y crúzala
r delante
el cuerpo*

*Paso cruzado
con el pie
derecho*

*Paso a la
izquierda con
el pie izquierdo*

*La cadera
derecha
rota hacia
atrás*

*Paso por detrás
con el pie derecho*

*Paso a la
izquierda con
el pie izquierdo*

PASO CRUZADO POR DELANTE
Empieza ligeramente de
puntillas. Para desplazarte
a la izquierda, concéntrate en
la pierna derecha. Alza la rodilla
derecha y cruza la pierna hacia la
izquierda por delante del cuerpo.

PASO LATERAL
Da un paso hacia la izquierda
con el pie izquierdo.
Permanece activado, ligero y
con el peso sobre las puntas
de los pies.

PASO CRUZADO POR DETRÁS
Ahora tira hacia atrás
de la cadera derecha y cruza
la pierna derecha por detrás
de la izquierda.

PASO LATERAL
Da un paso a la izquierda
con el pie izquierdo. Para
desplazarte hacia la
derecha, concéntrate en la
pierna izquierda y sigue las
instrucciones a la inversa.

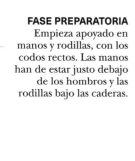

FASE PREPARATORIA
Empieza apoyado en
manos y rodillas, con los
codos rectos. Las manos
han de estar justo debajo
de los hombros y las
rodillas bajo las caderas.

*Espalda recta
y columna
vertebral neutra*

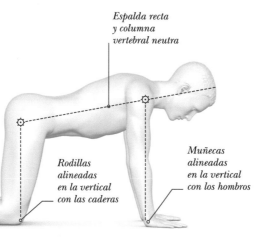

*Rodillas
alineadas
en la vertical
con las caderas*

*Muñecas
alineadas
en la vertical
con los hombros*

Pierna estirada
Desliza el pie hacia atrás,
relajando los **flexores de
la cadera** y activando los
glúteos al extender esta.

Glúteo mayor

Cadera

Aductor mayor

Recto femoral

Vasto medial

Semimembranoso

Semitendinoso

Rodilla

ESTIRAMIENTO DE RECUPERACIÓN: PALOMA MODIFICADA

El sufrido músculo piriforme se estira mucho en esta postura
de yoga modificada, que relaja los seis rotadores externos
profundos de la cadera (p. 128), un grupo muscular
habitualmente tenso en los corredores de fondo. Este
relajante estiramiento se debe practicar 2-3 veces con cada
pierna de forma alterna. Si se mantiene la postura, el cuerpo
irá cediendo poco a poco. Se debería sentir el estiramiento
en la cadera y el glúteo. Es aconsejable ajustar con suavidad
el ángulo de la cadera que se va a trabajar y desplazar el peso
ligeramente hasta sentir el estiramiento.

Glúteo mayor

Glúteo medio

Tensor de la fascia lata

Vasto lateral

Recto femoral

Bíceps femoral (cabeza larga)

Cadera y piernas delanteras
Al cruzar la pierna, el peso se desplaza y recae
sobre el lateral de la rodilla derecha. El estiramiento
se siente por la **cadera** derecha hacia los
glúteos y los **rotadores externos** profundos.

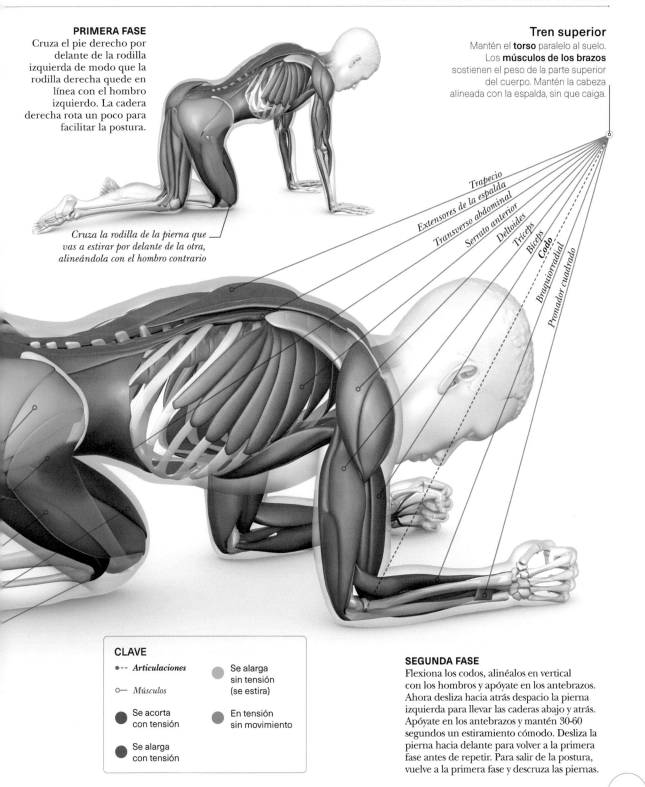

PRIMERA FASE
Cruza el pie derecho por delante de la rodilla izquierda de modo que la rodilla derecha quede en línea con el hombro izquierdo. La cadera derecha rota un poco para facilitar la postura.

Cruza la rodilla de la pierna que vas a estirar por delante de la otra, alineándola con el hombro contrario

Tren superior
Mantén el **torso** paralelo al suelo. Los **músculos de los brazos** sostienen el peso de la parte superior del cuerpo. Mantén la cabeza alineada con la espalda, sin que caiga.

Trapecio
Extensores de la espalda
Transverso abdominal
Serrato anterior
Deltoides
Tríceps
Bíceps
Codo
Braquiorradial
Pronador cuadrado

CLAVE
- •-- *Articulaciones*
- ○— *Músculos*
- Se acorta con tensión
- Se alarga con tensión
- Se alarga sin tensión (se estira)
- En tensión sin movimiento

SEGUNDA FASE
Flexiona los codos, alinéalos en vertical con los hombros y apóyate en los antebrazos. Ahora desliza hacia atrás despacio la pierna izquierda para llevar las caderas abajo y atrás. Apóyate en los antebrazos y mantén 30-60 segundos un estiramiento cómodo. Desliza la pierna hacia delante para volver a la primera fase antes de repetir. Para salir de la postura, vuelve a la primera fase y descruza las piernas.

ESTIRAMIENTO DE RECUPERACIÓN: TFL CON PELOTA

Si se ha aumentado la carga de entrenamiento o se permanece sentado mucho tiempo, los tensores de la fascia lata (TFL) pueden acumular tensión. Este ejercicio activo con una pelota relaja el TFL. Es aconsable emplear una pelota terapéutica de tipo lacrosse, más dura que las de espuma. Se comienza con una presión ligera sobre la pelota, que se va incrementando gradualmente a medida que el cuerpo lo permite. Se repite 10-12 veces en cada lado, o el tiempo que sea necesario para relajar el músculo.

CLAVE

- •-- *Articulaciones*
- ○— *Músculos*
- ● Se acorta con tensión
- ● Se alarga con tensión
- ● Se alarga sin tensión (se estira)
- ● En tensión sin movimiento

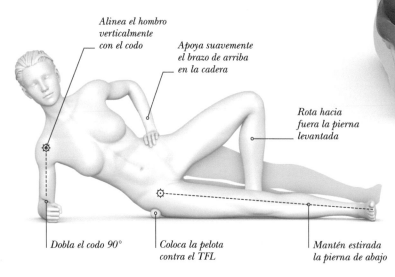

Alinea el hombro verticalmente con el codo

Apoya suavemente el brazo de arriba en la cadera

Rota hacia fuera la pierna levantada

Dobla el codo 90°

Coloca la pelota contra el TFL

Mantén estirada la pierna de abajo

FASE PREPARATORIA

Túmbate de lado con las piernas estiradas. Incorpórate sobre un brazo. Flexiona la rodilla de la pierna superior, levanta la pierna y planta el talón por detrás de la rodilla estirada. Haz fuerza con el pie para elevar la cadera y colocar la pelota entre el suelo y el centro del músculo TFL. Si es necesario, gira ligeramente el torso hacia delante para mantener la pelota en su sitio.

PRIMERA FASE

Usando la pierna levantada para controlar cuánta presión aplicas en la pelota, deja que el peso de la cadera se hunda gradualmente en ella. Una vez que te sientas cómodo con la presión en el TFL, flexiona la cadera y la rodilla de la pierna de abajo unos 30° mientras mantienes la pelota en su lugar, bajo el TFL. Debes sentir una sensación fuerte a lo largo del TFL y posiblemente también en la nalga, el lateral del muslo y la ingle.

Cadera inferior

Los **flexores de la cadera** se activan para doblarla, mientras el **TFL** recibe un estiramiento intenso. Los **isquiotibiales** se activan para doblar la rodilla mientras está levantada hacia el pecho.

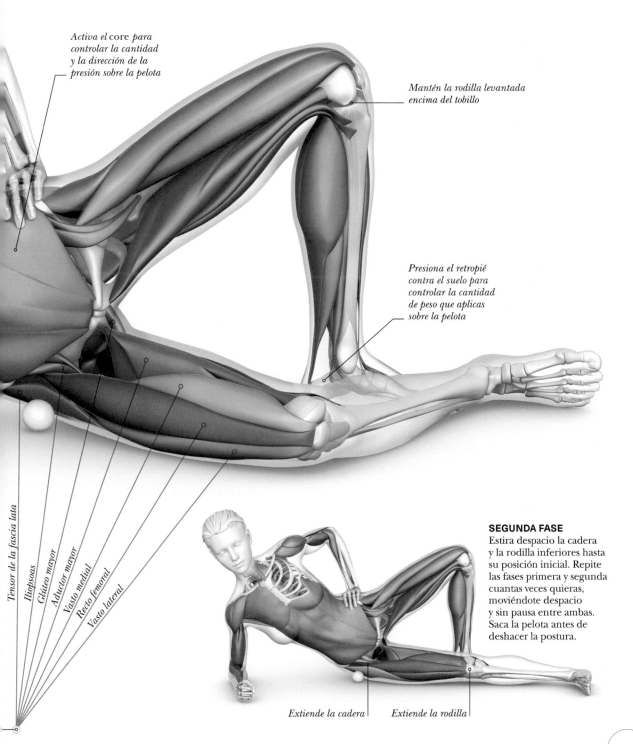

Activa el core *para controlar la cantidad y la dirección de la presión sobre la pelota*

Mantén la rodilla levantada encima del tobillo

Presiona el retropié contra el suelo para controlar la cantidad de peso que aplicas sobre la pelota

Tensor de la fascia lata

Iliopsoas

Glúteo mayor

Aductor mayor

Vasto medial

Recto femoral

Vasto lateral

SEGUNDA FASE

Estira despacio la cadera y la rodilla inferiores hasta su posición inicial. Repite las fases primera y segunda cuantas veces quieras, moviéndote despacio y sin pausa entre ambas. Saca la pelota antes de deshacer la postura.

Extiende la cadera

Extiende la rodilla

ESTIRAMIENTO DE RECUPERACIÓN: PIRIFORME CON PELOTA

Este ejercicio activo con una pelota de masaje (p. 92) relaja el músculo piriforme, que puede tensarse al aumentar el volumen de entrenamiento y por el sedentarismo. Se apoya ligeramente el peso del cuerpo sobre la pelota moviendo a la vez la rodilla de lado a lado en un movimiento continuo y fluido. Se aumenta la presión gradualmente, según vaya dejando el cuerpo. El movimiento se repite 10-12 veces con cada pierna, o lo necesario para relajar el músculo.

Tren superior
El **deltoides** y el **tríceps** del brazo de apoyo se activan para apuntalar la parte superior del cuerpo, mientras que los músculos del brazo activo guían el movimiento rotatorio de la cadera mediante la rodilla.

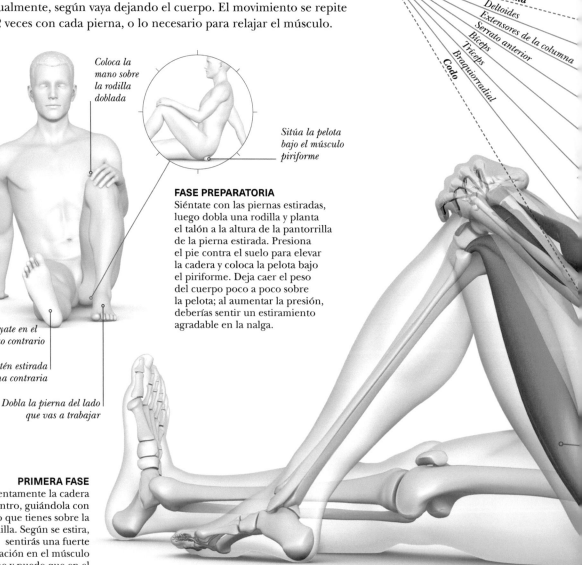

Coloca la mano sobre la rodilla doblada

Sitúa la pelota bajo el músculo piriforme

Semiespinoso de la ca...
Columna
Deltoides
Extensores de la columna
Serrato anterior
Bíceps
Tríceps
Braquiorradial
Codo

FASE PREPARATORIA
Siéntate con las piernas estiradas, luego dobla una rodilla y planta el talón a la altura de la pantorrilla de la pierna estirada. Presiona el pie contra el suelo para elevar la cadera y coloca la pelota bajo el piriforme. Deja caer el peso del cuerpo poco a poco sobre la pelota; al aumentar la presión, deberías sentir un estiramiento agradable en la nalga.

Apóyate en el brazo contrario

Mantén estirada la pierna contraria

Dobla la pierna del lado que vas a trabajar

PRIMERA FASE
Rota lentamente la cadera hacia dentro, guiándola con la mano que tienes sobre la rodilla. Según se estira, sentirás una fuerte sensación en el músculo piriforme y puede que en el muslo, la ingle o la nalga.

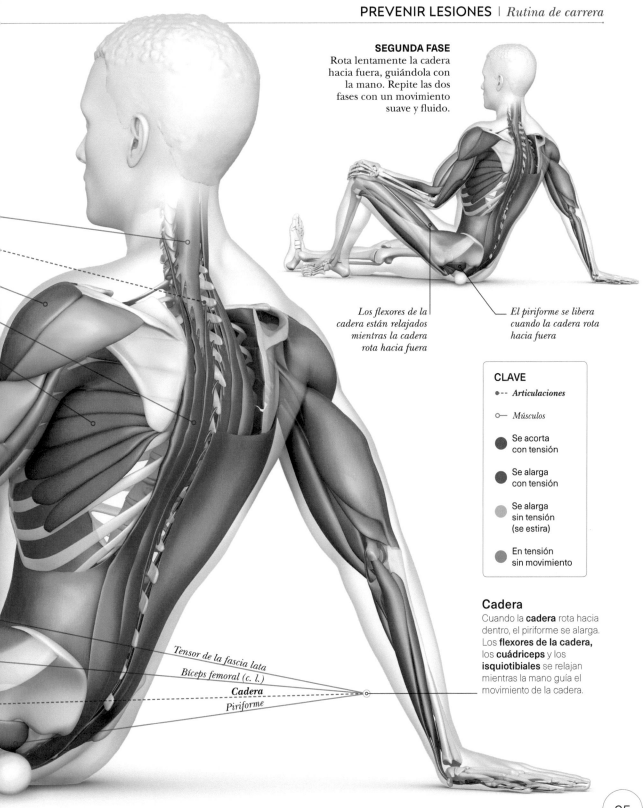

SEGUNDA FASE
Rota lentamente la cadera
hacia fuera, guiándola con
la mano. Repite las dos
fases con un movimiento
suave y fluido.

*Los flexores de la
cadera están relajados
mientras la cadera
rota hacia fuera*

*El piriforme se libera
cuando la cadera rota
hacia fuera*

CLAVE

●-- *Articulaciones*

○— *Músculos*

● Se acorta
con tensión

● Se alarga
con tensión

● Se alarga
sin tensión
(se estira)

● En tensión
sin movimiento

Cadera

Cuando la **cadera** rota hacia
dentro, el piriforme se alarga.
Los **flexores de la cadera,**
los **cuádriceps** y los
isquiotibiales se relajan
mientras la mano guía el
movimiento de la cadera.

Tensor de la fascia lata
Bíceps femoral (c. l.)
Cadera
Piriforme

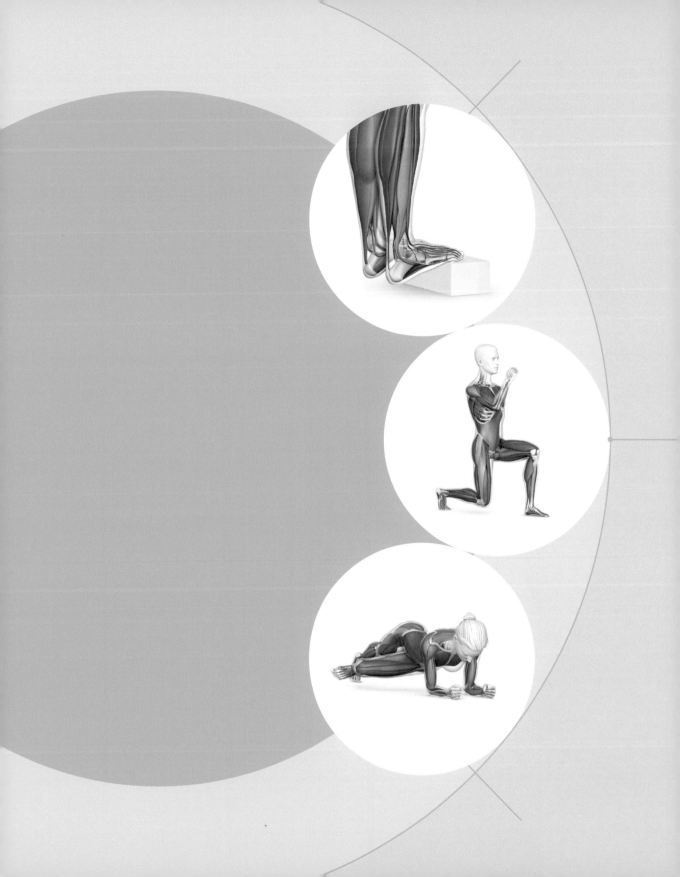

EJERCICIOS DE FUERZA

Los ejercicios de entrenamiento de fuerza reunidos en este capítulo se centran en los músculos más usados en la carrera y te ayudan a desarrollar la potencia y robustez necesarias para soportar los impactos repetitivos que implica correr, así como las cargas crecientes de un programa de entrenamiento. Cada vez hay más pruebas de que un entrenamiento de este tipo resulta beneficioso para prevenir lesiones y también mejorar el rendimiento.

PLANIFICAR LOS EJERCICIOS

Practicar regularmente los ejercicios de fuerza de este capítulo es un complemento ideal para la carrera y un buen entrenamiento cruzado (p. 187). Comprender qué músculos trabajan, las articulaciones implicadas y cómo beneficia cada ejercicio al entrenamiento del corredor garantiza que se haga de forma óptima y con el máximo provecho.

¿POR QUÉ HACER ENTRENAMIENTO DE FUERZA?

Si el objetivo es correr rápido y sin dolor, ¿para qué hacer cualquier entrenamiento que no sea correr? Sin embargo, la realidad es que el entrenamiento de fuerza puede mejorar el rendimiento y la economía de carrera, y reducir el riesgo de lesiones.

ENTRENAMIENTO ESPECÍFICO

La acumulación y liberación de energía en los tendones (pp. 18-19) supone la mitad del esfuerzo necesario para dar un paso. Centrarse en la eficiencia de ese proceso puede tener efectos significativos en la práctica del *running.* Para ello conviene aumentar la tenacidad de los tendones. En términos

biomecánicos, la tenacidad es la extensión hasta la cual una estructura resiste la deformación en respuesta a una fuerza exterior. Unos tendones más rígidos pueden acumular más energía cuando se estiran en la fase de carga y liberarla en mayor cantidad en la fase de propulsión.

AUMENTAR LA TENACIDAD

Los tendones tendrán que cargar más peso y pasar más tiempo en tensión. Correr origina cargas de solo 2,5-3 veces el peso corporal y somete los tendones a periodos de tensión cortos (cuando el pie está en contacto con el suelo). El entrenamiento con pesas

permite incrementar la tenacidad de los tendones bajo cargas superiores a las que se soportan corriendo y durante más tiempo, por lo que mejoran el rendimiento en carrera.

Precaución

Presta atención a las advertencias señaladas junto a las instrucciones de los ejercicios. Si sufres dolor practicando alguno, consulta a un fisioterapeuta para determinar la causa y evitar que se agrave una lesión. Si experimentas un dolor superior a 3 sobre 10 (p. 56), deja de hacer el ejercicio hasta que un médico recomiende lo contrario.

Mejorar la absorción del impacto y la propulsión

Algunos de los ejercicios de este capítulo incrementan la capacidad de las extremidades inferiores para absorber las fuerzas de reacción del suelo (GRF, p. 18). Otros mejoran la aptitud para generar fuerza propulsora (p. 19). Varios ejercicios ofrecen ambos beneficios. Es importante incluir una buena combinación de ellos entre las series habituales.

Ejercicios que mejoran la capacidad de propulsión

- Extensión de cadera
- Subida de escalón
- Puente con pelota

- Zancada
- Salto al cajón
- Salto a la pata coja
- Elevación de talones
- Peso muerto convencional
- Peso muerto rumano
- Sentadilla con una pierna con pelota

Ejercicios que mejoran la capacidad de absorción GRF

- Elevación de cadera
- Bajada de escalón

EJECUCIÓN DE LOS EJERCICIOS

La mayoría de los 18 ejercicios y variantes de este capítulo implican repetir movimientos entre dos posturas, ya sea manteniendo una un determinado tiempo o alternándolas sin pausa. Hay que prestar atención a los tiempos y la ejecución de todos los movimientos de cada ejercicio, respetando todas las colocaciones y alineaciones indicadas.

En cada ejercicio, la imagen principal representa el movimiento en el que hay que centrarse. Suele haber una pierna en la que concentrarse y otra en la que no, de modo que se trabaja cada lado del cuerpo por separado. Esto es importante, pues al correr solo se apoya una pierna a la vez. Se sugieren progresiones del ejercicio cuando las hay; si no, cuando hagas un ejercicio con facilidad, cambia a una versión más difícil. A menudo en las progresiones basta con añadir peso (dcha.), pero a veces hay que cambiar de ejercicio por completo.

ESTABLECER UN PROGRAMA

Para empezar, si no hay lesiones, se eligen 3-5 ejercicios centrados en los músculos de caderas, pantorrillas y muslos. Dos sesiones semanales durante al menos seis semanas permitirán ver resultados. Se debe ejecutar el número de repeticiones y series establecido con cada lado del cuerpo (alternando de uno a otro entre series), y asegurarse de que requieren suficiente esfuerzo como para que al final de cada serie los músculos acaben fatigados. Entre las series se dejan 2-3 minutos de recuperación. Si se está en rehabilitación por alguna lesión, hay que seguir los consejos del fisioterapeuta.

Equipamiento necesario

Aunque la mayoría de los ejercicios se hacen sin aparatos, es conveniente invertir en un equipo básico, salvo si se acude a un gimnasio:

- bandas elásticas de resistencia creciente a medida que se gana fuerza;
- escalón aeróbico/cajón pliométrico, alto (30 cm) y bajo (15 cm);
- esterilla de gimnasia para ejercicios en el suelo (opcional);
- haltera para peso muerto;
- mancuernas de diversos pesos, de mayor peso a medida que se gana fuerza;
- mochila para pesos (abajo);
- pelota suiza o *fitball* de 55 o 65 cm de diámetro.

Algunos ejercicios aconsejan «añadir peso» cuando empiezan a resultar más fáciles. Esto puede hacerse sujetando unas mancuernas, si la postura lo permite. Otra opción es ponerse una mochila con peso e ir añadiendo más según se va progresando.

Prevención y rehabilitación de lesiones

Varios ejercicios de este libro pueden usarse en la rehabilitación de diversas lesiones relacionadas con el *running* y, al mismo tiempo, ayudan a prevenirlas.

Los corredores propensos a alguna de las siguientes lesiones o que se estén recuperando de ellas, pueden centrarse en los ejercicios recomendados.

Dolor en la cintilla iliotibial (p. 61)
- Elevación de cadera
- Rotación de cadera
- Sentadilla con una pierna con pelota
- Bajada de escalón
- Extensión de cadera
- Zancada
- Salto al cajón (avanzado)

Dolor patelofemoral (p. 57)
- Elevación de cadera
- Rotación de cadera
- Subida de escalón
- Bajada de escalón
- Sentadilla con una pierna con pelota
- Peso muerto convencional
- Zancada
- Salto al cajón (avanzado)
- Salto a la pata coja

Esguince de tobillo e inestabilidad crónica del tobillo
- Giro hacia fuera del tobillo
- Giro hacia dentro del tobillo
- Flexión de dedo con banda
- Arqueo del pie
- Salto a la pata coja

Tendinopatía aquílea (p. 58)
- Elevación de talones, incluida la variante sentada
- Estiramiento dinámico de los gemelos
- Salto a la pata coja (avanzado)

Tendinopatía isquiotibial
- Puente con pelota
- Extensión de cadera
- Peso muerto convencional
- Peso muerto rumano

Fascitis plantar (p. 60)
- Flexión de dedo
- Arqueo del pie
- Giro hacia dentro del tobillo
- Salto a la pata coja (avanzado)

ARQUEO DEL PIE

Este ejercicio se centra en los músculos intrínsecos
del pie (p. 102), para reforzar su elasticidad natural.
Su práctica habitual mejora el funcionamiento y estabilidad
de pie y tobillo, lo cual puede ser beneficioso para corredores
con inestabilidad crónica del tobillo tras varios esguinces.

INDICACIONES

El objetivo de este ejercicio es el núcleo del pie (p. 22). Durante
la primera fase se eleva en forma abovedada, reduciendo la distancia
entre el talón y la primera articulación del dedo gordo del pie.

Para comenzar se realizan 3-4 series de 10-12 repeticiones.
Luego se puede progresar introduciendo en este orden las siguientes
variantes: realizar el ejercicio de pie; de pie sobre una pierna; en una
sentadilla a dos piernas; luego en una sentadilla sobre una pierna;
manteniendo la primera posición mientras se camina hacia delante,
mientras se sube o se baja de un escalón, y mientras se salta.

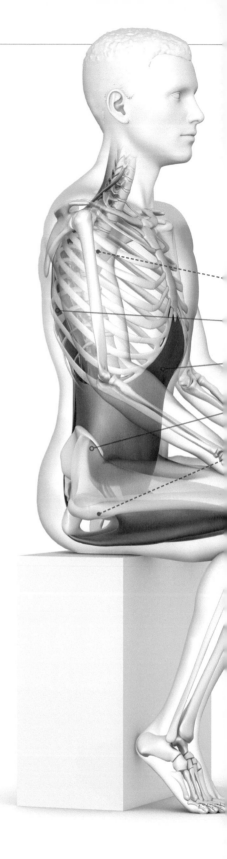

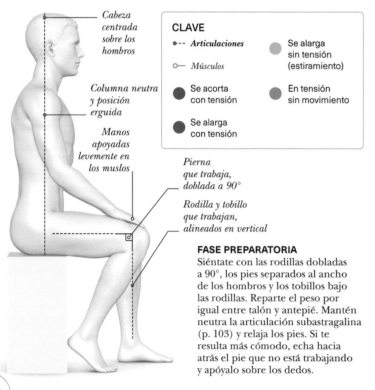

*Cabeza
centrada
sobre los
hombros*

*Columna neutra
y posición
erguida*

*Manos
apoyadas
levemente en
los muslos*

CLAVE

• - - *Articulaciones*

○ - *Músculos*

● Se acorta
con tensión

● Se alarga
con tensión

● Se alarga
sin tensión
(estiramiento)

● En tensión
sin movimiento

*Pierna
que trabaja,
doblada a 90°*

*Rodilla y tobillo
que trabajan,
alineados en vertical*

FASE PREPARATORIA
Siéntate con las rodillas dobladas
a 90°, los pies separados al ancho
de los hombros y los tobillos bajo
las rodillas. Reparte el peso por
igual entre talón y antepié. Mantén
neutra la articulación subastragalina
(p. 103) y relaja los pies. Si te
resulta más cómodo, echa hacia
atrás el pie que no está trabajando
y apóyalo sobre los dedos.

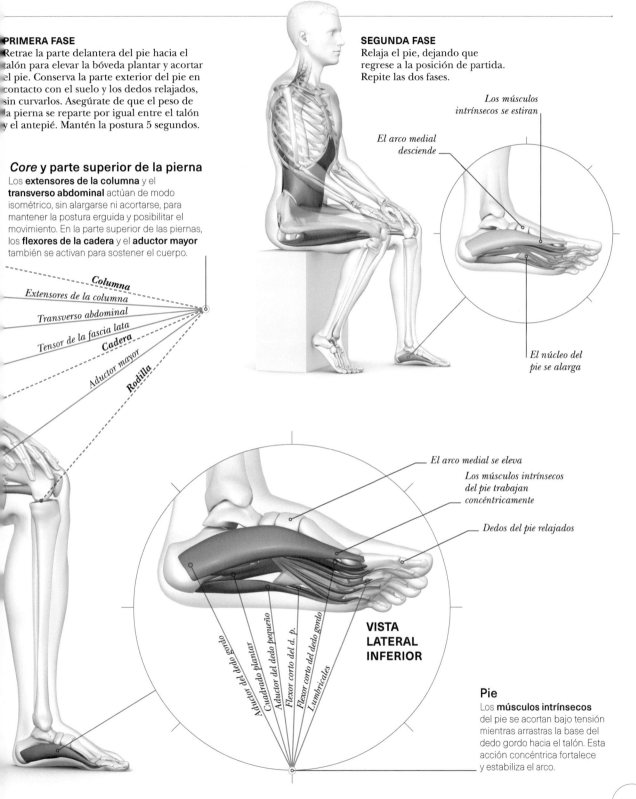

PRIMERA FASE
Retrae la parte delantera del pie hacia el
talón para elevar la bóveda plantar y acortar
el pie. Conserva la parte exterior del pie en
contacto con el suelo y los dedos relajados,
sin curvarlos. Asegúrate de que el peso de
la pierna se reparte por igual entre el talón
y el antepié. Mantén la postura 5 segundos.

Core y parte superior de la pierna

Los **extensores de la columna** y el
transverso abdominal actúan de modo
isométrico, sin alargarse ni acortarse, para
mantener la postura erguida y posibilitar el
movimiento. En la parte superior de las piernas,
los **flexores de la cadera** y el **aductor mayor**
también se activan para sostener el cuerpo.

Columna
Extensores de la columna
Transverso abdominal
Tensor de la fascia lata
Cadera
Aductor mayor
Rodilla

SEGUNDA FASE
Relaja el pie, dejando que
regrese a la posición de partida.
Repite las dos fases.

*Los músculos
intrínsecos se estiran*

*El arco medial
desciende*

*El núcleo del
pie se alarga*

El arco medial se eleva
*Los músculos intrínsecos
del pie trabajan
concéntricamente*

Dedos del pie relajados

Aductor del dedo gordo
Cuadrado plantar
Aductor del dedo pequeño
Flexor corto del d. p.
Flexor corto del dedo gordo
Lumbricales

**VISTA
LATERAL
INFERIOR**

Pie

Los **músculos intrínsecos**
del pie se acortan bajo tensión
mientras arrastras la base del
dedo gordo hacia el talón. Esta
acción concéntrica fortalece
y estabiliza el arco.

» EN DETALLE

El pie es una estructura muy compleja que puede actuar como un resorte y también absorber los impactos durante la carrera (pp. 18-19). Como corredor, vale la pena dedicar tiempo a comprender su anatomía (pp. 22-23) y a fortalecerlo con ejercicios específicos, como el arqueo.

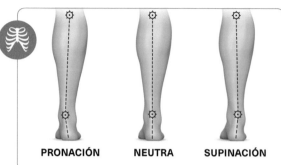

PRONACIÓN   **NEUTRA**   **SUPINACIÓN**

Posición subastragalina neutra

Cuando el pie está a medio camino entre la pronación y la supinación se halla en posición neutra, en referencia a que la articulación subastragalina está centrada. El astrágalo se sitúa de modo equilibrado sobre el calcáneo, permitiendo a la tibia y el peroné descansar encima bien rectos, sin ninguna rotación de la articulación del tobillo en el plano frontal. La rodilla debería, por tanto, estar directamente sobre el tobillo estando sentado. Busca esta postura al comienzo del ejercicio, de modo que empieces con los músculos en una posición intermedia.

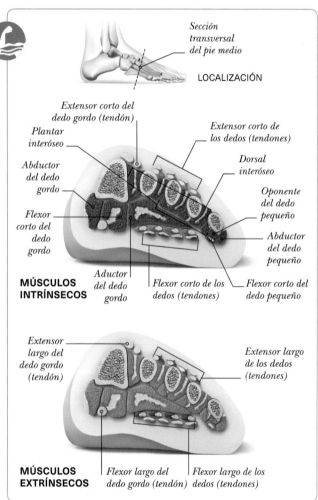

Sección transversal del pie medio

LOCALIZACIÓN

Extensor corto del dedo gordo (tendón)

Plantar interóseo

Abductor del dedo gordo

Flexor corto del dedo gordo

Extensor corto de los dedos (tendones)

Dorsal interóseo

Oponente del dedo pequeño

Abductor del dedo pequeño

MÚSCULOS INTRÍNSECOS

Aductor del dedo gordo

Flexor corto de los dedos (tendones)

Flexor corto del dedo pequeño

Extensor largo del dedo gordo (tendón)

Extensor largo de los dedos (tendones)

MÚSCULOS EXTRÍNSECOS

Flexor largo del dedo gordo (tendón)

Flexor largo de los dedos (tendones)

Músculos intrínsecos y extrínsecos del pie

El arqueo del pie fortalece los músculos intrínsecos y extrínsecos. Los extrínsecos nacen fuera del pie, en concreto en la parte anterior, posterior y lateral de la parte inferior de la pierna. Permiten la inversión, eversión, flexión plantar y dorsiflexión del tobillo. Los músculos intrínsecos se hallan en el propio pie y son responsables básicamente de estabilizar el pie y el arco.

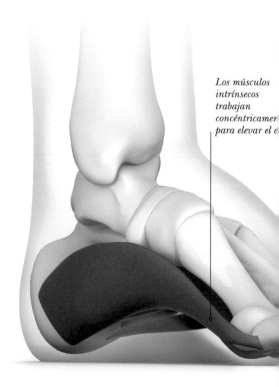

Los músculos intrínsecos trabajan concéntricamen[...] para elevar el [...]

PRIMERA FASE | VISTA ANTEROMEDIAL

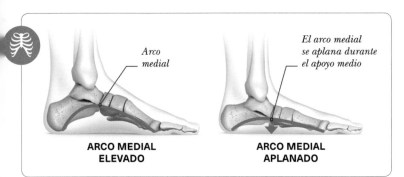

Arco
medial

El arco medial
se aplana durante
el apoyo medio

**ARCO MEDIAL
ELEVADO**

**ARCO MEDIAL
APLANADO**

Arco medial: el amortiguador de impactos

Cuando el arco se aplana en la fase de apoyo medio de la
carrera (p. 67) también lo hace el arco medial longitudinal, que
se alarga. Este movimiento actúa como un mecanismo de
absorción de impactos, mientras la fascia plantar y los
músculos intrínsecos del pie generan tensión para mitigar
este aplanamiento y absorber la energía del peso del cuerpo.
Esa energía se usa después para contribuir a la propulsión
mientras el pie empuja para que el cuerpo se eleve por
encima del suelo. El pie proporciona hasta un 17 % de la
energía necesaria para dar una zancada.

PROGRESIÓN DEL ARQUEO DEL PIE
Arqueo dinámico del pie

Las progresiones para este ejercicio
(p. 100) implican aumentar el peso
sobre el arco, añadir movimiento
e imitar los movimientos en carrera
sobre una sola pierna. Añade peso
en la parte superior del cuerpo
sujetando unas mancuernas,
para aumentar la carga.

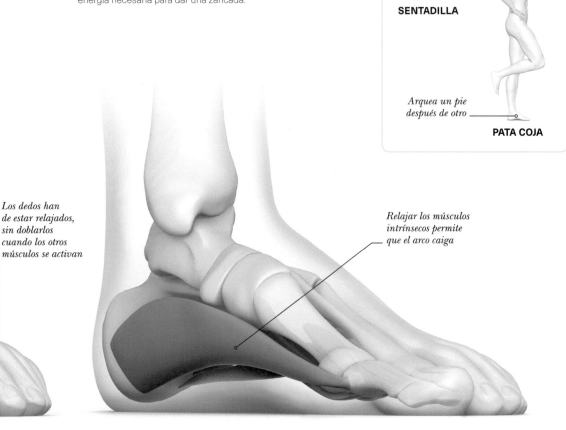

*Agáchate como
si te sentaras
en una silla*

SENTADILLA

*Arquea un pie
después de otro*

PATA COJA

*Los dedos han
de estar relajados,
sin doblarlos
cuando los otros
músculos se activan*

*Relajar los músculos
intrínsecos permite
que el arco caiga*

SEGUNDA FASE | VISTA ANTEROMEDIAL

FLEXIÓN DE DEDO

Los potentes músculos intrínsecos (p. 102) permiten
que el pie alterne rigidez y flexibilidad, proporcionando
una base estable durante el ciclo de la carrera (pp. 66-69).
Este ejercicio fortalece los músculos intrínsecos del pie,
así como los músculos extrínsecos y los tendones que
sostienen los arcos medial y lateral (p. 106).

INDICACIONES

Se necesita una banda elástica para hacer este ejercicio. La planta
de ambos pies se mantiene en el suelo, pero si resulta más cómodo,
se puede doblar hacia atrás el que no trabaja y apoyarlo sobre
los dedos.

Para comenzar hay que hacer 3-4 series de 10-12 repeticiones.
Para progresar, primero se aumenta la resistencia de la banda (p. 99)
y después se practica de pie y finalmente a la pata coja.

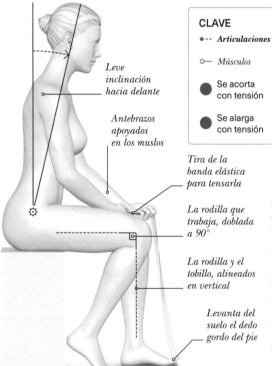

*Leve
inclinación
hacia delante*

*Antebrazos
apoyados
en los muslos*

*Tira de la
banda elástica
para tensarla*

*La rodilla que
trabaja, doblada
a 90°*

*La rodilla y el
tobillo, alineados
en vertical*

*Levanta del
suelo el dedo
gordo del pie*

CLAVE

- **- - -** *Articulaciones*
- ○— *Músculos*
- ● Se acorta con tensión
- ● Se alarga con tensión
- ● Se alarga sin tensión (estiramiento)
- ● En tensión sin movimiento

FASE PREPARATORIA

Siéntate con los pies
separados según el ancho
de los hombros y los
tobillos alineados bajo
las rodillas. Pasa la banda
elástica bajo el dedo
gordo del pie y apoya
los antebrazos sobre los
muslos para mantenerla
tensa y despegar el dedo
del suelo. Concéntrate
en mantener el pie estable
sobre el suelo, con ambos
lados del talón y el antepié
en contacto con él.

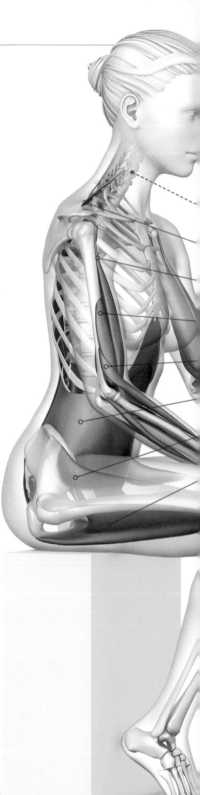

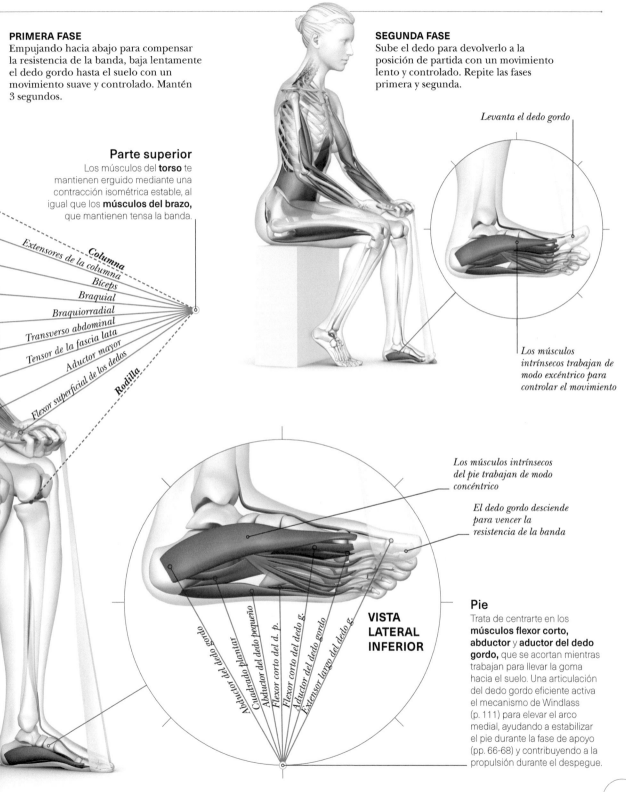

PRIMERA FASE
Empujando hacia abajo para compensar la resistencia de la banda, baja lentamente el dedo gordo hasta el suelo con un movimiento suave y controlado. Mantén 3 segundos.

SEGUNDA FASE
Sube el dedo para devolverlo a la posición de partida con un movimiento lento y controlado. Repite las fases primera y segunda.

Levanta el dedo gordo

Parte superior
Los músculos del **torso** te mantienen erguido mediante una contracción isométrica estable, al igual que los **músculos del brazo,** que mantienen tensa la banda.

Columna
Extensores de la columna
Bíceps
Braquial
Braquiorradial
Transverso abdominal
Tensor de la fascia lata
Aductor mayor
Flexor superficial de los dedos
Rodilla

Los músculos intrínsecos trabajan de modo excéntrico para controlar el movimiento

Los músculos intrínsecos del pie trabajan de modo concéntrico

El dedo gordo desciende para vencer la resistencia de la banda

Abductor del dedo gordo
Cuadrado plantar
Abductor del dedo pequeño
Flexor corto del d. p.
Flexor corto del dedo g.
Aductor del dedo gordo
Extensor largo del dedo g.

VISTA LATERAL INFERIOR

Pie
Trata de centrarte en los **músculos flexor corto, abductor** y **aductor del dedo gordo,** que se acortan mientras trabajan para llevar la goma hacia el suelo. Una articulación del dedo gordo eficiente activa el mecanismo de Windlass (p. 111) para elevar el arco medial, ayudando a estabilizar el pie durante la fase de apoyo (pp. 66-68) y contribuyendo a la propulsión durante el despegue.

» EN DETALLE

Los dedos del pie son estructuras clave. Los músculos que los controlan contribuyen a la capacidad del pie de generar potencia y absorber impactos. Fortalecer los músculos de los dedos con ejercicios como la flexión con banda elástica y sus variantes te aportará una base más estable y potente para correr.

Pérdida de energía

Durante la fase de impulso, la articulación del dedo gordo se dobla, lo cual hace perder energía. El mecanismo de Windlass (p. 111) limita esta flexión resistiéndose al movimiento. Algunos diseños de zapatillas recientes incluyen una placa de fibra de carbono para reducir la flexión del dedo y transferir el esfuerzo al tobillo. Esto permite mejorar los resultados, pero aumenta el estrés en el resto del cuerpo y posiblemente el riesgo de lesión.

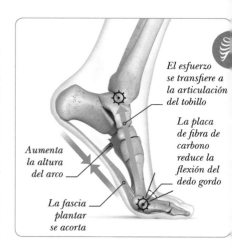

El esfuerzo se transfiere a la articulación del tobillo

La placa de fibra de carbono reduce la flexión del dedo gordo

Aumenta la altura del arco

La fascia plantar se acorta

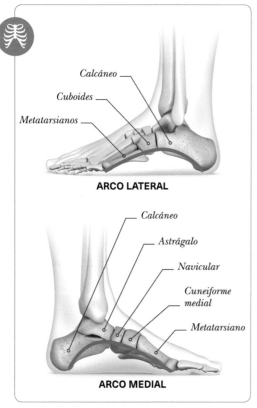

Calcáneo
Cuboides
Metatarsianos

ARCO LATERAL

Calcáneo
Astrágalo
Navicular
Cuneiforme medial
Metatarsiano

ARCO MEDIAL

Reforzar los arcos

Los dos arcos longitudinales del pie están formados por diferentes grupos de huesos y músculos (p. 22). Dependiendo de qué variante del ejercicio se practique (p. siguiente), se fortalece el arco medial (ejercitando el dedo gordo), el lateral (trabajando el dedo pequeño) o ambos (trabajando con cualquiera de los otros).

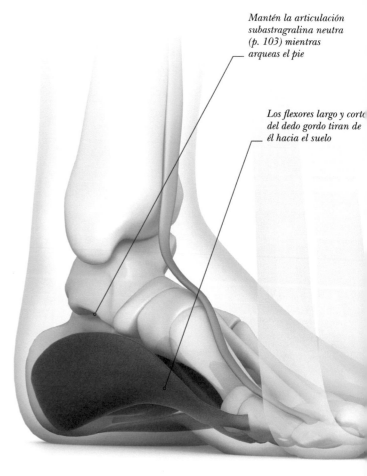

Mantén la articulación subastragralina neutra (p. 103) mientras arqueas el pie

Los flexores largo y corto del dedo gordo tiran de él hacia el suelo

PRIMERA FASE | VISTA ANTEROMEDIAL

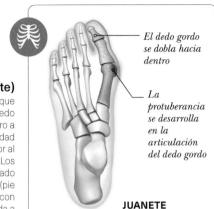

JUANETE

El dedo gordo se dobla hacia dentro

La protuberancia se desarrolla en la articulación del dedo gordo

Hallux valgus (juanete)
Se trata de una protuberancia ósea que aparece en la articulación del dedo gordo, tras doblarse este hacia dentro a causa de la presión. La deformidad aumenta poco a poco y causa dolor al calzar ciertos zapatos o al correr. Los juanetes pueden provocarlos el calzado estrecho o bien la biomecánica (pie abducido). Fortalecer los pies con ejercicios específicos ayuda a prevenirlos y tratarlos.

VARIANTES DE LA FLEXIÓN DE DEDO
Dedos individuales
Repite el ejercicio con el resto de los dedos para fortalecer diferentes músculos intrínsecos del pie. Por ejemplo, con el segundo dedo (ilustración) se activan el flexor corto de los dedos, los lumbricales y el cuadrado plantar. Con el dedo pequeño se trabaja su correspondiente abductor, lo cual fortalece el arco longitudinal lateral.

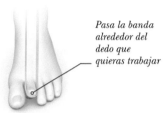

Pasa la banda alrededor del dedo que quieras trabajar

Dedo gordo torcido
Si tu dedo gordo no está bien alineado, sino que se tuerce hacia dentro (por ejemplo si tienes un juanete, arriba izda.), usa un separador entre ese dedo y el segundo. De este modo los músculos del dedo gordo adquieren la longitud ideal para ejercitarlos, lo cual puede mejorar su alineación.

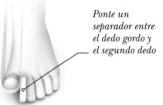

Ponte un separador entre el dedo gordo y el segundo dedo

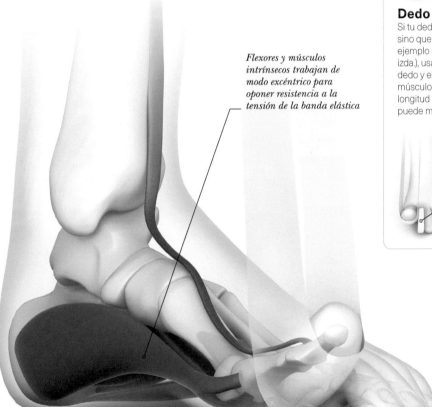

Flexores y músculos intrínsecos trabajan de modo excéntrico para oponer resistencia a la tensión de la banda elástica

SEGUNDA FASE | VISTA ANTEROMEDIAL

ELEVACIÓN DE TALONES

Los flexores plantares y el tendón de Aquiles absorben fuerzas de impacto considerables durante la fase de apoyo de la carrera y a la vez generan intensas fuerzas propulsoras para el despegue (pp. 18-19). Este ejercicio fortalece este grupo muscular.

INDICACIONES

Este ejercicio requiere de un escalón aeróbico bajo (p. 99) o se puede usar el peldaño inferior de una escalera. Mientras se elevan y se bajan los talones, solo deben permanecer en contacto con el escalón los dedos, de la base a la punta. Conviene apoyarse en el respaldo de una silla o en una barandilla. La atención se centra en los gemelos y el tendón de Aquiles.

Para comenzar se hacen 3 series de 10-12 repeticiones. Para avanzar, se trabaja en esta progresión: añadir peso (p. 99) y reducir a 3-4 series de 6-8 repeticiones; practicar a la pata coja; aumentar la velocidad del movimiento.

Precaución

Si tienes antecedentes de dolor en el tendón de Aquiles o bursitis, realiza este ejercicio en el suelo para que los talones no pasen de la posición neutra (planos) y evitar la dorsiflexión de los tobillos.

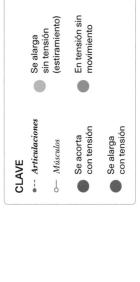

CLAVE

- - - *Articulaciones*
- — *Músculos*
- ● Se acorta con tensión
- ● Se alarga con tensión
- ● Se alarga sin tensión (estiramiento)
- ● En tensión sin movimiento

Semiespinoso de la cabeza
Deltoides
Extensores de la columna
Pectoral mayor
Braquial
Cabeza medial del tríceps
Codo
Dorsal ancho
Transverso abdominal
Braquiorradial
Muñeca
Flexor profundo de los dedos

Tren superior
Usa el **brazo** para agarrarte al pasamanos o el respaldo y evitar preocuparte de mantener el equilibrio durante el ejercicio. El cuerpo debe permanecer estable mientras las pantorrillas hacen este trabajo concéntrico.

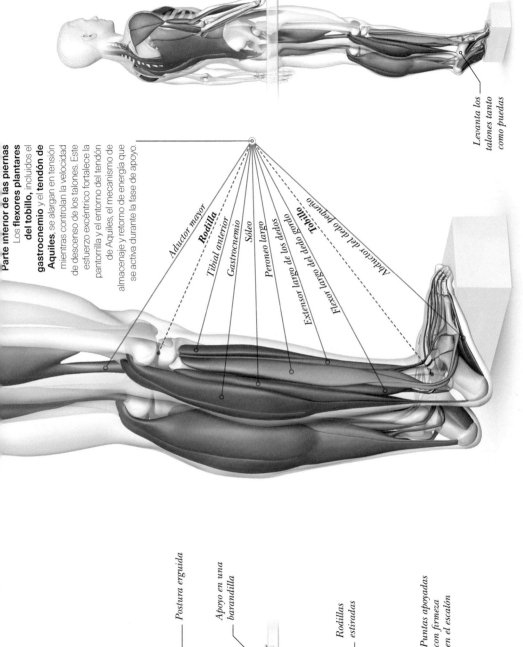

Parte interior de las piernas
Los **flexores plantares del tobillo,** incluidos el **gastrocnemio** y el **tendón de Aquiles,** se alargan en tensión mientras controlan la velocidad de descenso de los talones. Este esfuerzo excéntrico fortalece la pantorrilla y el entorno del tendón de Aquiles, el mecanismo de almacenaje y retorno de energía que se activa durante la fase de apoyo.

Aductor mayor
Rodilla
Tibial anterior
Gastrocnemio
Sóleo
Peroneo largo
Extensor largo de los dedos
Flexor largo del dedo gordo
Tobillo
Abductor del dedo pequeño

Levanta los talones tanto como puedas

SEGUNDA FASE
En cuanto tus talones alcancen su punto más bajo, elévalos de nuevo inmediatamente. Con un movimiento lento y controlado (tómate 3 segundos), devuélvelos a la posición más alta. Mantenla 2 segundos. Repite las dos fases.

PRIMERA FASE
Despacio (tómate 3 segundos), deja caer los talones todo lo lejos que seas capaz en un movimiento suave y controlado.

Postura erguida

Apoyo en una barandilla

Rodillas estiradas

Puntas apoyadas con firmeza en el escalón

FASE PREPARATORIA
Apóyate sobre los metatarsos en el escalón, los pies algo menos separados que el ancho de las caderas. Comprueba que el peso se reparte por igual en las puntas de ambos pies. Mantén los tobillos neutros y los pies paralelos al suelo, luego eleva los tobillos todo lo que puedas.

» EN DETALLE

La elevación de talones y sus variantes activan los gemelos, el tendón de Aquiles y la fascia plantar. Si se va a invertir tiempo en fortalecer una parte del cuerpo, que sea este grupo de músculos, pues aporta más o menos la mitad del esfuerzo requerido en cada zancada. Hay variantes de este ejercicio que trabajan el músculo sóleo y la fascia plantar.

VARIANTE DE ELEVACIÓN DE TALONES
Elevación de talones sentado

Esta versión trabaja el músculo sóleo, que al correr soporta cargas de hasta ocho veces el peso corporal. Coloca los antepiés en el escalón, dobla las rodillas a 90° y ponte un cojín en el regazo y una haltera con pesas encima. Ahora, eleva y baja los talones como en el ejercicio base, finalizando el descenso al tocar el suelo o dejarlos caer todo lo posible. Haz 3 series de 10-12 repeticiones. Para progresar, añade peso (p. 99) y reduce las series a 3-4 de 6-8 repeticiones.

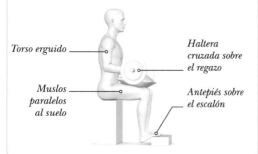

Torso erguido

Haltera cruzada sobre el regazo

Muslos paralelos al suelo

Antepiés sobre el escalón

Perfil del arco
Intenta mantener recta la articulación subastragalina (p. 103) y activo el arco medial longitudinal (p. 106) mientras subes y bajas los talones. Esto activa los músculos intrínsecos y extrínsecos del pie (p. 102). No permitas que el tobillo se tuerza hacia adentro ni que el arco se hunda.

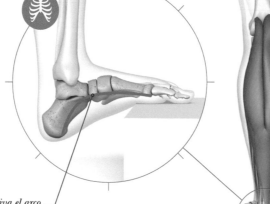

Activa el arco medial mientras subes y bajas los tobillos

**PRIMERA FASE
VISTA POSTERIOR**

Postura erguida mirada al frente y caderas y rodillas rectas

Los músculos flexores plantares trabajan de modo excéntrico para bajar los talones

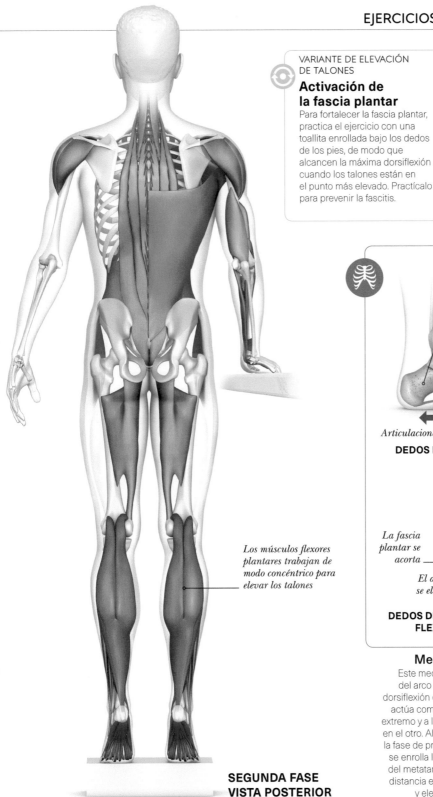

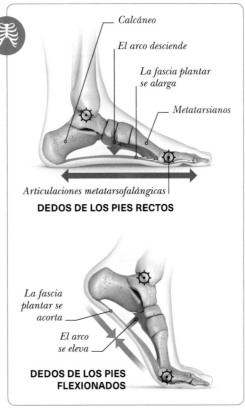

VARIANTE DE ELEVACIÓN DE TALONES

Activación de la fascia plantar

Para fortalecer la fascia plantar, practica el ejercicio con una toallita enrollada bajo los dedos de los pies, de modo que alcancen la máxima dorsiflexión cuando los talones están en el punto más elevado. Practícalo para prevenir la fascitis.

Ponte una toalla enrollada bajo los dedos

Calcáneo

El arco desciende

La fascia plantar se alarga

Metatarsianos

Articulaciones metatarsofalángicas

DEDOS DE LOS PIES RECTOS

La fascia plantar se acorta

El arco se eleva

DEDOS DE LOS PIES FLEXIONADOS

Los músculos flexores plantares trabajan de modo concéntrico para elevar los talones

SEGUNDA FASE VISTA POSTERIOR

Mecanismo de Windlass

Este mecanismo describe el acortamiento del arco longitudinal como resultado de la dorsiflexión de los dedos del pie. La fascia plantar actúa como un cable unido al calcáneo en un extremo y a las articulaciones metatarsofalángicas en el otro. Al flexionarse los dedos del pie durante la fase de propulsión del ciclo de la carrera (p. 68) se enrolla la fascia plantar en torno a la cabeza del metatarso. Y al enrollarse, la fascia acorta la distancia entre el calcáneo y los metatarsianos y eleva el arco medial longitudinal.

GIRO EXTERNO DEL TOBILLO

Este ejercicio fortalece los estabilizadores laterales de la parte baja de la pierna, los eversores del tobillo. Durante la fase principal, mientras el tobillo se invierte, se activan los eversores para oponerse a la tensión de la banda elástica y resistirse al giro del tobillo hacia dentro.

INDICACIONES

En este ejercicio se emplea una banda elástica, que se ata a la altura del tobillo para luego colocar la silla de modo que la banda llegue lateralmente al pie que va a trabajar. Debe estar bastante tensa para trabajar los eversores del tobillo en la primera fase. Durante el ejercicio se ha de aislar el movimiento al tobillo e impedir que la pierna se tuerza hacia dentro o hacia fuera.

Para comenzar se hacen 3 series de 15-20 repeticiones con cada tobillo con una banda de baja resistencia. Para progresar, se aumenta la resistencia (p. 99) y se reducen las series a 3-4 de 6-8 repeticiones.

Core
Activa el **transverso abdominal** para mantener la columna neutra y estable. Los **músculos iliopsoas** y **aductor** estabilizan la cadera para ofrecer un anclaje firme a la musculatura de la parte inferior de la pierna.

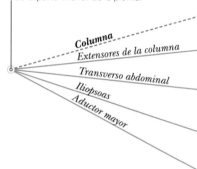

Columna
Extensores de la columna
Transverso abdominal
Iliopsoas
Aductor mayor

FASE PREPARATORIA
Siéntate con las rodillas dobladas a 90° y adelanta un poco el pie que va a trabajar: debe quedar apoyado sobre la parte posterior del talón. Enrolla la banda elástica en ese pie. Relaja el tobillo de modo que el antepié descienda levemente a flexión plantar. Ahora, tuerce despacito el tobillo hasta una eversión completa del pie, manteniendo la ligera flexión plantar y la rodilla recta.

Parte superior del cuerpo erguida y relajada

Manos apoyadas en los muslos

Rodillas separadas al ancho de las caderas

El tobillo y la rodilla de la pierna que no trabaja, alineados en vertical

Tobillo relajado

La banda se enrolla en la parte anterior del pie

Parte inferior de la pierna
Los **peroneos largo** y **corto** trabajan de modo excéntrico, alargándose mientras ralentizan la inversión del pie. Los potentes **eversores del tobillo** estabilizan el lateral de esta articulación, lo cual ayuda a evitar esguinces por inversión –los más comunes– y a recuperarse de ellos.

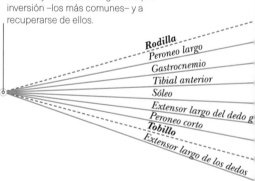

Rodilla
Peroneo largo
Gastrocnemio
Tibial anterior
Sóleo
Extensor largo del dedo g
Peroneo corto
Tobillo
Extensor largo de los dedos

PRIMERA FASE
Con lentitud (más de 3 segundos), gira el tobillo para llevar el pie a inversión total. Hazlo con un movimiento de barrido controlado, manteniendo el pie cerca del suelo.

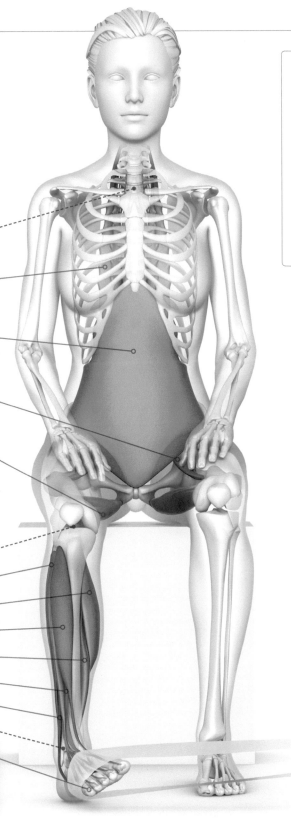

CLAVE

•-- *Articulaciones*

○— *Músculos*

● Se acorta
con tensión

● Se alarga
con tensión

● Se alarga
sin tensión
(estiramiento)

● En tensión
sin movimiento

*Mantén la rodilla
inmóvil mientras
gira el tobillo*

Gira el tobillo

*Desplaza el pie en
un movimiento
de barrido*

SEGUNDA FASE
Tómate 2 segundos para devolver
el pie a eversión con un suave
movimiento de barrido. Repite
las fases primera y segunda.

GIRO INTERNO DEL TOBILLO

Este ejercicio fortalece los estabilizadores mediales de la parte inferior de la pierna, los inversores del tobillo. En la fase principal, mientras el tobillo se evierte, los inversores se activan para oponerse a la banda elástica y resistirse al giro del tobillo hacia fuera.

INDICACIONES

En este ejercicio se emplea una banda elástica, que se ata a la altura del tobillo para luego colocar la silla de modo que la banda llegue lateralmente al pie que va a trabajar. Al igual que en el giro externo (pp. 112-113), el movimiento se ciñe a la articulación del tobillo; la rodilla permanece inmóvil.

Para empezar se hacen 3 series de 15-20 repeticiones con una banda de baja resistencia. Para progresar, se aumenta la resistencia (p. 99) y se reducen las series a 3-4 de 6-8 repeticiones. Luego se pasa a las progresiones indicadas en la p. 116.

Core
Activa el **transverso abdominal** para mantener la columna neutra y estable. Los **músculos iliopsoas** y **aductor** estabilizan la cadera para ofrecer un anclaje firme a la musculatura de la parte inferior de la pierna.

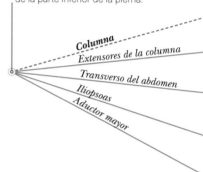

Columna
Extensores de la columna
Transverso del abdomen
Iliopsoas
Aductor mayor

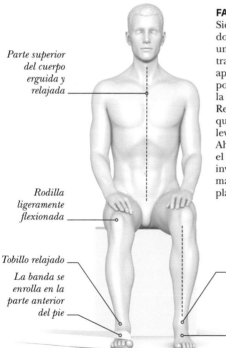

Parte superior del cuerpo erguida y relajada

Rodilla ligeramente flexionada

Tobillo relajado

La banda se enrolla en la parte anterior del pie

FASE PREPARATORIA
Siéntate con las rodillas dobladas a 90° y adelanta un poco el pie que va a trabajar: debe quedar apoyado sobre la parte posterior del talón. Enrolla la banda elástica en ese pie. Relaja el tobillo de modo que el antepié descienda levemente a flexión plantar. Ahora, tuerce con lentitud el tobillo hasta una inversión completa del pie, manteniendo la leve flexión plantar y sin girar la rodilla.

El tobillo y la rodilla de la pierna que no trabaja, alineados en vertical

Pies separados al ancho de las caderas

Parte inferior de la pierna
El **tibial posterior** trabaja de modo excéntrico, alargándose mientras controla la eversión del pie. Este músculo es importante para controlar la pronación y ayuda a estabilizar el arco durante la pronación en la fase de apoyo de la carrera (pp. 66-68).

Rodilla
Peroneo largo
Gastrocnemio
Tibial anterior
Sóleo
Extensor largo de los
Peroneo corto
Tobillo
Extensor largo del dedo

PRIMERA FASE
Con lentitud (más de 3 segundos), gira el tobillo para llevar el pie a eversión total. Hazlo con un movimiento de barrido controlado, manteniendo el pie cerca del suelo.

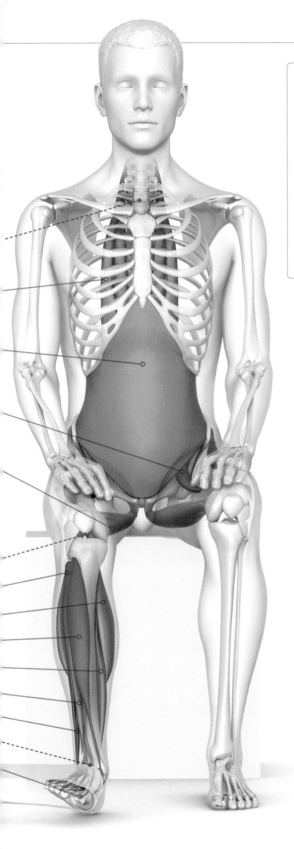

CLAVE

●--- *Articulaciones*

○— *Músculos*

● Se acorta
con tensión

● Se alarga
con tensión

● Se alarga
sin tensión
(estiramiento)

● En tensión
sin movimiento

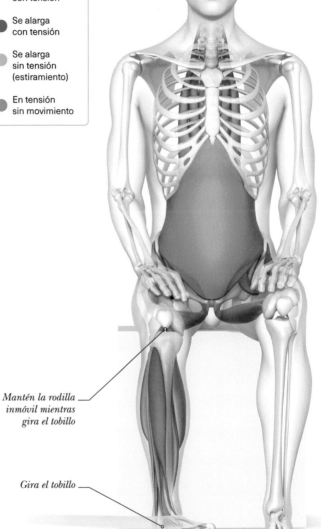

*Mantén la rodilla
inmóvil mientras
gira el tobillo*

Gira el tobillo

*Desplaza el pie en
un movimiento
de barrido*

SEGUNDA FASE
Tómate 2 segundos para devolver el pie
a inversión con un suave movimiento
de barrido. Repite las fases primera
y segunda.

» EN DETALLE

Los músculos de las zonas medial y lateral de la parte inferior de la pierna estabilizan la articulación del tobillo cuando se corre por terreno irregular. También sujetan el arco desde arriba, en especial en la fase de primera carga (pp. 66-68). Practicando estos dos giros de tobillo se desarrolla fuerza y estabilidad en las extremidades inferiores.

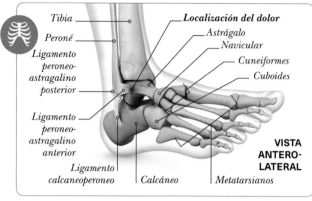

Tibia
Peroné
Ligamento peroneo-astragalino posterior
Ligamento peroneo-astragalino anterior
Ligamento calcaneoperoneo

Localización del dolor
Astrágalo
Navicular
Cuneiformes
Cuboides

Calcáneo
Metatarsianos

VISTA ANTERO-LATERAL

Relaja el tibial anterior y permite que el tobillo permanezca en una ligera flexión plantar

Los peroneos largo y corto se activan concéntricamente para evertir el tobillo

Inestabilidad crónica del tobillo

Una de cada cinco personas con esguinces agudos de tobillo suele terminar desarrollando inestabilidad crónica en esta articulación. Tras un esguince agudo es típico sufrir déficits de equilibrio, fuerza y tiempo de reacción. Eso puede derivar en esguinces recurrentes si la lesión no se rehabilita bien. Algunos corredores también sienten un pinzamiento doloroso en la parte anterior del tobillo. El entrenamiento de fuerza centrado en los inversores y eversores del tobillo puede ayudar a evitar esta lesión recurrente o recuperarse de ella.

Músculos eversores del tobillo

Los eversores del tobillo ayudan a estabilizar su parte lateral y a evitar esguinces, que suelen hacerse por inversión. Esto es importante cuando se corre por terrenos irregulares, como caminos y suelos peraltados (p. 51).

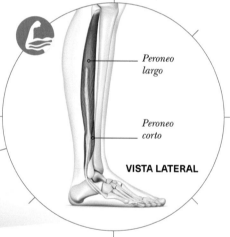

Peroneo largo
Peroneo corto

VISTA LATERAL

GIRO EXTERNO DEL TOBILLO | PRIMERA FASE | VISTA ANTEROLATERAL

VARIANTE DEL GIRO EXTERNO DEL TOBILLO
Eversión excéntrica en escalón

Ponte en el borde de un escalón aeróbico con la parte medial del pie en el aire y levanta el otro pie; puedes apoyarte en una barandilla. Poco a poco (más de 3 segundos), rueda sobre la parte lateral del pie, de modo que la medial quede más alta. Mantén la postura 2 segundos y, despacio (más de 3 segundos), evierte el tobillo de modo que baje la parte medial. Elévala de nuevo para completar 1 repetición. Haz 3 series de 10-12 repeticiones con cada pierna. Para progresar, sostén una mancuerna con la mano contraria y reduce a 3-4 series de 6-8 repeticiones.

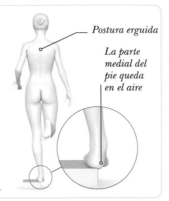

Postura erguida

La parte medial del pie queda en el aire

No permitas que el tibial anterior ponga tu pie en dorsiflexión; mantén el tobillo en leve flexión plantar

El tibial posterior debe ser el principal motor en este ejercicio

Inestabilidad crónica del tobillo

Una de cada cinco personas con esguinces agudos de tobillo suele terminar desarrollando inestabilidad crónica en esta articulación. Tras un esguince agudo es típico sufrir déficits de equilibrio, fuerza y tiempo de reacción. Eso puede derivar en esguinces recurrentes si la lesión no se rehabilita bien. Algunos corredores también sienten un pinzamiento doloroso en la parte anterior del tobillo. El entrenamiento de fuerza centrado en los inversores y eversores del tobillo puede ayudar a evitar esta lesión recurrente o recuperarse de ella.

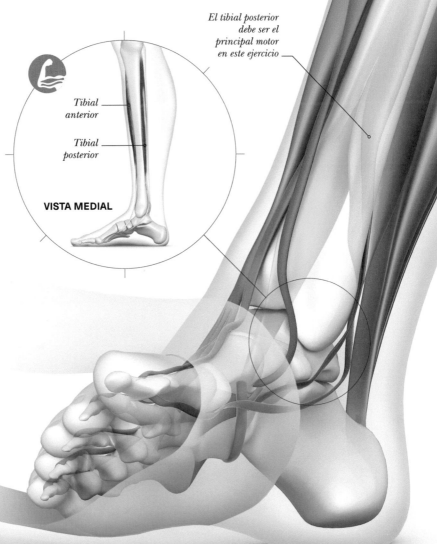

Tibial anterior

Tibial posterior

VISTA MEDIAL

GIRO INTERNO DEL TOBILLO | PRIMERA FASE | VISTA ANTEROMEDIAL

ELEVACIÓN DE CADERA

Este ejercicio fortalece los abductores de la cadera, que desempeñan un papel importante para mantener la estabilidad de la pelvis durante la carrera. La debilidad de los abductores de cadera redunda en lesiones como el dolor de la cintilla iliotibial (p. 61) y el dolor patelofemoral (p. 57).

INDICACIONES

En este caso el objetivo son los glúteos. Durante el ejercicio se emplea el glúteo de la pierna de apoyo para elevar y bajar la cadera contraria; no hay que tirar de los músculos abdominales del lado que queda en el aire para bajar la pelvis.

Para comenzar se hacen 3 series de 10-12 repeticiones con cada lado. Una vez que el ejercicio se hace con soltura, se añade peso (por ejemplo, sujetando una pesa con la mano del lado sin apoyo) y se reduce a 3-4 series de 6-8 repeticiones.

Tren superior y cadera

Los **abductores de la cadera,** sobre todo el **glúteo medio,** controlan la caída contralateral de la pelvis (p. 73). Tener estos músculos fuertes ayuda en la fase de primera carga del ciclo de la carrera (p. 66), cuando la fuerza de reacción del suelo produce un torque (p. 49) alrededor de la cadera que causa la caída pélvica. El control excéntrico de los abductores de la cadera determina la magnitud de la caída. Los **extensores de la columna** en la parte baja de la espalda también ayudan a controlarla.

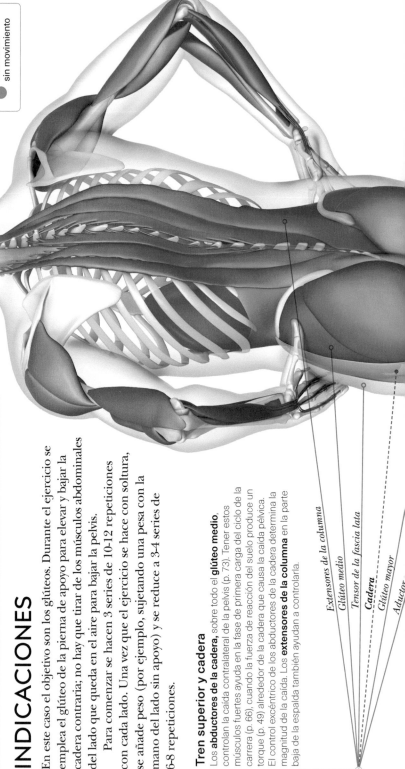

Extensores de la columna
Glúteo medio
Tensor de la fascia lata
Cadera
Glúteo mayor
Aductor

CLAVE

- - - *Articulaciones*

○— *Músculos*

● Se acorta con tensión

● Se alarga con tensión

● Se alarga sin tensión (estiramiento)

● En tensión sin movimiento

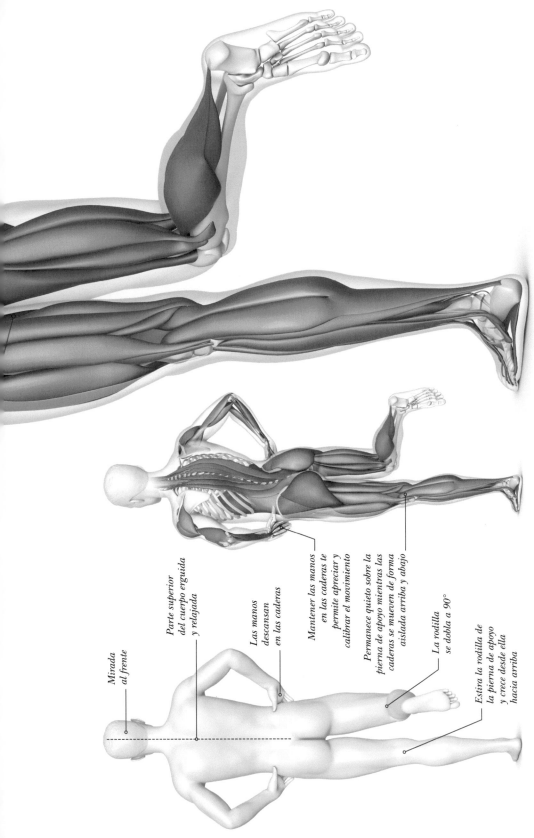

FASE PREPARATORIA

Erguido, con las manos en las caderas y las rodillas alineadas, dobla una rodilla a 90° y eleva el talón hasta que la espinilla quede paralela al suelo. Relaja el pie. Asegúrate de que tienes las caderas niveladas y el peso bien repartido por la planta del pie apoyado.

Mirada al frente

Parte superior del cuerpo erguida y relajada

Las manos descansan en las caderas

Mantener las manos en las caderas te permite apreciar y calibrar el movimiento

Permanece quieto sobre la pierna de apoyo mientras las caderas se mueven de forma aislada arriba y abajo

La rodilla se dobla a 90°

Estira la rodilla de la pierna de apoyo y crece desde ella hacia arriba

PRIMERA FASE

Lentamente (más de 3 segundos), eleva la cadera del lado sin apoyo, de modo que la pelvis quede más baja en el lado de la pierna apoyada. Mantén 2 segundos.

SEGUNDA FASE

Lentamente (más de 3 segundos), baja la cadera elevada todo lo que puedas para que ahora la más alta sea la de la pierna de apoyo. Repite las fases primera y segunda.

BAJADA DE ESCALÓN

Los cuádriceps y los abductores de la cadera son uno de los principales grupos musculares usados para correr. Tienen, entre otras, la importante función de ayudar a controlar la alineación de las rodillas. Entrenar estos músculos aumenta la fuerza y el control y reduce el riesgo de lesiones.

INDICACIONES

Este ejercicio requiere un escalón aeróbico de 10-15 cm de altura. La pierna que trabaja no es la que desciende, sino la de apoyo, que debe estar completamente plantada en el escalón, sin que sobresalgan los dedos del borde. Al doblar y estirar la rodilla hay que concentrarse en el cuádriceps y los glúteos de la pierna de apoyo, y prestar atención asimismo a la posición de la rodilla, que no debería bascular lateralmente. Es importante en este ejercicio mantener la rodilla en el plano frontal (p. 10). No se debe transferir el peso a la pierna que baja cuando esta toca el suelo: tan solo lo toca con el talón antes de subir de nuevo.

Para empezar se hacen 3 series de 10-12 repeticiones con cada pierna. Para avanzar, se añade peso (p. 99) y se reduce a 3-4 series de 6-8 repeticiones. Luego se pasa al salto a la pata coja (pp. 154-155) y al salto al cajón (pp. 150-151).

❗ Precaución

Si durante el ejercicio sientes dolor en la rodilla anterior, consulta a un fisioterapeuta para asegurarte de no agravar la dolencia (p. 98).

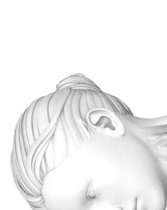

Cadera y muslo

Mientras controlas el descenso de tu centro de masas, los **cuádriceps, músculos del glúteo e isquiotibiales proximales** trabajan excéntricamente, reproduciendo la tensión que experimentan durante la fase de carga de la carrera (p. 66). Asegúrate de que la rodilla no se mueve en el plano medial al doblarla y solo se desplaza en el plano sagital.

Glúteo medio

Tensor de la fascia lata

Glúteo mayor

Cadera

Recto femoral

Vasto lateral

...oral (cabeza larga)

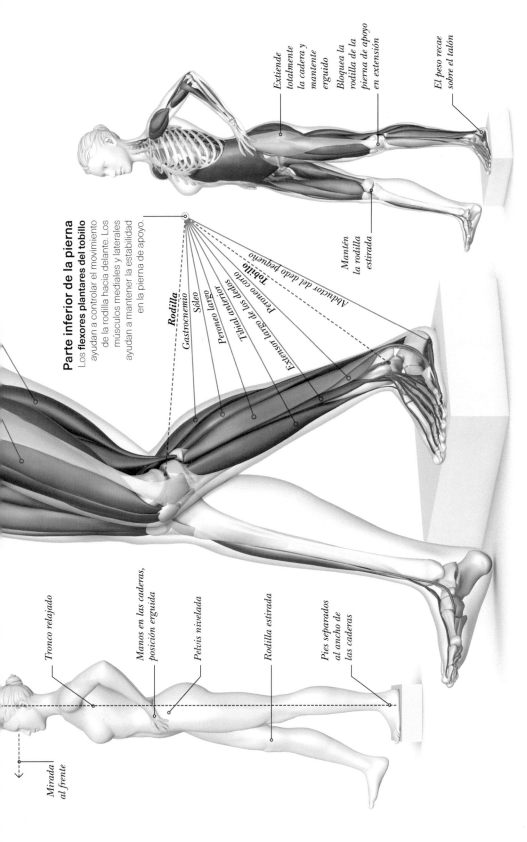

Parte inferior de la pierna

Los **flexores plantares del tobillo** ayudan a controlar el movimiento de la rodilla hacia delante. Los músculos mediales y laterales ayudan a mantener la estabilidad en la pierna de apoyo.

Extiende totalmente la cadera y mantente erguido

Bloquea la rodilla de la pierna de apoyo en extensión

El peso recae sobre el talón

Rodilla

Gastrocnemio

Sóleo

Peroneo largo

Tibial anterior

Peroneo corto

Extensor largo de los dedos

Tobillo

Abductor del dedo pequeño

Mantén la rodilla estirada

Tronco relajado

Manos en las caderas, posición erguida

Pelvis nivelada

Rodilla estirada

Pies separados al ancho de las caderas

Mirada al frente

FASE PREPARATORIA
Erguido sobre el escalón, con las manos en las caderas, traslada el peso a la pierna de apoyo. Estira la otra pierna hacia delante como si fueras a bajar del escalón. Mantén las caderas niveladas.

PRIMERA FASE
Lentamente (3 segundos), dobla la rodilla de la pierna de apoyo para que el pie que baja toque levemente el suelo con el talón. Mantén el peso en el talón del pie de apoyo durante todo el movimiento, y las caderas en línea.

SEGUNDA FASE
Lentamente (3 segundos), estira la pierna de apoyo para volver a la posición inicial. Mantén la postura 2 segundos y repite las fases primera y segunda.

121

SUBIDA DE ESCALÓN

Este ejercicio es una forma excelente de reforzar cuádriceps y glúteos, músculos que desempeñan un papel importante durante la fase de propulsión de la carrera.

INDICACIONES

Este ejercicio requiere un escalón aeróbico de al menos 30 cm de alto. La pierna que trabaja es la que se queda en el escalón. Toda la planta debe estar apoyada y los dedos no pueden sobresalir por el borde. El ejercicio implica un movimiento coordinado de brazos y piernas. Los brazos adoptan una posición similar a la de carrera; al cambiar el peso a la pierna que trabaja, se eleva el brazo contrario a la pierna levantada.

Para empezar se hacen 3 series de 10-12 repeticiones con cada lado. Para progresar, se añade peso (p. 99) y se reduce a 3-4 series de 6-8 repeticiones.

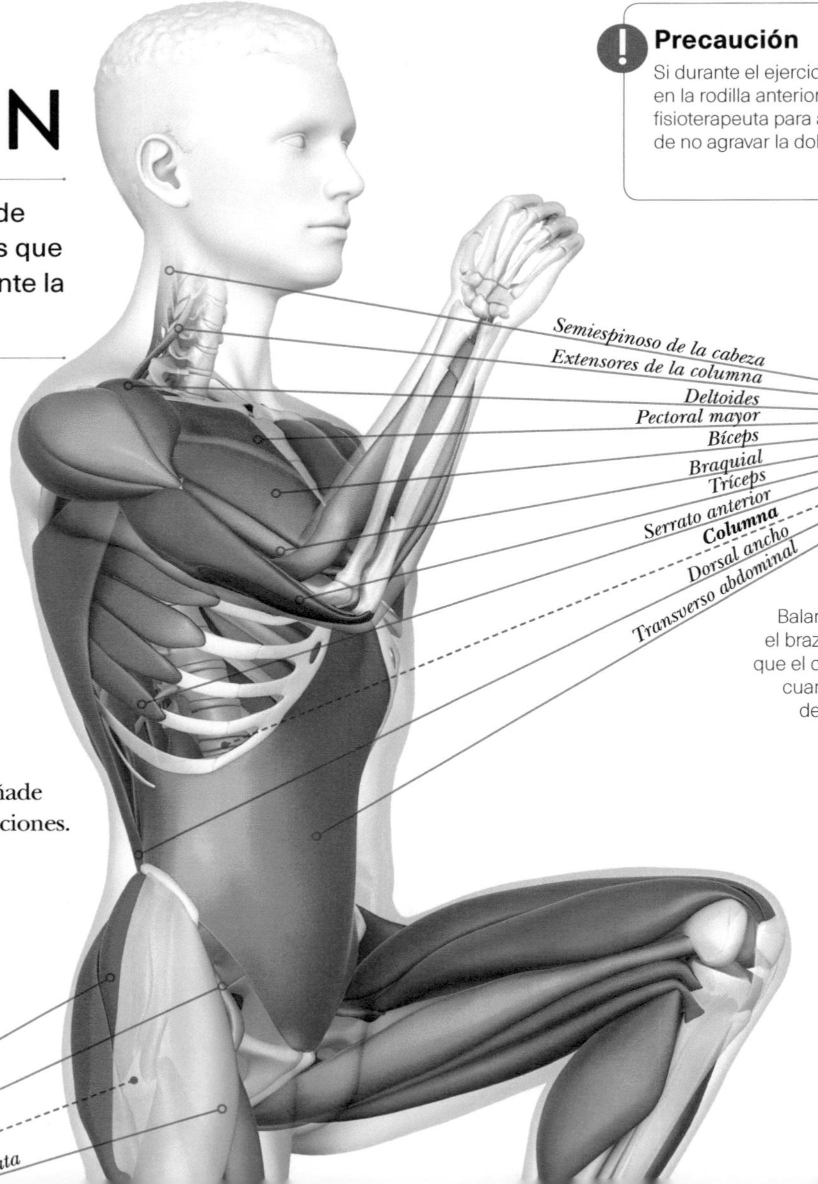

Cadera y pierna

Al subir al escalón, céntrate en **glúteos** y **cuádriceps.** Su trabajo concéntrico es similar al que realizan en la fase de propulsión del ciclo de carrera (p. 68). El refuerzo de la función concéntrica de los **glúteos, isquiotibiales proximales** y **cuádriceps** al estirar por completo la cadera y la rodilla mejora la capacidad de producir una fuerza de propulsión explosiva para el despegue.

Glúteo medio
Iliopsoas
Cadera
fascia lata

Precaución

Si durante el ejercicio sientes dolor en la rodilla anterior, consulta a un fisioterapeuta para asegurarte de no agravar la dolencia (p. 98).

Semiespinoso de la cabeza
Extensores de la columna
Deltoides
Pectoral mayor
Bíceps
Braquial
Tríceps
Serrato anterior
Columna
Dorsal ancho
Transverso abdominal

Tren superior

Balancea los brazos, elevando el brazo contrario para ayudar a que el cuerpo se eleve, igual que cuando corres. Los músculos del **core** y de la **espalda** se activan para contribuir al movimiento ascendente.

CLAVE

--- *Articulaciones*
○ *Músculos*

● Se acorta con tensión
● Se alarga con tensión
● Se alarga sin tensión (estiramiento)
● En tensión

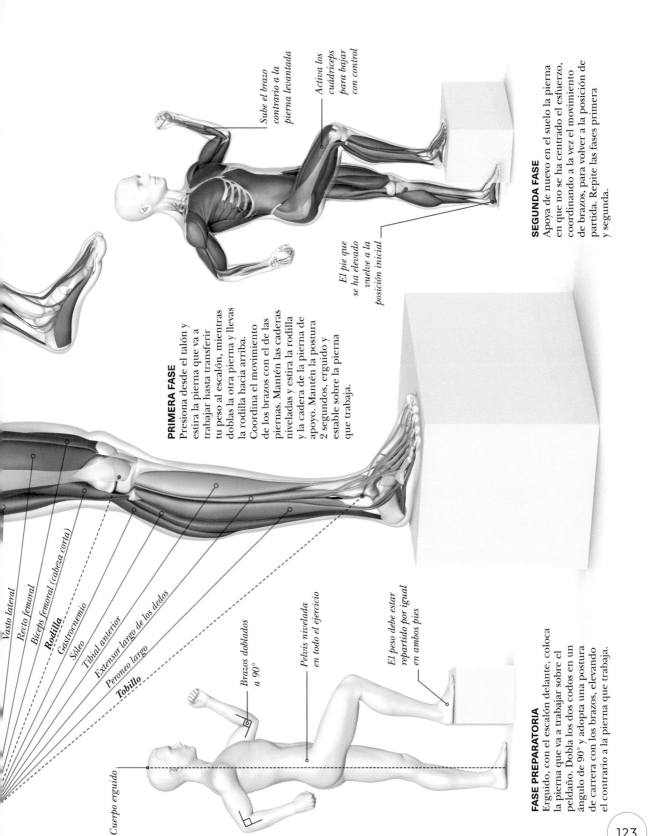

Sube el brazo
contrario a la
pierna levantada

Activa los
cuádriceps
para bajar
con control

SEGUNDA FASE

Apoya de nuevo en el suelo la pierna
en que no se ha centrado el esfuerzo,
coordinando a la vez el movimiento
de brazos, para volver a la posición de
partida. Repite las fases primera
y segunda.

El pie que
se ha elevado
vuelve a la
posición inicial

PRIMERA FASE

Presiona desde el talón y
estira la pierna que va a
trabajar hasta transferir
tu peso al escalón, mientras
doblas la otra pierna y llevas
la rodilla hacia arriba.
Coordina el movimiento
de los brazos con el de las
piernas. Mantén las caderas
niveladas y estira la rodilla
y la cadera de la pierna de
apoyo. Mantén la postura
2 segundos, erguido y
estable sobre la pierna
que trabaja.

Vasto lateral

Recto femoral

Bíceps femoral (cabeza corta)

Rodilla

Gastrocnemio

Sóleo

Tibial anterior

Extensor largo de los dedos

Peroneo largo

Tobillo

Cuerpo erguido

Brazos doblados
a 90°

Pelvis nivelada
en todo el ejercicio

El peso debe estar
repartido por igual
en ambos pies

FASE PREPARATORIA

Erguido, con el escalón delante, coloca
la pierna que va a trabajar sobre el
peldaño. Dobla los dos codos en un
ángulo de 90° y adopta una postura
de carrera con los brazos, elevando
el contrario a la pierna que trabaja.

» EN DETALLE

Los movimientos realizados en estos ejercicios son los mismos que los de las fases de primera carga (bajada de escalón) y de final de apoyo (subida de escalón). Aprender a controlar estos movimientos y ganar fuerza para realizarlos mejora la eficiencia del corredor.

VARIANTE DE BAJADA DE ESCALÓN
Sentadilla con una pierna

Refuerza los glúteos, cuádriceps y abductores de la cadera. Erguido, con las manos en las caderas, eleva un pie y dobla la rodilla a 90º, manteniéndola alineada con la de la pierna de apoyo. Despacio (más de 3 segundos), dobla la rodilla de la pierna de apoyo para descender, y luego estírala despacio (más de 2 segundos) para volver a la posición inicial. Haz 3 series de 10-12 repeticiones. Para progresar, añade peso (p. 99) y reduce a 3-4 series de 6-8 repeticiones. Si te duele la rodilla anterior, consulta a un fisioterapeuta (p. 98).

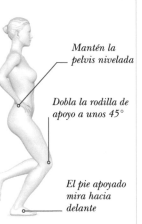

Mantén la pelvis nivelada

Dobla la rodilla de apoyo a unos 45°

El pie apoyado mira hacia delante

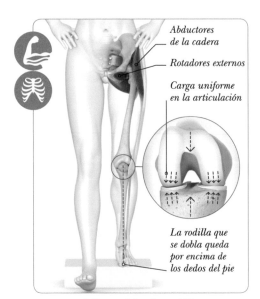

Abductores de la cadera

Rotadores externos

Carga uniforme en la articulación

La rodilla que se dobla queda por encima de los dedos del pie

Alineación de rodilla

Al realizar la bajada de escalón, es importante mantener alineada la rodilla de apoyo: debe moverse sobre todo en el plano sagital (p. 10) al bajar y subir. Para evitar el valgo de rodilla (p. 73), la caída hacia el eje central, activa los abductores de la cadera y los rotadores externos.

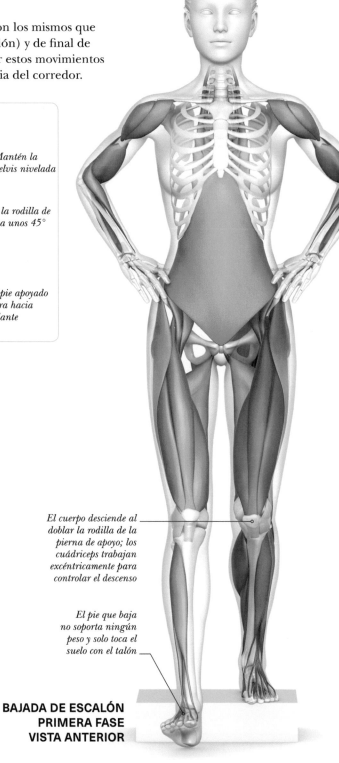

El cuerpo desciende al doblar la rodilla de la pierna de apoyo; los cuádriceps trabajan excéntricamente para controlar el descenso

El pie que baja no soporta ningún peso y solo toca el suelo con el talón

BAJADA DE ESCALÓN PRIMERA FASE VISTA ANTERIOR

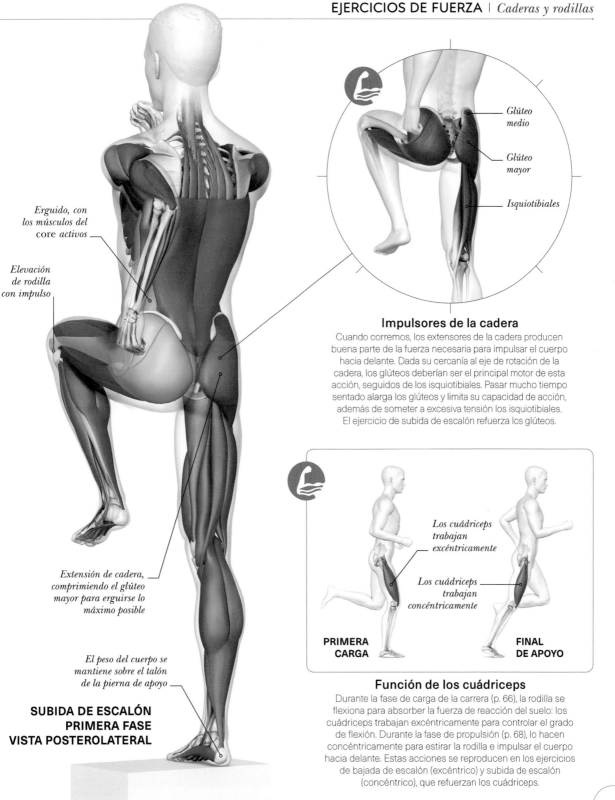

*Erguido, con
los músculos del
core activos*

*Elevación
de rodilla
con impulso*

*Extensión de cadera,
comprimiendo el glúteo
mayor para erguirse lo
máximo posible*

*El peso del cuerpo se
mantiene sobre el talón
de la pierna de apoyo*

**SUBIDA DE ESCALÓN
PRIMERA FASE
VISTA POSTEROLATERAL**

*Glúteo
medio*

*Glúteo
mayor*

Isquiotibiales

Impulsores de la cadera

Cuando corremos, los extensores de la cadera producen
buena parte de la fuerza necesaria para impulsar el cuerpo
hacia delante. Dada su cercanía al eje de rotación de la
cadera, los glúteos deberían ser el principal motor de esta
acción, seguidos de los isquiotibiales. Pasar mucho tiempo
sentado alarga los glúteos y limita su capacidad de acción,
además de someter a excesiva tensión los isquiotibiales.
El ejercicio de subida de escalón refuerza los glúteos.

*Los cuádriceps
trabajan
excéntricamente*

*Los cuádriceps
trabajan
concéntricamente*

**PRIMERA
CARGA**

**FINAL
DE APOYO**

Función de los cuádriceps

Durante la fase de carga de la carrera (p. 66), la rodilla se
flexiona para absorber la fuerza de reacción del suelo: los
cuádriceps trabajan excéntricamente para controlar el grado
de flexión. Durante la fase de propulsión (p. 68), lo hacen
concéntricamente para estirar la rodilla e impulsar el cuerpo
hacia delante. Estas acciones se reproducen en los ejercicios
de bajada de escalón (excéntrico) y subida de escalón
(concéntrico), que refuerzan los cuádriceps.

ROTACIÓN DE CADERA

Realizar este ejercicio regularmente fortalece los abductores de la cadera y los rotadores externos. Estos músculos dan estabilidad a la cadera al correr, lo que ayuda a evitar lesiones y mejora la postura.

INDICACIONES

En este ejercicio se rota el torso usando los músculos de la cadera de la pierna de apoyo, no girando la cadera contraria. Al rotar, hay que centrarse en utilizar los glúteos (en el lateral de la cadera) de la pierna de apoyo. La rodilla de la pierna de apoyo debe permanecer elevada y mirando hacia delante durante el ejercicio. La cadera contraria se flexiona 90° y la pelvis queda alineada con el pecho, de modo que giran en bloque. Las caderas no deben desequilibrarse en todo el ejercicio.

Se hacen 3 series de 15-20 repeticiones con cada lado. Luego se pasa a las sentadillas sobre una pierna con pelota con rotación pélvica (pp. 136-139).

Tren superior

Durante todo el ejercicio, los **músculos del core** permanecen en una contracción estabilizadora para ayudarte a mantener el torso y las caderas bloqueados en conjunto, y permitirte mantener el equilibrio mientras rotas.

Semiespinoso de la cabeza

Extensores de la columna

Columna

Deltoides

Transverso del abdomen

Braquial

Tríceps (cabeza medial)

Braquiorradial

Codo

Cadera

Si se hace bien, se experimenta una sensación de quemazón en los **rotadores externos** profundos de la cadera y los **glúteos** que trabajan concéntricamente para rotar el cuerpo sobre la pierna de apoyo. La fuerza en estos músculos ayuda a que la rodilla no se hunda hacia dentro en la fase de carga del ciclo de la carrera (valgo de rodilla, p. 73). Los **isquiotibiales, cuádriceps y flexores de la cadera** se activan para dar estabilidad y apoyo al movimiento.

Glúteo medio

Ilíaco

Psoas mayor

Tensor de la fascia lata

Cadera

Pectíneo

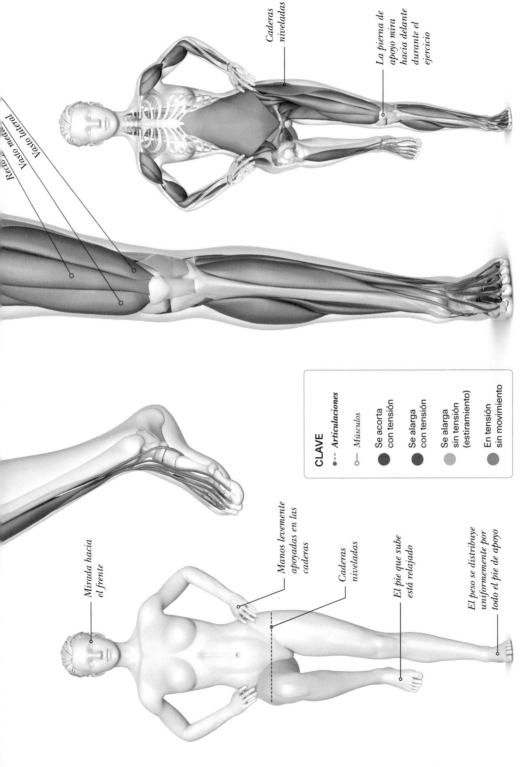

Recto femoral
Vasto medial
Vasto lateral

Caderas
niveladas

La pierna de
apoyo mira
hacia delante
durante el
ejercicio

CLAVE

- - - *Articulaciones*

—○— *Músculos*

⬤ Se acorta
con tensión

⬤ Se alarga
con tensión

⬤ Se alarga
sin tensión
(estiramiento)

⬤ En tensión
sin movimiento

Mirada hacia
el frente

Manos levemente
apoyadas en las
caderas

Caderas
niveladas

El pie que sube
está relajado

El peso se distribuye
uniformemente por
todo el pie de apoyo

FASE PREPARATORIA

Erguido con las manos apoyadas
en las caderas, levanta una rodilla hacia
delante hasta que el muslo quede
paralelo al suelo, manteniendo las
caderas a la misma altura.

PRIMERA FASE

Empleando los músculos del glúteo de la cadera de apoyo, rota
lentamente la pelvis y el torso en dirección a la pierna levantada.
Mantén el torso bloqueado con la pelvis para que roten como
una unidad; asegúrate de que la pierna de apoyo no gira. Rota
todo lo te permita la movilidad de la cadera. En esta fase puede
que sientas un estiramiento en la cadera anterior.

SEGUNDA FASE

Vuelve con el torso y la pelvis
a la posición inicial, tal y como se
muestra en la fase preparatoria.
Repite las fases primera y segunda.

» EN DETALLE

Por ser la cadera una articulación sinovial esférica (p. 26), rota en los tres planos, lo que permite un amplio rango de movimientos. Los músculos de la cadera desempeñan un papel clave en el control de estos movimientos, así como en la absorción de la GRF (pp. 46-47) y la generación de fuerza para el impulso.

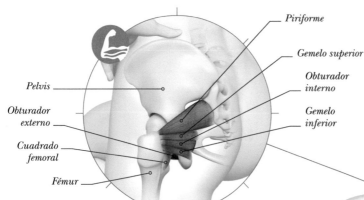

Piriforme

Gemelo superior

Obturador interno

Gemelo inferior

Pelvis

Obturador externo

Cuadrado femoral

Fémur

Seis rotadores externos profundos

Todo este grupo muscular nace en la pelvis y se inserta en el fémur. Permiten girar externamente la cadera (o controlan la rotación interna) y estabilizan la articulación sacroilíaca durante las fases de carga y apoyo medio de la carrera (pp. 66-67). Al mantener centrada la cabeza del fémur en el acetábulo durante el movimiento, aseguran que la cadera esté alineada, de modo que los músculos más grandes pueden trabajar eficazmente.

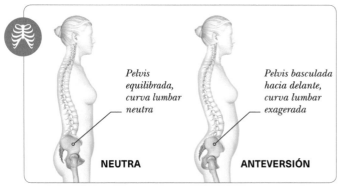

Pelvis equilibrada, curva lumbar neutra

Pelvis basculada hacia delante, curva lumbar exagerada

NEUTRA

ANTEVERSIÓN

Alineación de la pelvis

El grado de basculación anterior de la pelvis al correr incide en cuánta extensión de cadera se alcanza en el despegue. Aunque se requiere algo de anteversión, un exceso aumenta el riesgo de pinzamiento femoroacetabular (p. 27) y merma la capacidad de los extensores de la cadera de generar fuerza. Para minimizar el exceso de anteversión, fortalece los extensores de la cadera con ejercicios y limita el tiempo que pasas sentado, pues esa postura acorta los flexores de cadera.

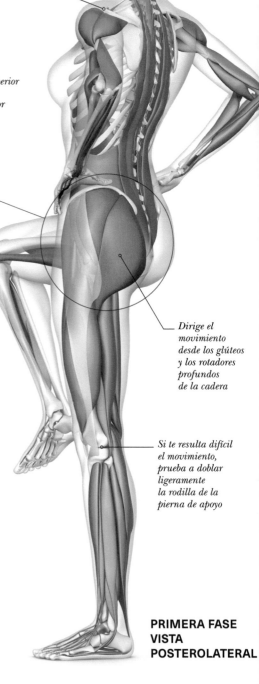

Hombros hacia atrás y relajados

Dirige el movimiento desde los glúteos y los rotadores profundos de la cadera

Si te resulta difícil el movimiento, prueba a doblar ligeramente la rodilla de la pierna de apoyo

**PRIMERA FASE
VISTA
POSTEROLATERAL**

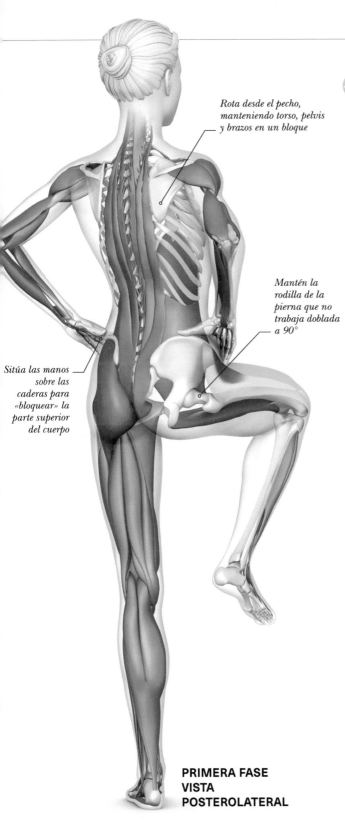

Rota desde el pecho, manteniendo torso, pelvis y brazos en un bloque

Mantén la rodilla de la pierna que no trabaja doblada a 90°

Sitúa las manos sobre las caderas para «bloquear» la parte superior del cuerpo

PRIMERA FASE VISTA POSTEROLATERAL

VARIANTE DE ROTACIÓN DE CADERA

Rotación de cadera con soporte

Si te resulta difícil activar los glúteos cuando haces la rotación de cadera de pie, ponte una banda elástica alrededor de la rodilla para ofrecer a la pierna de apoyo algo contra lo que empujar durante el ejercicio.

Sujeta la banda en un punto fijo a la altura de la rodilla

Pasa la banda alrededor de la rodilla de la pierna de apoyo

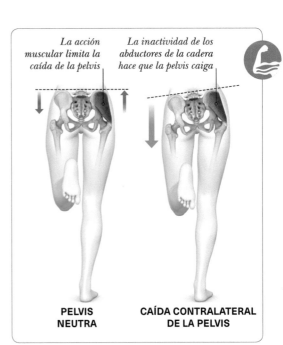

La acción muscular limita la caída de la pelvis

La inactividad de los abductores de la cadera hace que la pelvis caiga

PELVIS NEUTRA

CAÍDA CONTRALATERAL DE LA PELVIS

Glúteo medio

Este músculo se suele considerar un abductor de la cadera, pero muy pocas veces es esa su función, pues no solemos levantar el muslo lateralmente (este es un movimiento de cadena cinética abierta, con el pie sin contacto con el suelo). En realidad, la principal acción del glúteo medio es la contraria: cuando el pie está plantado y este músculo ayuda a mantener la cadera recta (este es un movimiento de cadena cinética cerrada, con el pie en contacto con el suelo). Al correr, esta función evita excesos en la caída contralateral de la pelvis (p. 73) y en la aducción de la cadera durante la fase de carga.

EXTENSIÓN DE CADERA

El glúteo mayor es el principal extensor de la cadera y aporta mucho a la fuerza propulsora en la fase de final de apoyo (p. 68), sobre todo cuando aumenta la velocidad. Este ejercicio fortalece el músculo y mejora su función como extensor de la cadera.

INDICACIONES

Para este ejercicio se requiere una banda elástica, que se sujeta con firmeza en algún lugar delante del cuerpo, a la altura del tobillo. Debe estar lo bastante tensa para que que los glúteos e isquiotibiales se activen cuando extienden la cadera para llevar hacia atrás la pierna.

Para empezar se hacen 3 series de 15-20 repeticiones con cada pierna. Para progresar, se aumenta la tensión de la banda o se emplea una de mayor resistencia.

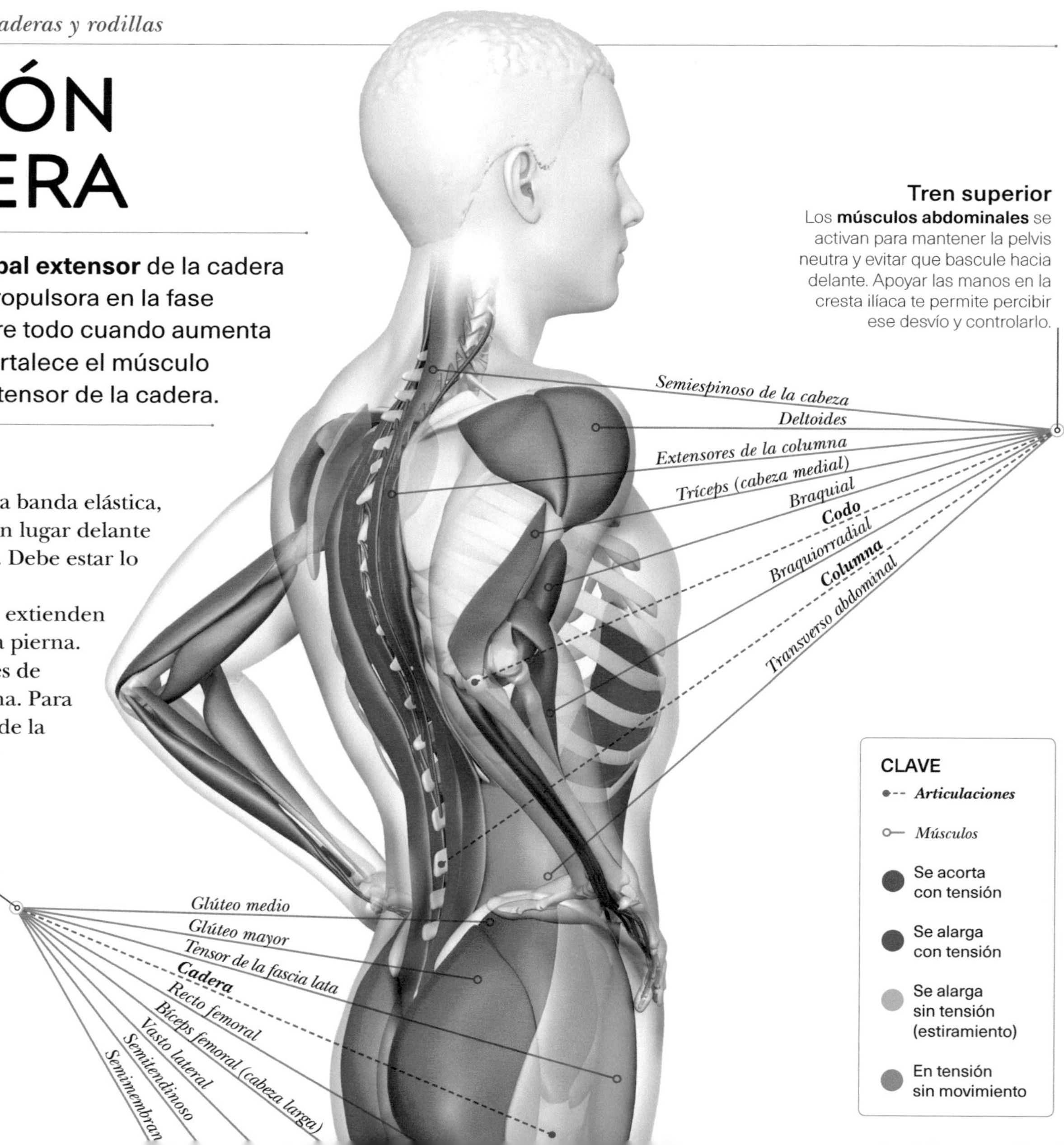

Cadera y muslo

Dado que el movimiento en esta fase se ciñe a la cadera, los **extensores de la cadera**, incluidos los **glúteos**, y los **isquiotibiales a nivel proximal** trabajan concéntricamente para llevar la pierna atrás. Evita arquear y estirar la parte baja de la espalda, de modo que el trabajo realizado para posibilitar el movimiento se concentre en la cadera. Esto puede hacer que la amplitud del movimiento sea escasa, pues muchas personas tienen limitaciones para extender la cadera.

Tren superior

Los **músculos abdominales** se activan para mantener la pelvis neutra y evitar que bascule hacia delante. Apoyar las manos en la cresta ilíaca te permite percibir ese desvío y controlarlo.

CLAVE

- **- - -** *Articulaciones*
- —o— *Músculos*
- ● Se acorta con tensión
- ● Se alarga con tensión
- ● Se alarga sin tensión (estiramiento)
- ● En tensión sin movimiento

Semiespinoso de la cabeza
Deltoides
Extensores de la columna
Tríceps (cabeza medial)
Braquial
Codo
Braquiorradial
Columna
Transverso abdominal

Glúteo medio
Glúteo mayor
Tensor de la fascia lata
Cadera
Recto femoral
Bíceps femoral (cabeza larga)
Vasto lateral
Semitendinoso
Semimembran

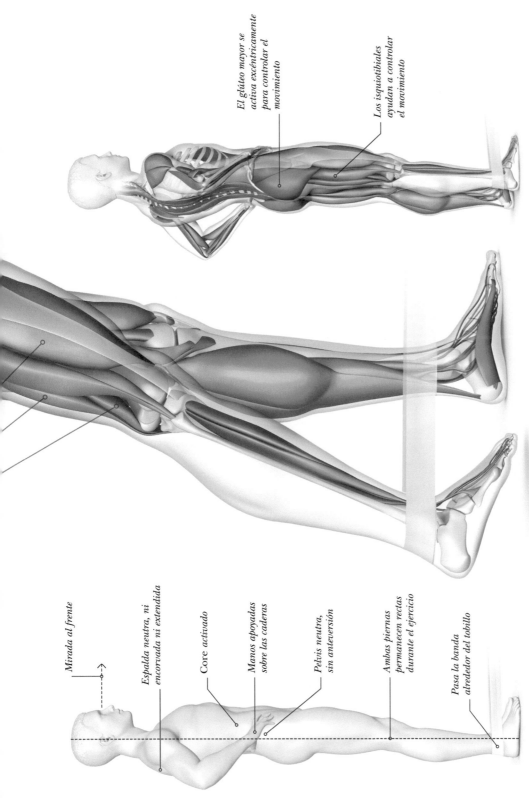

El glúteo mayor se activa excéntricamente para controlar el movimiento

Los isquiotibiales ayudan a controlar el movimiento

SEGUNDA FASE

Tan pronto como la cadera llegue a su límite de extensión al final de la fase anterior, devuelve la pierna a la posición de partida de manera lenta y controlada. Repite las fases primera y segunda.

PRIMERA FASE

Manteniendo la pelvis neutra, usa los glúteos para extender con lentitud la cadera, llevando hacia atrás el talón. Lleva la pierna solo hasta donde te lo permita el rango de movimiento de tu cadera: no encorves ni extiendas la espalda y no permitas que la pelvis bascule hacia delante.

Mirada al frente

Espalda neutra, ni encorvada ni extendida

Core activado

Manos apoyadas sobre las caderas

Pelvis neutra, sin anteversión

Ambas piernas permanecen rectas durante el ejercicio

Pasa la banda alrededor del tobillo

FASE PREPARATORIA

Pasa la banda elástica en torno al tobillo de la pierna que va a trabajar; luego colócate erguido con las manos en las caderas y los pies separados al ancho de las mismas.

PESO MUERTO

Fortalecer las piernas mejora su capacidad de absorber fuerzas de impacto durante la fase de carga del ciclo de la carrera (p. 66) y su rendimiento en la fase de propulsión (p. 19). El peso muerto convencional fortalece el cuádriceps, los isquiotibiales y los glúteos, y puede ayudar a proteger de lesiones.

INDICACIONES

Para este ejercicio se requiere una haltera. El movimiento lo ejecutan las articulaciones de la cadera y la rodilla al mismo tiempo: primero se extienden y luego se flexionan. Para realizar el levantamiento hay que concentrarse en los cuádriceps, los isquiotibiales y los glúteos.

Para empezar se aconseja hacer 3 series de 10-12 repeticiones con poco peso. Para progresar, se incrementa el peso y se reducen las series a 3 con 6-8 repeticiones.

Precaución

Si careces de experiencia, deberías hacer este ejercicio bajo la supervisión de un fisioterapeuta o entrenador titulado.

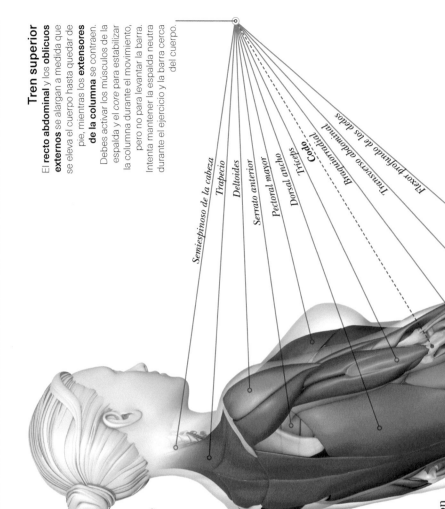

Tren superior

El **recto abdominal** y los **oblicuos externos** se alargan a medida que se eleva el cuerpo hasta quedar de pie, mientras los **extensores de la columna** se contraen. Debes activar los músculos de la espalda y el core para estabilizar la columna durante el movimiento, pero no para levantar la barra. Intenta mantener la espalda neutra durante el ejercicio y la barra cerca del cuerpo.

Semiespinoso de la cabeza

Trapecio

Deltoides

Serrato anterior

Pectoral mayor

Dorsal ancho

Tríceps

Codo

Braquiorradial

Transverso abdominal

Flexor profundo de los dedos

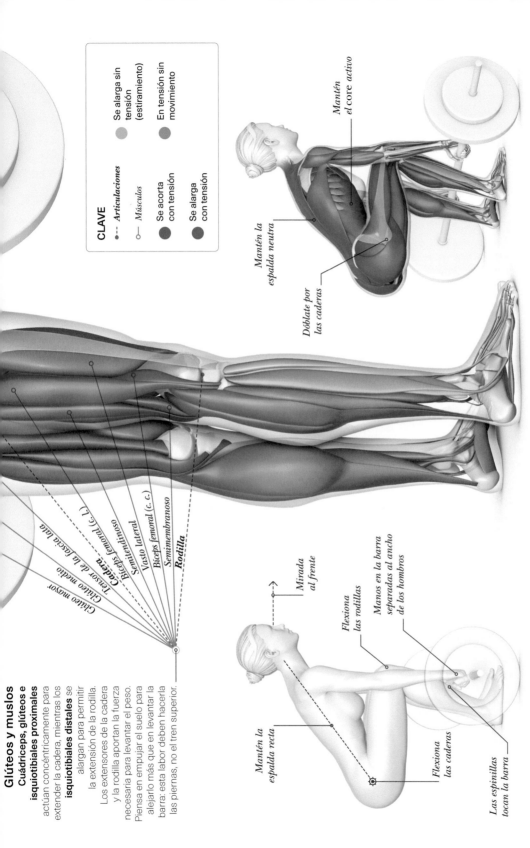

Glúteos y muslos

Cuádriceps, glúteos e isquiotibiales proximales actúan concéntricamente para extender la cadera, mientras los **isquiotibiales distales** se alargan para permitir la extensión de la rodilla. Los extensores de la cadera y la rodilla aportan la fuerza necesaria para levantar el peso. Piensa en empujar el suelo para alejarlo más que en levantar la barra: esta labor deben hacerla las piernas, no el tren superior.

Glúteo mayor
Glúteo medio
Tensor de la fascia lata
Cadera
Bíceps femoral (c. l.)
Semitendinoso
Vasto lateral
Bíceps femoral (c. c.)
Semimembranoso
Rodilla

CLAVE

- - - *Articulaciones*
— *Músculos*
- Se acorta con tensión
- Se alarga con tensión
- Se alarga sin tensión (estiramiento)
- En tensión sin movimiento

Mantén el core activo

Mantén la espalda neutra

Doblate por las caderas

SEGUNDA FASE

Flexionando caderas y rodillas despacio (más de 3 segundos), vuelve a posar la haltera en el suelo. Repite las fases primera y segunda.

PRIMERA FASE

Inspira hondo y, con el pecho elevado y todos los músculos del *core* activos, empuja con los talones y levanta la haltera en línea recta, deslizando las caderas hacia delante mientras la subes. Mantén el peso en alto 2 segundos.

Mirada al frente

Flexiona las rodillas

Manos en la barra separadas al ancho de los hombros

Mantén la espalda recta

Flexiona las caderas

Las espinillas tocan la barra

FASE PREPARATORIA

Con los pies separados al ancho de las caderas y situados bajo el centro de la haltera, flexiona caderas y rodillas para agarrar la barra. A medida que desciendes, tus pantorrillas se acercan hacia ella; deja de bajar cuando toquen la barra. Eleva el pecho para estirar la espalda; la columna queda neutra.

»DE CERCA

El levantamiento de peso muerto convencional es un ejercicio simple que permite ganar fuerza en los principales grupos musculares de las extremidades inferiores. Pero debes tener cuidado para reducir la tensión en la zona lumbar (p. 30), en especial si sufres de dolor de espalda.

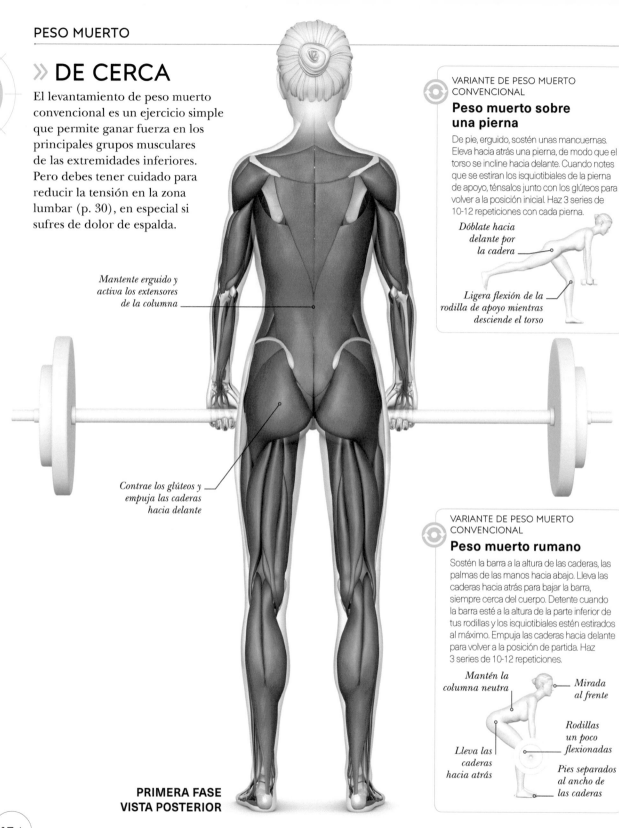

Mantente erguido y activa los extensores de la columna

Contrae los glúteos y empuja las caderas hacia delante

**PRIMERA FASE
VISTA POSTERIOR**

VARIANTE DE PESO MUERTO CONVENCIONAL
Peso muerto sobre una pierna

De pie, erguido, sostén unas mancuernas. Eleva hacia atrás una pierna, de modo que el torso se incline hacia delante. Cuando notes que se estiran los isquiotibiales de la pierna de apoyo, ténsalos junto con los glúteos para volver a la posición inicial. Haz 3 series de 10-12 repeticiones con cada pierna.

Dóblate hacia delante por la cadera

Ligera flexión de la rodilla de apoyo mientras desciende el torso

VARIANTE DE PESO MUERTO CONVENCIONAL
Peso muerto rumano

Sostén la barra a la altura de las caderas, las palmas de las manos hacia abajo. Lleva las caderas hacia atrás para bajar la barra, siempre cerca del cuerpo. Detente cuando la barra esté a la altura de la parte inferior de tus rodillas y los isquiotibiales estén estirados al máximo. Empuja las caderas hacia delante para volver a la posición de partida. Haz 3 series de 10-12 repeticiones.

Mantén la columna neutra

Mirada al frente

Rodillas un poco flexionadas

Lleva las caderas hacia atrás

Pies separados al ancho de las caderas

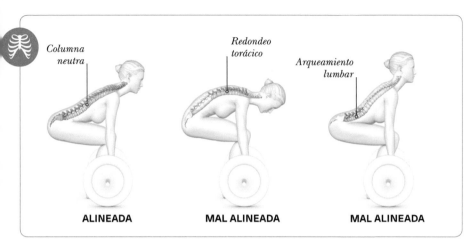

Columna
neutra

Redondeo
torácico

Arqueamiento
lumbar

ALINEADA

MAL ALINEADA

MAL ALINEADA

Alineación de la columna

Cuando se practica peso muerto convencional hay que mantener neutra la columna vertebral, sin arquearla ni encorvarla. El peso debe cargarse con los músculos de las caderas. Si se encorva o arquea demasiado la columna vertebral, no solo se reduce el peso que sostienen los músculos de las caderas, sino que aumenta el riesgo de hacerse daño en la espalda.

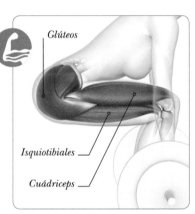

Glúteos

Isquiotibiales

Cuádriceps

Adquirir velocidad

A medida que aumenta la velocidad en carrera, la generación de la potencia se desplaza de la musculatura más distal, como la de la pantorrilla, a la proximal, como los glúteos, cuádriceps e isquiotibiales. Para mejorar la velocidad, fortalece esos músculos proximales mediante ejercicios específicos, como el peso muerto convencional.

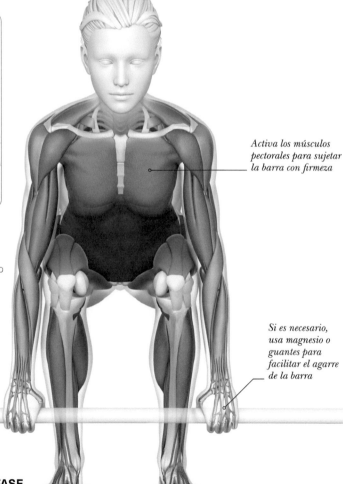

Activa los músculos pectorales para sujetar la barra con firmeza

Si es necesario, usa magnesio o guantes para facilitar el agarre de la barra

**SEGUNDA FASE
VISTA ANTERIOR**

SENTADILLA CON UNA PIERNA CON PELOTA

> **!** **Precaución**
>
> Si durante este ejercicio te duele la parte anterior de la rodilla, consulta a un fisioterapeuta para asegurarte de no estar agravando un problema (p. 98).

Toda la cadena cinética (p. 49) se beneficia de este ejercicio, que fortalece los músculos de *core,* cadera, muslo y pantorrilla, además de desafiar el equilibrio.

INDICACIONES

Para realizar esta variante de la sentadilla se necesita una pelota suiza o *fitball*. La pierna apoyada debe permanecer en una ligera abducción durante el ejercicio para que el glúteo medio trabaje más. Hay que vigilar que la rodilla de la pierna apoyada no se tuerza hacia dentro y tratar de mantener su posición en el plano sagital (p. 10). No se trata de doblarse desde la cintura, sino de descender recto hacia abajo, manteniendo el torso vertical. Las caderas no deben desequilibrarse.

Para empezar se hacen 3 series de 5-10 repeticiones con cada lado. Cuando se logre mantener las rodillas bien alineadas, se aumenta el peso (p. 99) y se hacen 3-4 series de 6-8 repeticiones.

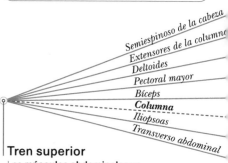

Tren superior
Los **músculos abdominales** se activan para mantener el cuerpo vertical. Mantén las caderas alineadas y la columna neutra, como si estuvieras de pie. Evita rotaciones o inclinaciones laterales en el torso.

Parte superior de la pierna
Mientras bajas flexionando la rodilla, **glúteos** y **cuádriceps** trabajan excéntricamente, como en la fase de carga de la carrera. Los **abductores de la cadera,** sobre todo el **glúteo medio,** deben emplearse a fondo para mantener la pelvis recta. Concéntrate en los cuádriceps y los glúteos, que hacen el mayor esfuerzo.

Parte inferior de la pierna
Apoya el peso sobre el talón mientras doblas el tobillo. Eso ayuda a activar los glúteos. Asegúrate de mantener el pie arqueado empleando los músculos intrínsecos (p. 102) para garantizarte una base estable.

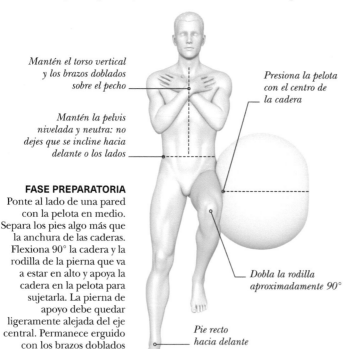

Mantén el torso vertical y los brazos doblados sobre el pecho

Mantén la pelvis nivelada y neutra: no dejes que se incline hacia delante o los lados

Presiona la pelota con el centro de la cadera

Dobla la rodilla aproximadamente 90°

Pie recto hacia delante

FASE PREPARATORIA
Ponte al lado de una pared con la pelota en medio. Separa los pies algo más que la anchura de las caderas. Flexiona 90° la cadera y la rodilla de la pierna que va a estar en alto y apoya la cadera en la pelota para sujetarla. La pierna de apoyo debe quedar ligeramente alejada del eje central. Permanece erguido con los brazos doblados sobre el pecho.

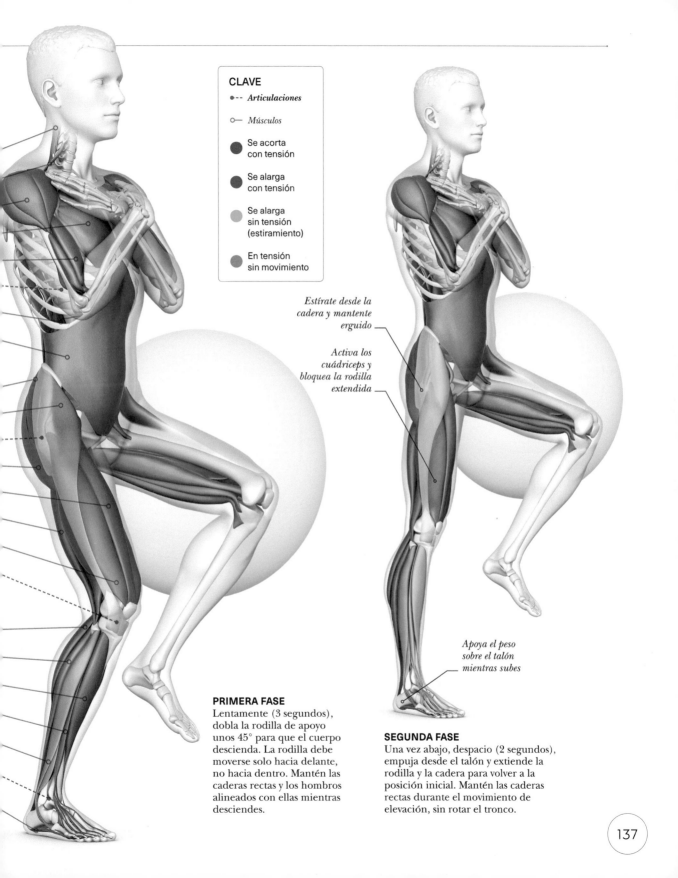

*Estírate desde la
cadera y mantente
erguido*

*Activa los
cuádriceps y
bloquea la rodilla
extendida*

*Apoya el peso
sobre el talón
mientras subes*

PRIMERA FASE
Lentamente (3 segundos),
dobla la rodilla de apoyo
unos 45° para que el cuerpo
descienda. La rodilla debe
moverse solo hacia delante,
no hacia dentro. Mantén las
caderas rectas y los hombros
alineados con ellas mientras
desciendes.

SEGUNDA FASE
Una vez abajo, despacio (2 segundos),
empuja desde el talón y extiende la
rodilla y la cadera para volver a la
posición inicial. Mantén las caderas
rectas durante el movimiento de
elevación, sin rotar el tronco.

›› EN DETALLE

Este ejercicio dinámico pone a prueba la musculatura del *core* y las caderas. Añadiendo una rotación de la pelvis o el pecho (p. siguiente), los movimientos del ejercicio reproducen el estiramiento diagonal del cuerpo (p. 49) que se produce al correr.

Fortaleza del *core*

Al correr, el *core* necesita fuerza para controlar la parte superior del cuerpo en la fase de apoyo (pp. 66-68) y para estabilizar la pelvis, que ofrece a los músculos del muslo una base firme desde la que generar fuerza de propulsión. El *core* también debe soportar la transferencia de fuerzas intensas desde arriba y desde abajo. Las sentadillas con una pierna con pelota desarrollan la musculatura del *core* y los muslos.

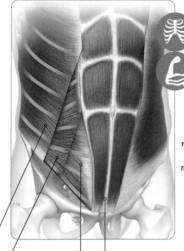
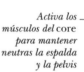

Oblicuo externo

Oblicuo interno

Transverso abdominal

Recto abdominal

Mantén los hombros nivelados

Activa los músculos del *core* para mantener neutras la espalda y la pelvis

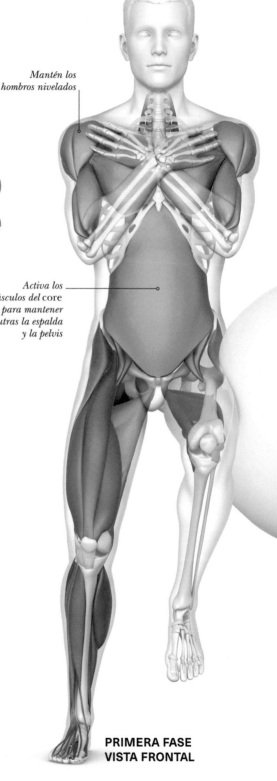

**PRIMERA FASE
VISTA FRONTAL**

VARIANTE DE LA SENTADILLA CON UNA PIERNA

Objetivo: los cuádriceps

Si deseas que trabajen más los cuádriceps y menos los glúteos durante la sentadilla con una pierna con pelota, coloca una cuña bajo el talón para desplazar el peso del cuerpo hacia el antepié. Esta variante puede servir de ayuda en la rehabilitación de la tendinitis rotuliana.

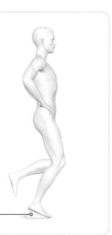

Coloca la cuña bajo el talón

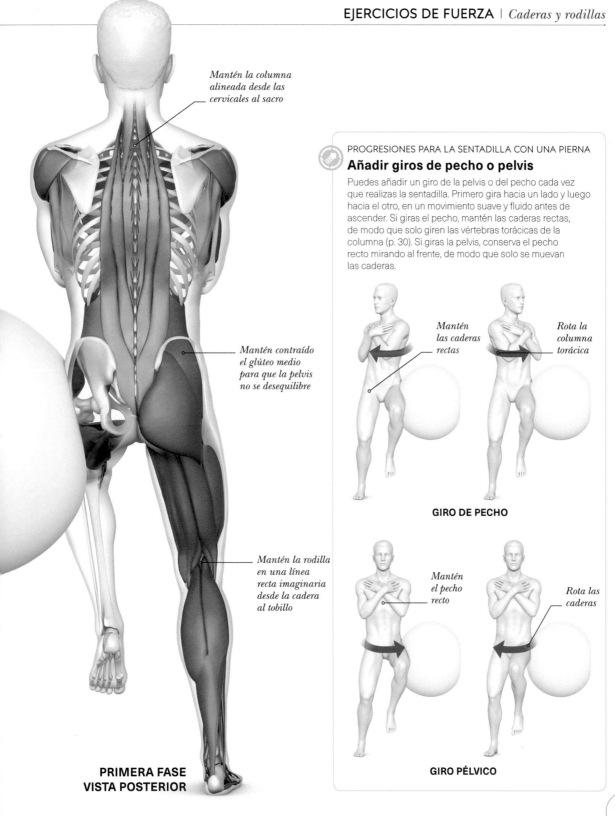

Mantén la columna
alineada desde las
cervicales al sacro

Mantén contraído
el glúteo medio
para que la pelvis
no se desequilibre

Mantén la rodilla
en una línea
recta imaginaria
desde la cadera
al tobillo

**PRIMERA FASE
VISTA POSTERIOR**

PROGRESIONES PARA LA SENTADILLA CON UNA PIERNA

Añadir giros de pecho o pelvis

Puedes añadir un giro de la pelvis o del pecho cada vez
que realizas la sentadilla. Primero gira hacia un lado y luego
hacia el otro, en un movimiento suave y fluido antes de
ascender. Si giras el pecho, mantén las caderas rectas,
de modo que solo giren las vértebras torácicas de la
columna (p. 30). Si giras la pelvis, conserva el pecho
recto mirando al frente, de modo que solo se muevan
las caderas.

Mantén
las caderas
rectas

Rota la
columna
torácica

GIRO DE PECHO

Mantén
el pecho
recto

Rota las
caderas

GIRO PÉLVICO

PUENTE CON PELOTA

Este ejercicio fortalece los isquiotibiales y el *core*, y puede ayudar en la recuperación de distensiones en los isquiotibiales y otras lesiones relacionadas con el *running* (pp. 54-63). Se trata de músculos importantes para correr con eficiencia, sobre todo para adquirir velocidad.

INDICACIONES

Se trata de un ejercicio exigente para el que se requiere una pelota suiza o *fitball* con un diámetro de 55-65 cm. Una vez elevado el cuerpo y colocado en línea recta al comenzar, hay que concentrarse en mantener la posición del tronco y las caderas durante todo el ejercicio. Gran parte del esfuerzo consiste en evitar que las caderas desciendan mientras se mueve la pelota adelante y atrás.

Para comenzar se hacen 3 series de 10-12 repeticiones. Una vez que se logra mantener la posición de caderas y torso durante todo el ejercicio, se prescinde del apoyo de los brazos (se cruzan sobre el pecho). Para progresar, se puede hacer con una sola pierna, doblando la rodilla de la otra para acercarla al pecho y apartarla mientras la que trabaja mueve la pelota.

Parte superior de la pierna
Los **isquiotibiales** flexionan las rodillas. Hunde los talones en la pelota y concéntrate en acercarla hacia ti, más que en elevar las rodillas. Los **glúteos** se activan para mantener las caderas levantadas, a modo de puente, y se alargan a medida que las caderas se flexionan. Los **flexores** de la parte frontal de las caderas actúan de modo concéntrico para flexionarlas.

Tren superior
Activa el *core* para mantener el equilibrio sobre la pelota. Para trabajar estos músculos más intensamente, dobla los brazos contra el pecho.

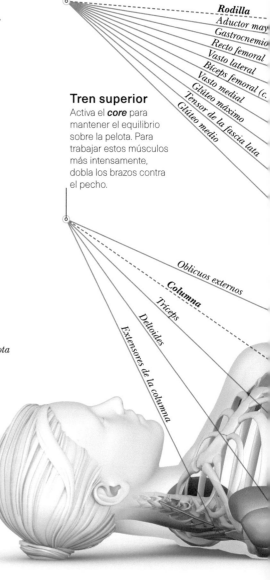

Rodilla
Aductor may.
Gastrocnemio
Recto femoral
Vasto lateral
Bíceps femoral (c.
Vasto medial
Glúteo máximo
Tensor de la fascia lata
Glúteo medio

Oblicuos externos
Columna
Tríceps
Deltoides
Extensores de la columna

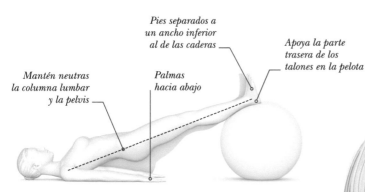

Mantén neutras la columna lumbar y la pelvis

Pies separados a un ancho inferior al de las caderas

Palmas hacia abajo

Apoya la parte trasera de los talones en la pelota

FASE PREPARATORIA
Túmbate boca arriba con los brazos a los lados. Apoya los talones uno cerca del otro sobre la pelota. Eleva a continuación las caderas hasta que tu cuerpo forme una línea recta desde los hombros a los tobillos, pasando por caderas y rodillas. Mantén la columna neutra.

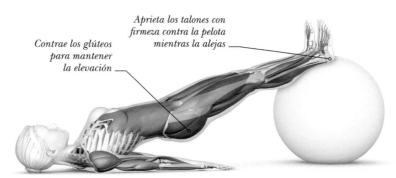

Aprieta los talones con
firmeza contra la pelota
mientras la alejas

Contrae los glúteos
para mantener
la elevación

SEGUNDA FASE
Ahora rueda la pelota lentamente hasta
la posición de inicio, sin bajar las
caderas en ningún momento. Cuando
tengas las piernas totalmente estiradas,
mantén la postura un momento, y luego
repite las fases primera y segunda.

Hunde los talones
en la pelota

Relaja los dedos
de los pies

Mantén la espalda
levantada mientras
acercas la pelota

PRIMERA FASE
Flexiona caderas y rodillas para
acercar la pelota haciéndola rodar
lentamente mientras las caderas
permanecen en alto. Mantén la
postura 2 segundos.

ZANCADA

Es un excelente ejercicio para fortalecer ambas piernas en una posición típica de carrera. Hace trabajar los músculos excéntrica y concéntricamente.

INDICACIONES

Aunque ambas piernas hacen mucho esfuerzo en este ejercicio, el objetivo son los glúteos y cuádriceps de la extremidad adelantada. Al dar la zancada hay que moverse hacia abajo, no hacia delante. Una vez efectuado el movimiento, el hombro, la cadera y la rodilla trasera (que apunta al suelo) deben quedar alineados en vertical. Durante el ejercicio, el peso se debe repartir por igual entre la planta del pie adelantado y los dedos flexionados del otro pie. Los brazos se mueven como al correr, en coordinación con las piernas: al doblar la pierna adelantada, levanta el brazo contrario, y a la inversa al estirarla.

Para empezar se hacen 3 series de 8-12 repeticiones con cada pierna. Para trabajar más los glúteos de la pierna adelantada, se puede sostener una mancuerna con la mano contraria.

Precaución

Si sientes dolor en la parte anterior de la rodilla durante este ejercicio, consulta a un fisioterapeuta para asegurarte de no estar empeorando una lesión (p. 98).

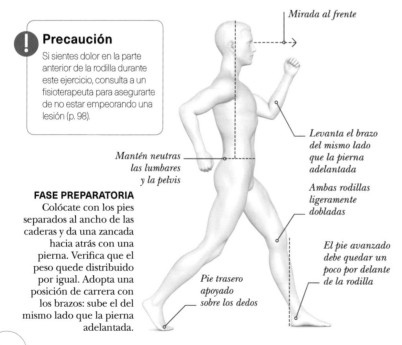

Mirada al frente

FASE PREPARATORIA
Colócate con los pies separados al ancho de las caderas y da una zancada hacia atrás con una pierna. Verifica que el peso quede distribuido por igual. Adopta una posición de carrera con los brazos: sube el del mismo lado que la pierna adelantada.

Mantén neutras las lumbares y la pelvis

Pie trasero apoyado sobre los dedos

Levanta el brazo del mismo lado que la pierna adelantada

Ambas rodillas ligeramente dobladas

El pie avanzado debe quedar un poco por delante de la rodilla

Tren superior
Al imitar el movimiento de correr, los músculos de los **brazos** y el **torso** se activan para compensar el movimiento de los miembros inferiores.

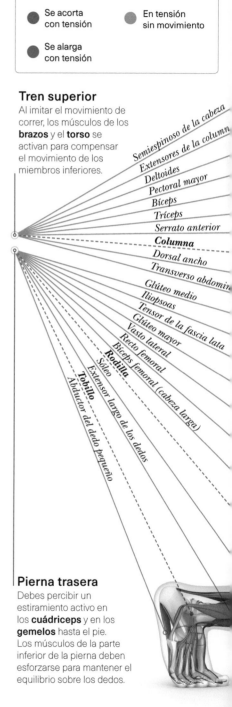

Semiespinoso de la cabeza
Extensores de la columna
Deltoides
Pectoral mayor
Bíceps
Tríceps
Serrato anterior
Columna
Dorsal ancho
Transverso abdominal
Glúteo medio
Iliopsoas
Tensor de la fascia lata
Glúteo mayor
Vasto lateral
Recto femoral
Bíceps femoral (cabeza larga)
Rodilla
Sóleo
Extensor largo de los dedos
Tobillo
Abductor del dedo pequeño

Pierna trasera
Debes percibir un estiramiento activo en los **cuádriceps** y en los **gemelos** hasta el pie. Los músculos de la parte inferior de la pierna deben esforzarse para mantener el equilibrio sobre los dedos.

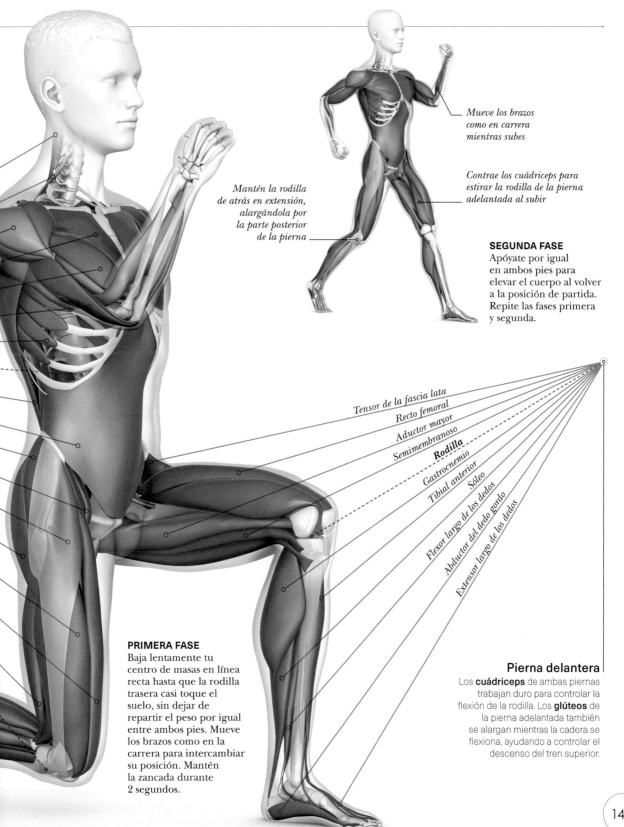

Mantén la rodilla
de atrás en extensión,
alargándola por
la parte posterior
de la pierna

Mueve los brazos
como en carrera
mientras subes

Contrae los cuádriceps para
estirar la rodilla de la pierna
adelantada al subir

SEGUNDA FASE
Apóyate por igual
en ambos pies para
elevar el cuerpo al volver
a la posición de partida.
Repite las fases primera
y segunda.

Tensor de la fascia lata

Recto femoral

Aductor mayor

Semimembranoso

Rodilla

Gastrocnemio

Tibial anterior

Sóleo

Flexor largo de los dedos

Abductor del dedo gordo

Extensor largo de los dedos

PRIMERA FASE
Baja lentamente tu
centro de masas en línea
recta hasta que la rodilla
trasera casi toque el
suelo, sin dejar de
repartir el peso por igual
entre ambos pies. Mueve
los brazos como en la
carrera para intercambiar
su posición. Mantén
la zancada durante
2 segundos.

Pierna delantera
Los **cuádriceps** de ambas piernas
trabajan duro para controlar la
flexión de la rodilla. Los **glúteos** de
la pierna adelantada también
se alargan mientras la cadera se
flexiona, ayudando a controlar el
descenso del tren superior.

PLANCHA FRONTAL CON ROTACIÓN

Este ejercicio, también llamado «el escalador», fortalece la musculatura del *core,* en especial los oblicuos. También mejora la eficiencia del mecanismo de estiramiento diagonal (p. 49), que posibilita la transferencia de fuerzas entre la parte inferior y superior del cuerpo al correr.

INDICACIONES

Este ejercicio mejora el equilibrio y la coordinación, así como la fuerza del *core* (zona media). Una vez elevadas las caderas a la posición de partida, se coloca el cuerpo en línea recta de la cabeza al tobillo y hay que concentrarse en mantenerlo así mientras se trabaja con las piernas. Activando los músculos del *core* se evita que la espalda caiga hacia el suelo mientras se ejecuta el movimiento.

Se empieza con 3 series de 10-15 repeticiones. Para progresar, se aumenta el número de repeticiones.

CLAVE

- •--- *Articulaciones*
- ○— *Músculos*
- ● Se acorta con tensión
- ● Se alarga con tensión
- ● Se alarga sin tensión (estiramiento)
- ● En tensión sin movimiento

Pies ligeramente separados

El cuerpo forma una línea recta

Los dedos flexionados soportan el peso

Codos alineados con los hombros en vertical

FASE PREPARATORIA

Túmbate boca abajo con el tronco apoyado en los antebrazos. Para colocarte en la posición de partida, levanta las caderas del suelo de modo que el cuerpo forme una línea recta desde la cabeza hasta los tobillos pasando por el ombligo.

Pierna

Arranca el movimiento desde las caderas, activando sus músculos **flexores** para elevar la rodilla y llevarla hasta el lado opuesto. Dobla la rodilla 90°. Los **cuádriceps** de la otra pierna se activan para soportar tu peso.

Tensor de la fascia lata

Recto femoral

Vasto medial

Vasto lateral

Rodilla

Gastrocnemio

! Precaución

Si te duele la zona lumbar durante este ejercicio, consulta a un fisioterapeuta para asegurarte de que no estás agravando una lesión (p. 98).

Core y brazos

Los oblicuos transmiten el movimiento de la pierna a través del cuerpo, haciendo rotar la pelvis. Los **oblicuos externos** trabajan de modo concéntrico en un lado de la pierna de apoyo y excéntrico en el otro. Los brazos se activan para mantener y estabilizar la postura. Los **extensores de la columna** en la zona lumbar mantienen neutra la espalda para evitar que se arquee demasiado.

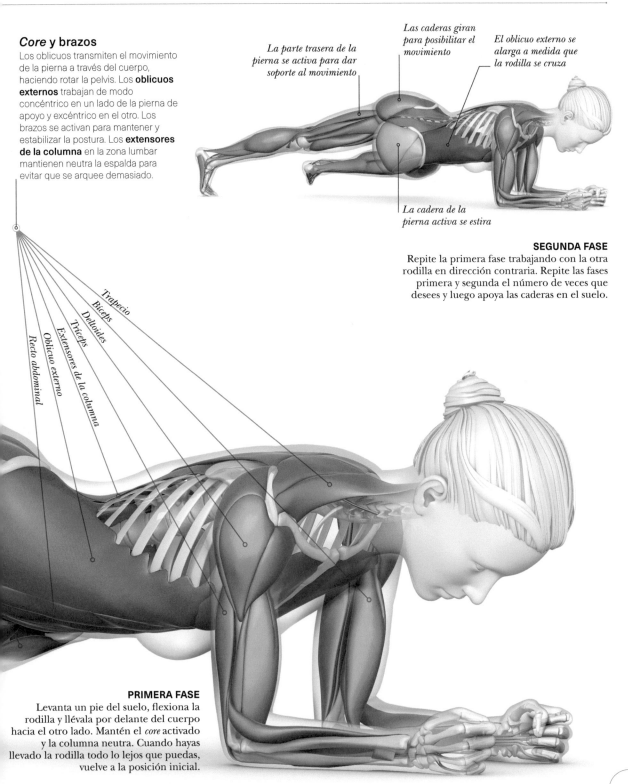

La parte trasera de la pierna se activa para dar soporte al movimiento

Las caderas giran para posibilitar el movimiento

El oblicuo externo se alarga a medida que la rodilla se cruza

La cadera de la pierna activa se estira

Trapecio
Bíceps
Deltoides
Tríceps
Extensores de la columna
Oblicuo externo
Recto abdominal

SEGUNDA FASE
Repite la primera fase trabajando con la otra rodilla en dirección contraria. Repite las fases primera y segunda el número de veces que desees y luego apoya las caderas en el suelo.

PRIMERA FASE
Levanta un pie del suelo, flexiona la rodilla y llévala por delante del cuerpo hacia el otro lado. Mantén el *core* activado y la columna neutra. Cuando hayas llevado la rodilla todo lo lejos que puedas, vuelve a la posición inicial.

» EN DETALLE

La plancha frontal con rotación es una alternativa a la plancha estática y requiere de una rotación controlada del *core* mientras se mantiene la estabilidad en la columna. El movimiento debe centrarse en las zonas de la espalda que intervienen en el giro y no en la columna lumbar (p. 30).

Generar energía en la parte superior del cuerpo

Es importante para los corredores incluir en su entrenamiento ejercicios para fortalecer la parte superior del cuerpo. Al correr se genera fuerza con todo el cuerpo, en especial a mayor velocidad. La rotación del torso puede ayudar a llevar las extremidades inferiores al plano sagital (p. 10) a través del mecanismo de estiramiento diagonal (p. 49). Alternar contracciones por pares de los oblicuos externos e internos ayuda a llevar a cabo esta rotación.

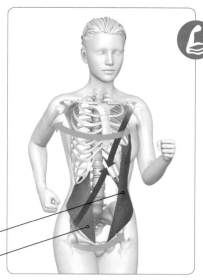

Oblicuos externos

Oblicuos internos

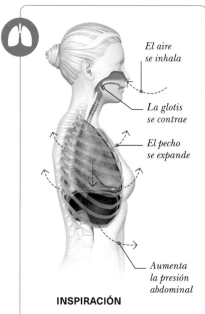

El aire se inhala

La glotis se contrae

El pecho se expande

Aumenta la presión abdominal

INSPIRACIÓN

¡Respira!

Es habitual tensar los abdominales y contener el aliento mientras se hace la plancha frontal con rotación, pero es importante respirar de un modo tranquilo y regular. Cuando retienes el aire incrementas la presión intraabdominal, lo cual tensa la columna y reduce su capacidad de girar. En vez de eso, intenta respirar de continuo durante el ejercicio, como si estuvieras corriendo.

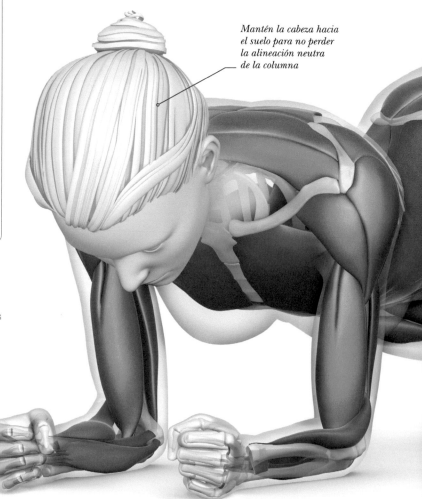

Mantén la cabeza hacia el suelo para no perder la alineación neutra de la columna

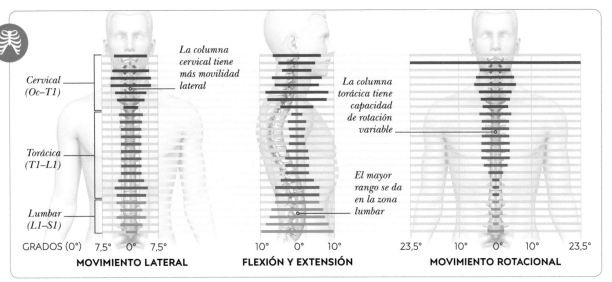

MOVIMIENTO LATERAL

Cervical
(Oc–T1)

Torácica
(T1–L1)

Lumbar
(L1–S1)

La columna cervical tiene más movilidad lateral

GRADOS (0°) 7,5° 0° 7,5°

FLEXIÓN Y EXTENSIÓN

La columna torácica tiene capacidad de rotación variable

El mayor rango se da en la zona lumbar

10° 0° 10°

MOVIMIENTO ROTACIONAL

23,5° 10° 0° 10° 23,5°

Movilidad de la columna

En la plancha frontal con rotación se gira a la altura del tórax, no de las lumbares. Cada parte de la columna permite movimientos específicos (p. 30) a partir de los tres planos de movimiento. Al correr, la rotación de la parte superior del cuerpo debería producirse predominantemente en la región torácica, sin mover la cabeza y el cuello. La columna lumbar debería contribuir en poca medida a la flexión y extensión como resultado del movimiento de la pelvis en el plano sagital.

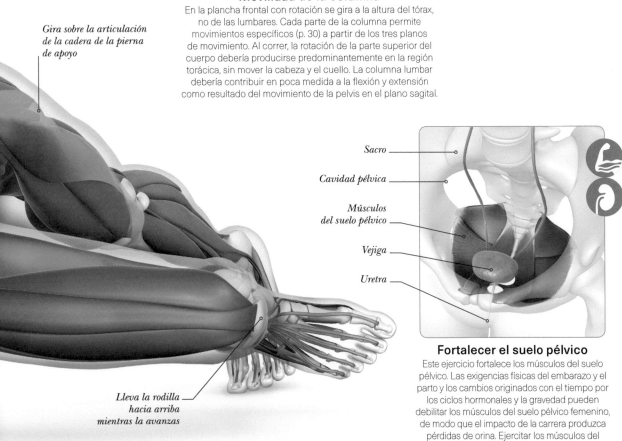

Gira sobre la articulación de la cadera de la pierna de apoyo

Lleva la rodilla hacia arriba mientras la avanzas

Sacro

Cavidad pélvica

Músculos del suelo pélvico

Vejiga

Uretra

Fortalecer el suelo pélvico

Este ejercicio fortalece los músculos del suelo pélvico. Las exigencias físicas del embarazo y el parto y los cambios originados con el tiempo por los ciclos hormonales y la gravedad pueden debilitar los músculos del suelo pélvico femenino, de modo que el impacto de la carrera produzca pérdidas de orina. Ejercitar los músculos del suelo pélvico y el *core* para fortalecer esa zona reduce el riesgo de incontinencia.

SEGUNDA FASE | VISTA ANTEROLATERAL

147

PLANCHA LATERAL CON ROTACIÓN

Precaución

Si te duele la zona lumbar durante este ejercicio, consulta a un fisioterapeuta para asegurarte de que no se está agravando una lesión (p. 98).

Este ejercicio fortalece el *core* y puede mejorar la eficacia del mecanismo de estiramiento diagonal (p. 49). La alternancia de movimientos de rotación ayuda a disociar el pecho y la pelvis, una buena ayuda al correr.

INDICACIONES

En este ejercicio, toda la acción sucede entre la columna torácica (p. 30) y los muslos. Las rodillas y el pecho permanecen mirando al frente todo el tiempo mientras gira el *core*. Cuando las caderas giran, no hay que rotar el pecho.

Se hacen 3 series de 10-15 repeticiones con cada lado, pasando de una fase a otra en un movimiento continuo y suave.

Caderas

Los **aductores de la cadera** de la pierna de arriba y los **abductores de la cadera** de la que se apoya se activan para mantener el cuerpo elevado sobre el suelo y la columna y las caderas neutras.

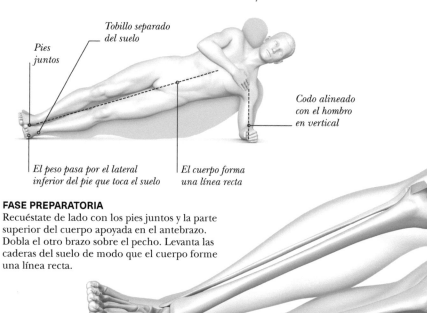

Pies juntos
Tobillo separado del suelo
Codo alineado con el hombro en vertical
El peso pasa por el lateral inferior del pie que toca el suelo
El cuerpo forma una línea recta

Tensor de la fascia lata
Cadera
Glúteo mayor
Glúteo medio
Iliopsoas
Aductor mayor

FASE PREPARATORIA
Recuéstate de lado con los pies juntos y la parte superior del cuerpo apoyada en el antebrazo. Dobla el otro brazo sobre el pecho. Levanta las caderas del suelo de modo que el cuerpo forme una línea recta.

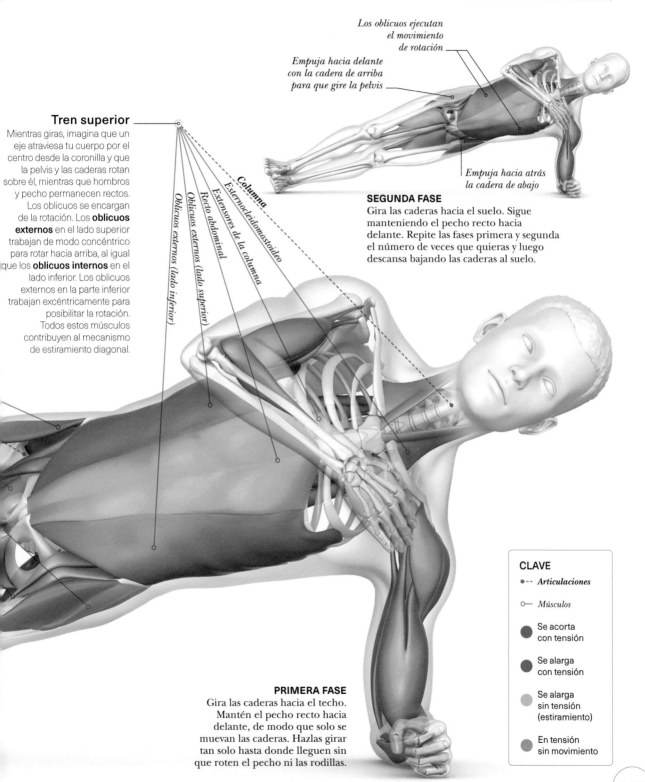

Tren superior

Mientras giras, imagina que un eje atraviesa tu cuerpo por el centro desde la coronilla y que la pelvis y las caderas rotan sobre él, mientras que hombros y pecho permanecen rectos. Los oblicuos se encargan de la rotación. Los **oblicuos externos** en el lado superior trabajan de modo concéntrico para rotar hacia arriba, al igual que los **oblicuos internos** en el lado inferior. Los oblicuos externos en la parte inferior trabajan excéntricamente para posibilitar la rotación. Todos estos músculos contribuyen al mecanismo de estiramiento diagonal.

Los oblicuos ejecutan el movimiento de rotación

Empuja hacia delante con la cadera de arriba para que gire la pelvis

Empuja hacia atrás la cadera de abajo

Columna
Esternocleidomastoideo
Extensores de la columna
Recto abdominal
Oblicuos externos (lado superior)
Oblicuos externos (lado inferior)

SEGUNDA FASE

Gira las caderas hacia el suelo. Sigue manteniendo el pecho recto hacia delante. Repite las fases primera y segunda el número de veces que quieras y luego descansa bajando las caderas al suelo.

PRIMERA FASE

Gira las caderas hacia el techo. Mantén el pecho recto hacia delante, de modo que solo se muevan las caderas. Hazlas girar tan solo hasta donde lleguen sin que roten el pecho ni las rodillas.

CLAVE

●-- *Articulaciones*

○— *Músculos*

● Se acorta con tensión

● Se alarga con tensión

● Se alarga sin tensión (estiramiento)

● En tensión sin movimiento

SALTO AL CAJÓN

Este ejercicio mejora la potencia del tren inferior (p. 98), así como la capacidad de acumulación y liberación de energía de glúteos, cuádriceps, gemelos y abductores de la cadera. Favorece el control sobre la alineación de la rodilla y las caderas en la fase de carga (p. 66), lo que mejora el rendimiento y previene lesiones.

INDICACIONES

Para este ejercicio se necesita un cajón pliométrico. Uno de 30 cm de alto basta para iniciarse en el entrenamiento con saltos. Las rodillas se doblan unos 45° para saltar y al caer.

Se empieza con 3 series de 10-12 repeticiones. Para progresar, se aumenta la altura del cajón y se reducen las series a 3-4 de 6-8 repeticiones.

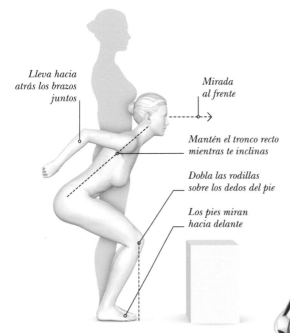

Lleva hacia atrás los brazos juntos

Mirada al frente

Mantén el tronco recto mientras te inclinas

Dobla las rodillas sobre los dedos del pie

Los pies miran hacia delante

PRIMERA FASE
Sitúate erguido frente al cajón con los pies separados a la altura de las caderas y los brazos a los lados. Dobla las rodillas, listo para saltar. Dobla los codos por detrás de ti, preparado para impulsar los brazos hacia delante.

SEGUNDA FASE
Impúlsate con las piernas hacia arriba con firmeza, con una extensión de tobillos rodillas y caderas, para saltar hacia arriba y adelante y subirte al cajón. Al mismo tiempo, impulsa los brazos hacia delante y arriba

Bíceps
Tríceps
Deltoides
Pectoral mayor
Dorsal ancho
Serrato anterior
Oblicuo externo
Recto abdominal

Tren superior y brazos
Los **brazos** contribuyen al movimiento de impulso al desplazarse hacia delante y arriba en ambos lados. El **recto abdominal** y los **oblicuos** se alargan en tensión mientras el cuerpo se elonga durante el salto.

Tensor de la fascia lata
Recto femoral
Cadera
Aductor mayor
Bíceps femoral (c. l.)
Vasto medial
Rodilla
Gastrocnemio
Tibial anterior
Peroneo largo
Tobillo
Abductor del dedo pequeño
Extensor largo de los dedos

Piernas
Para elevar el cuerpo en el aire es necesaria una explosión de fuerza: de ello se encargan los extensores de **caderas, rodillas** y **tobillos.** Es una fuerza similar a la de propulsión generada durante la fase de final de apoyo de la carrera (p. 68).

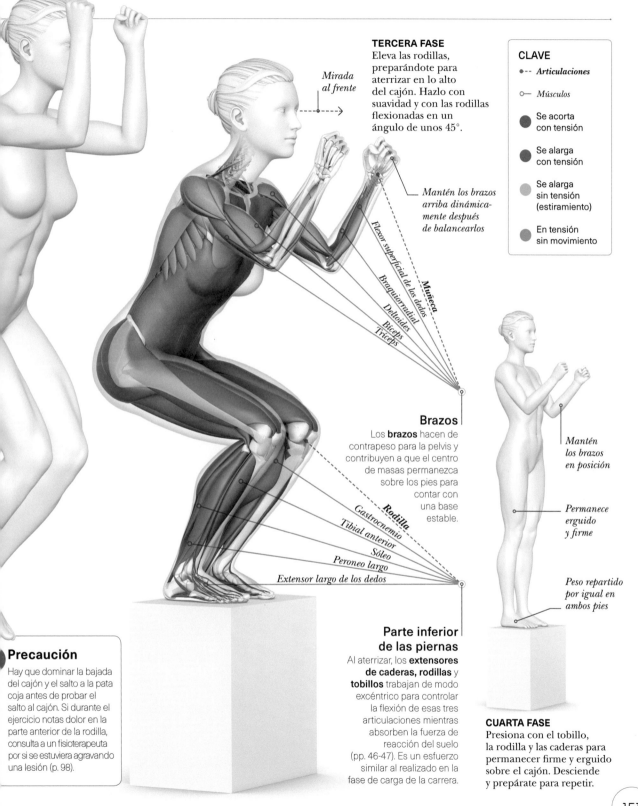

TERCERA FASE
Eleva las rodillas, preparándote para aterrizar en lo alto del cajón. Hazlo con suavidad y con las rodillas flexionadas en un ángulo de unos 45°.

Mirada al frente

Mantén los brazos arriba dinámicamente después de balancearlos

Flexor superficial de los dedos
Braquiorradial
Deltoides
Bíceps
Tríceps
Muñeca

Brazos
Los **brazos** hacen de contrapeso para la pelvis y contribuyen a que el centro de masas permanezca sobre los pies para contar con una base estable.

Rodilla
Gastrocnemio
Tibial anterior
Sóleo
Peroneo largo
Extensor largo de los dedos

Mantén los brazos en posición

Permanece erguido y firme

Peso repartido por igual en ambos pies

Parte inferior de las piernas
Al aterrizar, los **extensores de caderas, rodillas** y **tobillos** trabajan de modo excéntrico para controlar la flexión de esas tres articulaciones mientras absorben la fuerza de reacción del suelo (pp. 46-47). Es un esfuerzo similar al realizado en la fase de carga de la carrera.

CUARTA FASE
Presiona con el tobillo, la rodilla y las caderas para permanecer firme y erguido sobre el cajón. Desciende y prepárate para repetir.

Precaución
Hay que dominar la bajada del cajón y el salto a la pata coja antes de probar el salto al cajón. Si durante el ejercicio notas dolor en la parte anterior de la rodilla, consulta a un fisioterapeuta por si se estuviera agravando una lesión (p. 98).

» EN DETALLE

El salto al cajón es un ejercicio avanzado que aumenta la potencia de los músculos extensores de las piernas y exige control al aterrizar para evitar impactos fuertes. Las grandes cargas desarrolladas contribuyen a fortalecer los huesos y prevenir fracturas por estrés debidas a la carga reiterada al correr. También someten la musculatura de las piernas a fuerzas intensas que pueden desarrollarla más de lo que se consigue solo con la carrera. Al igual que el ejercicio de partida, las siguientes variantes son ejercicios avanzados, por lo que deben tomarse las mismas precauciones (p. 151).

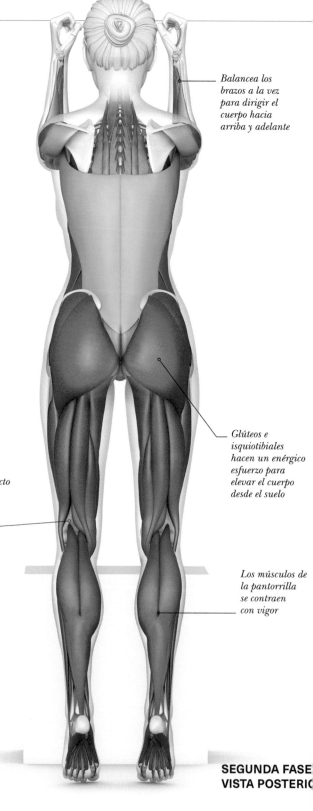

Balancea los brazos a la vez para dirigir el cuerpo hacia arriba y adelante

Glúteos e isquiotibiales hacen un enérgico esfuerzo para elevar el cuerpo desde el suelo

Los músculos de la pantorrilla se contraen con vigor

SEGUNDA FASE VISTA POSTERIOR

Osteona o sistema de Havers

Hueso esponjoso

Osteoblastos al borde del hueso compacto

Hueso compacto

Fortalecer los huesos

Los huesos, como cualquier tejido corporal, se fortalecen en respuesta a la carga. Sin embargo, los estudios han demostrado que correr largas distancias no reduce el riesgo de fracturas por estrés, ya que el esfuerzo cíclico leve que caracteriza al *running* es insuficiente para inducir el fortalecimiento óseo. Ejercicios que de pronto someten al cuerpo a grandes cargas, como saltar a la pata coja o desde un cajón (p. siguiente), endurecen los huesos y reducen el riesgo de fractura por estrés.

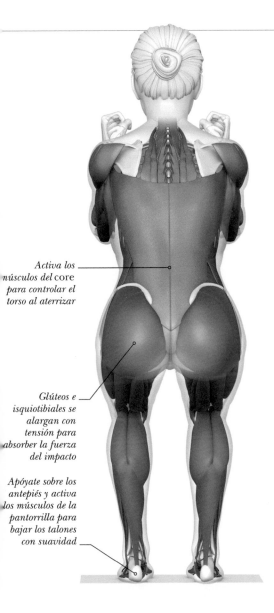

Activa los músculos del core *para controlar el torso al aterrizar*

Glúteos e isquiotibiales se alargan con tensión para absorber la fuerza del impacto

Apóyate sobre los antepiés y activa los músculos de la pantorrilla para bajar los talones con suavidad

TERCERA FASE | VISTA POSTERIOR

PROGRESIÓN EN EL SALTO AL CAJÓN
Salto al cajón con una pierna

Sitúate ante el cajón. Desplaza el peso a la pierna de apoyo y flexiona la otra rodilla a 90°. Sin desviar la pelvis, dobla despacito la rodilla de apoyo a unos 45° e impúlsate con energía hacia arriba, extendiendo el tobillo, la rodilla y la cadera para saltar a la pata coja a lo alto del cajón. Tras aterrizar, estira la pierna de apoyo hasta quedar erguido. Baja del cajón. Usa un cajón pliométrico de 30 cm de altura y haz 3 series de 10-12 repeticiones. Para progresar, usa un cajón más alto y reduce a 3-4 series de 6-8 repeticiones.

Lleva ambos brazos hacia delante a la vez

Aterriza suavemente en la parte superior central del cajón

Dirige los brazos hacia atrás mientras te agachas

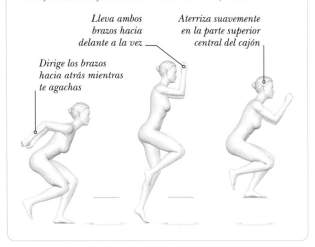

VARIANTE DEL SALTO AL CAJÓN
Salto desde el cajón

El salto al cajón se centra en la fase de propulsión de la carrera (p. 68). Hacerlo a la inversa imita las condiciones de la fase de carga (p. 66). Firme sobre el cajón, dobla rodillas y caderas y salta desde ahí. Al aterrizar, agáchate en cuclillas para absorber el impacto. Haz 3 series de 10-12 repeticiones. Para progresar, añade peso (p. 99) y reduce a 3 series de 6-8 repeticiones, antes de empezar a hacer el ejercicio con una sola pierna.

Dirige los brazos hacia atrás mientras te agachas

Lleva ambos brazos hacia delante a la vez

Aterriza doblando las piernas con los brazos levantados

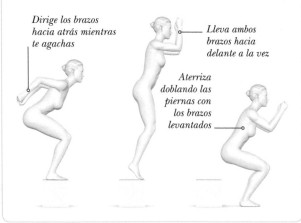

SALTO A LA PATA COJA

Saltar a la pata coja es una gran forma de fortalecer glúteos, cuádriceps, gemelos y tendón de Aquiles, esenciales para controlar la alineación de rodillas y caderas durante la fase de carga de la carrera (p. 66). Este ejercicio aumenta la capacidad de almacenar y liberar energía de esos músculos y mejora la tenacidad de los resortes de las piernas.

INDICACIONES

Antes de empezar se marca una señal de referencia en el suelo (por ejemplo, dos tiras de esparadrapo cruzadas). Hay que fijarse en la posición de la rodilla de apoyo mientras se prepara el salto, para que no ceda hacia dentro: debe permanecer en posición frontal (p. 10) mientras se dobla la pierna en un ángulo de 45° para saltar y aterrizar. La pelvis debe estar recta durante los saltos y no bascular hacia delante.

Para comenzar se hacen 3 series de 30 segundos con cada pierna. Para progresar, se aumenta el peso y/o el tiempo. La siguiente progresión es pasar al salto al cajón (pp. 150-151).

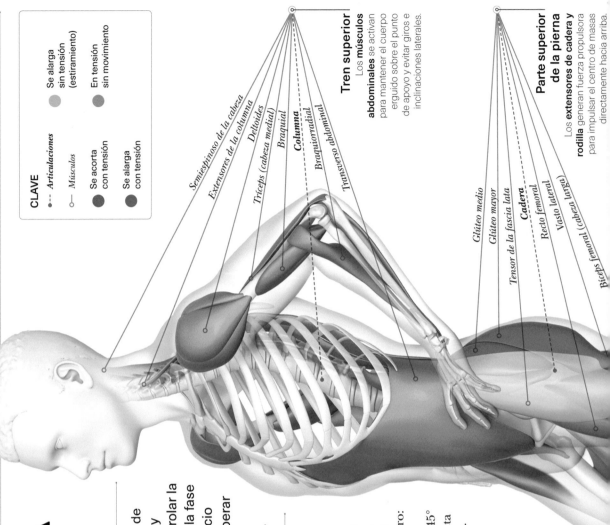

CLAVE
- - - *Articulaciones*
— *Músculos*
● Se acorta con tensión
● Se alarga con tensión
● Se alarga sin tensión (estiramiento)
● En tensión sin movimiento

Semiespinoso de la cabeza
Extensores de la columna
Tríceps (cabeza medial)
Deltoides
Braquial
Columna
Braquiorradial
Transverso abdominal

Tren superior
Los **músculos abdominales** se activan para mantener el cuerpo erguido sobre el punto de apoyo y evitar giros e inclinaciones laterales.

Glúteo medio
Glúteo mayor
Tensor de la fascia lata
Cadera
Recto femoral
Vasto lateral
Bíceps femoral (cabeza larga)

Parte superior de la pierna
Los **extensores de cadera y rodilla** generan fuerza propulsora para impulsar el centro de masas directamente hacia arriba.

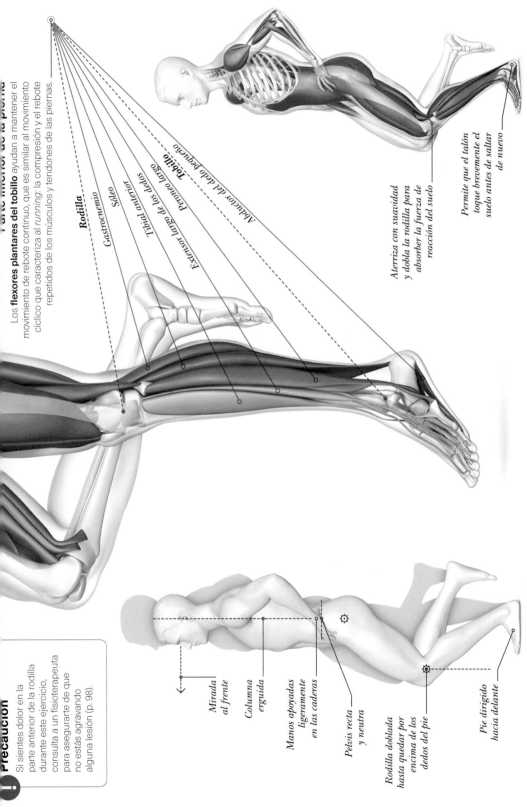

¡Precaución!

Si sientes dolor en la parte anterior de la rodilla durante este ejercicio, consulta a un fisioterapeuta para asegurarte de que no estás agravando alguna lesión (p. 98).

Los **flexores plantares del tobillo** ayudan a mantener el movimiento de rebote continuo, que es similar al movimiento cíclico que caracteriza al *running*; la compresión y el rebote repetidos de los músculos y tendones de las piernas.

Rodilla

Gastrocnemio

Sóleo

Tibial anterior

Extensor largo de los dedos

Peroneo largo

Tobillo

Abductor del dedo pequeño

Aterriza con suavidad y dobla la rodilla para absorber la fuerza de reacción del suelo

Permite que el talón toque brevemente el suelo antes de saltar de nuevo

SEGUNDA FASE

Intenta aterrizar sobre la marca del suelo y dobla la rodilla a 45° mientras absorbes las fuerzas de impacto a través de tobillo, rodilla y cadera. Impúlsate sin pausa para dar otro salto. Reduce todo lo posible el tiempo que pasas con el pie en el suelo.

PRIMERA FASE

Impúlsate con energía con la pierna de apoyo extendiendo el tobillo, la rodilla y la cadera para elevarte en el aire.

Mirada al frente

Columna erguida

Manos apoyadas ligeramente en las caderas

Pelvis recta y neutra

Rodilla doblada hasta quedar por encima de los dedos del pie

Pie dirigido hacia delante

FASE PREPARATORIA

Ponte de pie, erguido, con el pie de la pierna de apoyo sobre la marca del suelo y las manos en las caderas. Carga el peso sobre la pierna de apoyo, dobla la rodilla de la otra en un ángulo de 90° y levanta el pie del suelo. Manteniendo la pelvis recta, flexiona despacio la pierna de apoyo a unos 45°.

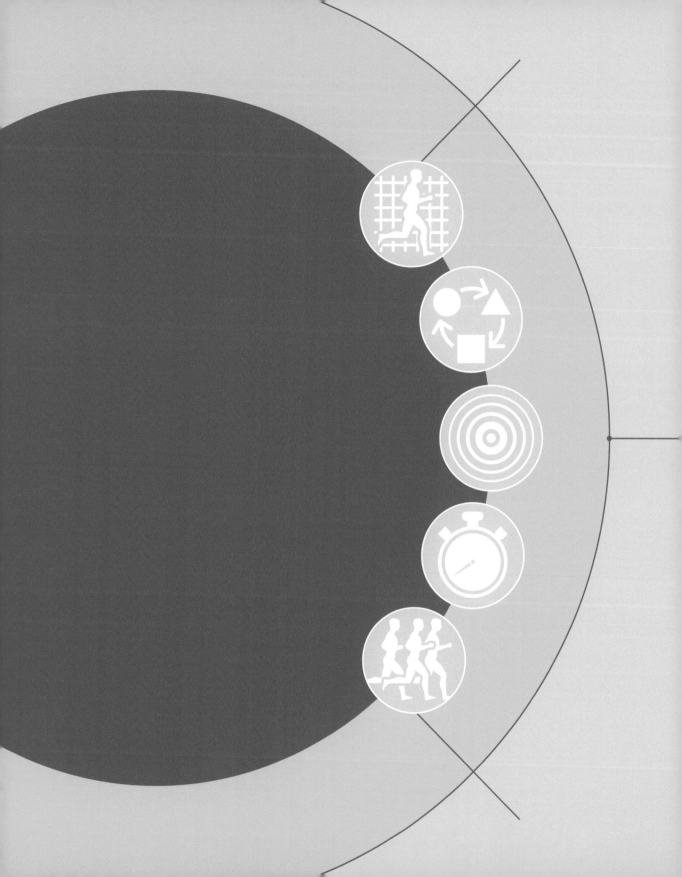

CÓMO ENTRENAR

Un entrenamiento inteligente que se centre en las fortalezas y necesidades individuales puede ayudar a mejorar el rendimiento. Este capítulo proporciona la información necesaria para elaborar un programa de entrenamiento que aporte resultados sólidos. Las herramientas que se ofrecen ayudan a crear una preparación a medida y proporcionan una gran variedad de programas que guiarán al corredor, sesión por sesión, desde el sofá hasta la maratón.

¿POR QUÉ ENTRENAR?

Uno de los mayores placeres del *running* es su **sencillez.** Basta con ponerse las zapatillas, salir por la puerta y empezar a correr. Sin embargo, un entrenamiento estructurado y orientado a objetivos puede mejorar el rendimiento, reducir el riesgo de lesiones y hacer que correr sea aún más agradable. Vale la pena considerar los beneficios.

EVITAR LESIONES

Dado que la mayoría de las lesiones se deben a un exceso de entrenamiento, la planificación es clave para prevenirlas: no solo permite programar la intensidad, sino que ayuda a destinar a la recuperación el tiempo necesario tras carreras largas o duras. Incorporar días o semanas de ejercicio suave permite que el cuerpo se adapte a la presión y reduce la probabilidad de lesiones. Los *drills,* calentamientos y estiramientos de un plan de entrenamiento ayudan también a evitar lesiones.

A MEDIDA

Estructurar y planificar el entrenamiento te permite descubrir qué te funciona mejor a título individual. Cuando sigues un programa, llevas un registro de los entrenamientos que realizas, lo que proporciona una perspectiva de lo que ha funcionado y lo que no. Puedes usar estos datos para realizar ajustes adecuados en el futuro.

MEJORAR LA CONDICIÓN FÍSICA

Practicar conscientemente la forma de correr (pp. 74-75) aporta mejoras y te ayuda a mantener una buena condición física incluso si corres a un ritmo rápido o si estás fatigado. Cuando se practica con *drills,* la forma de correr se vuelve más relajada y natural, lo que trae consigo una mejor economía de carrera (p. 165). Además, como a través de un entrenamiento estructurado se está más en forma, el cuerpo efectúa adaptaciones beneficiosas que incrementan el umbral de lactato, el VO_2max y la resistencia.

BENEFICIOS DEL ENTRENAMIENTO

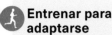

Entrenar para adaptarse

Para mejorar el rendimiento, el plan de entrenamiento introduce programas de intensidad creciente, lo que somete el cuerpo a la tensión necesaria para lograr adaptaciones físicas como el aumento del umbral de lactato y del VO_2 max (p. 37). Sin embargo, es importante equilibrar esta mayor exigencia con el descanso, por lo que un plan de entrenamiento eficiente prevé periodos de recuperación. Esta tabla ilustra los principios generales a la hora de aplicar la carga de entrenamiento.

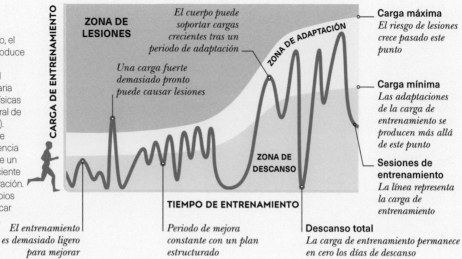

CARGA DE ENTRENAMIENTO

ZONA DE LESIONES

El cuerpo puede soportar cargas crecientes tras un periodo de adaptación

Una carga fuerte demasiado pronto puede causar lesiones

ZONA DE ADAPTACIÓN

ZONA DE DESCANSO

TIEMPO DE ENTRENAMIENTO

Carga máxima
El riesgo de lesiones crece pasado este punto

Carga mínima
Las adaptaciones de la carga de entrenamiento se producen más allá de este punto

Sesiones de entrenamiento
La línea representa la carga de entrenamiento

El entrenamiento es demasiado ligero para mejorar

Periodo de mejora constante con un plan estructurado

Descanso total
La carga de entrenamiento permanece en cero los días de descanso

COMPETIR

Si quieres mejorar tus tiempos, las posibilidades de éxito aumentan con un programa estructurado destinado a una carrera concreta. Estos entrenamientos con un objetivo pueden ayudar a desarrollar la velocidad y enseñan a mantener la calma, mientras que planificar el entrenamiento por fases te preparará para rendir al máximo el día de la carrera.

MANTENER LA MOTIVACIÓN

Puede ser difícil mantener la motivación sin una razón para continuar esforzándose. Un plan de entrenamiento va estableciendo objetivos, fáciles o difíciles, y da sentido a correr a un ritmo concreto, a recorrer una distancia específica y a disfrutar también de las carreras fáciles. Muchas veces caemos en la rutina o llegamos a un punto muerto si no tenemos una manera de evaluar nuestro progreso; un programa de entrenamiento ayuda a apreciar los progresos, algo que de por sí motiva.

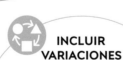

INCLUIR VARIACIONES

Un buen plan de entrenamiento incluirá variaciones de ritmo y distancia, para que haya recorridos rápidos, lentos, cortos y largos. Cuando se adopta un programa variado con un fin concreto y con una carga de entrenamiento progresiva, mejoran la forma de correr, la velocidad y forma física y el entrenamiento sigue siendo entretenido e interesante.

OBJETIVOS AL ENTRENAR

Antes de iniciar un programa de entrenamiento, primero hay que pensar qué se pretende conseguir. Tanto si se es principiante y se quiere preparar la primera carrera como si se es un corredor experimentado que desea pasar al siguiente nivel, es útil definir unos objetivos.

NUEVO EN EL RUNNING

Marcarse como objetivo un tiempo o una distancia permitirá evaluar los progresos tanto si se es principiante como si se retoma el *running*. Una forma física mínima también es necesaria.

OBJETIVOS REALISTAS

Es importante que los primeros objetivos sean realistas, como por ejemplo correr 5 km seguidos, o durante 30 minutos. Si son ambiciosos, como terminar una primera maratón, conviene tener objetivos intermedios para organizar las prioridades.

MEJORAR LA FORMA FÍSICA

Aunque la meta final sea correr una maratón, se ha de conseguir primero una mínima condición física aeróbica y anaeróbica (abajo). Antes de iniciar un programa de entrenamiento estructurado, hay que ser capaz de realizar pequeños esprints cortos y difíciles, así como carreras fáciles en distancias largas. Alcanzado este objetivo, se puede pasar a preparar una carrera. Si no se ha practicado *running* antes, el programa de 5 km para principiantes (pp. 190-191) es un buen punto de partida.

FORMACIÓN DE LA BASE

Antes de pasar a tipos de entrenamiento más específicos para la carrera, establece un nivel básico de forma física aeróbica y anaeróbica con una carrera continua fácil (p. 180) y esprints cortos (p. 188). Los ejemplos muestran el tipo de programa que deberías poder completar antes de iniciar el programa de 10 km para principiantes (pp. 192-193).

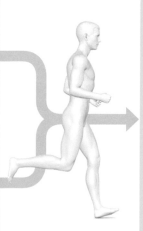

Base aeróbica

Practica carreras continuas hasta que logres hacer estos tres ejercicios por semana:

- dos carreras de 3 km
- una carrera de 5 km

Base anaeróbica

Practica zancadas (p. 87) hasta que puedas realizar cómodamente este plan 2-3 veces por semana:

- 4 repeticiones de **zancadas de 30 segundos** alternadas con **1 minuto caminando**

FORMA FÍSICA BÁSICA

Preparación para la carrera

Tras alcanzar una forma física mínima, puedes iniciar un programa de entrenamiento estructurado, que incluya ejercicios como:

- **Carreras continuas fáciles más largas** (p. 180)
- **Carrera continua rápida** (pp. 181-183)
- **Entrenamiento por intervalos** (pp. 184-185)
- **Entrenamiento en cuesta** (p. 186)

FORMA DE ENTRENAR

PREPARAR UNA CARRERA

Una vez que se ha elegido una distancia como objetivo, hay que establecer una franja de tiempo realista para llevarla a cabo, teniendo en cuenta la forma física de cada uno.

AUMENTAR LA CARGA

Cuando se entrena para una carrera, los objetivos son ganar volumen aumentando la distancia total que se recorre, y mejorar la velocidad incrementando la intensidad del ejercicio.

Hay que intentar aumentar la carga de entrenamiento un 10-15 % por semana. El incremento dependerá de factores como el historial de entrenamiento y la capacidad de recuperación, así que es importante vigilar la carga de entrenamiento (pp. 168-169). La mayor carga debería

darse 3-4 semanas antes del día de la carrera, o 2-3 semanas antes para recorridos más cortos. A partir de ahí debería reducirse el entrenamiento lo bastante para estar descansado el día de la carrera.

PLAN DE RECUPERACIÓN

Tras una competición, conviene dar al cuerpo un periodo de recuperación activa a través de un *cross training* de bajo impacto (p. 187) antes de preparar otra carrera. Si se preparan varias al año, es recomendable un plan estacional para estar al máximo en las carreras importantes y no sobrecargarse. Para una recuperación plena, es vital tener periodos de descanso durante el año en los que centrarse en otros tipos de carrera o actividades alternativas.

VOLUMEN DE ENTRENAMIENTO

Este gráfico muestra el volumen de entrenamiento por semana en el programa avanzado de maratón (pp. 206-209). Como muestra el ejemplo, en cada plan debería haber periodos de aumento del volumen y otros de recuperación.

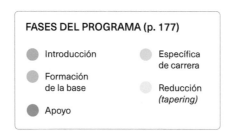

FASES DEL PROGRAMA (p. 177)

- Introducción
- Formación de la base
- Apoyo
- Específica de carrera
- Reducción *(tapering)*

PROGRESAR EN EL ENTRENAMIENTO

Se puede progresar en el entrenamiento aumentando la distancia, la intensidad del ejercicio, o ambas.

A medida que avances notarás que el mismo entrenamiento te exige menos esfuerzo, lo que redunda en una mejora de la economía de carrera (p. 165) y debería arrojar mejores resultados. Continúa con la preparación (pp. 168-169) y ajusta los objetivos a medida que veas mejoras, o si los ejercicios te resultan menos exigentes.

MANTENER EL ESFUERZO

El entrenamiento sigue habitualmente una progresión escalonada. El aumento de la carga del ejercicio conllevará un esfuerzo al principio, pero a medida que el cuerpo se acostumbre, hará adaptaciones físicas (p. 159). Conviene mantener el nivel de ejercicio hasta que el cuerpo haya absorbido la carga de entrenamiento, y luego aumentarlo de nuevo.

AFRONTAR LAS DEBILIDADES

Asegúrate de incluir todo tipo de ejercicios (pp. 180-186) en el entrenamiento. Tendemos a evitar los que se nos dan peor y nos atraen los que nos resultan más sencillos, lo que acaba haciendo que los ejercicios difíciles lo sean cada vez más. En el entrenamiento, es buena idea afrontar pronto las debilidades, para no tener que abordar una limitación en las semanas previas a la carrera.

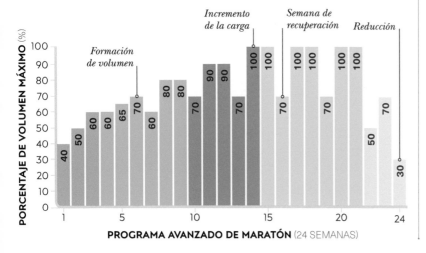

PROGRAMA AVANZADO DE MARATÓN (24 SEMANAS)

PORCENTAJE DE VOLUMEN MÁXIMO (%)

Formación de volumen

Incremento de la carga

Semana de recuperación

Reducción

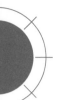

EVALUAR LA FORMA FÍSICA

Es importante comprobar la condición física al principio de un programa de entrenamiento y luego evaluar las mejoras. La forma física se mide por el grado de intensidad al que uno puede ejercitarse y determina el nivel adecuado de trabajo físico. Existen varios métodos para medir la intensidad.

 Examen médico

Hazte una revisión médica si eres principiante o vuelves a la práctica, sobre todo en caso de sufrir hipertensión, diabetes o dolencias cardiacas o renales. Consulta al médico si te duelen el cuello, el pecho, la mandíbula o los brazos; también si te falta el aire o sientes mareos o debilidad; si se te hinchan los tobillos o ante un dolor que no alivia el descanso.

CONTROL DEL ESFUERZO

Un equipo de alta tecnología puede medir la intensidad, pero la simple evaluación del esfuerzo basada en cómo se siente uno ha demostrado ser muy eficaz.

El esfuerzo que se percibe al hacer ejercicio está directamente relacionado con la intensidad del trabajo del corazón y el sistema respiratorio aeróbico. Cuanto más en forma, con más intensidad se puede hacer ejercicio con un índice de esfuerzo percibido (RPE, *rate of perceived exertion*) bajo. Se ha de planificar la intensidad de cada carrera para asegurar un nivel adecuado de entrenamiento y una recuperación correcta.

ÍNDICE DE ESFUERZO PERCIBIDO (RPE)

Esta sencilla tabla de 0 a 10 permite evaluar el esfuerzo. Aunque subjetiva, una escala RPE es eficaz para establecer y controlar la intensidad del ejercicio.

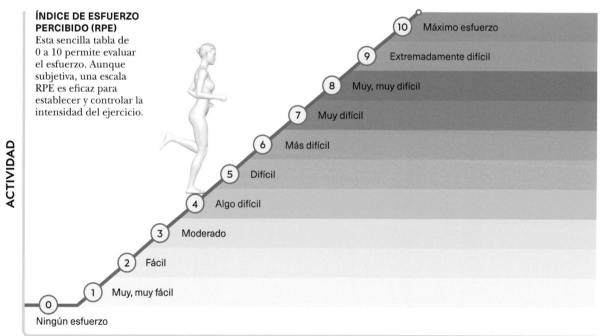

ESCALA DE RPE (ÍNDICE DE ESFUERZO PERCIBIDO)

CONTROL DE FRECUENCIA CARDIACA

El ritmo cardiaco sube en relación lineal con el incremento del esfuerzo, por lo cual es una buena forma de medir la intensidad.

Si se sigue su evolución en el tiempo, puede indicar el nivel de forma física. Por ejemplo, si se puede elevar el ritmo de la marcha a una frecuencia cardiaca concreta, eso indica que ya no cuesta tanto. El ritmo cardiaco, sin embargo, se ve afectado por la fatiga, el calor, el terreno y otras variables, así que conviene recurrir al RPE también al entrenar.

RITMO CARDIACO AL ENTRENAR

Durante el entrenamiento, se puede usar una pulsera o banda en el pecho para medir la recuperación de la frecuencia cardiaca (HRR, *heart rate reserve*), el rango en el que puedes ejercitarte, que es la diferencia entre el ritmo cardiaco en reposo (RHR, *resting heart rate*) y el ritmo cardiaco máximo (dcha.). Un RHR alto puede avisar de un exceso de entrenamiento. El gráfico de abajo muestra los beneficios de correr con diferentes porcentajes de recuperación de la frecuencia cardiaca. La fórmula permite calcular la frecuencia cardiaca ideal. Por ejemplo, si la HRR es 110, el RHR es 70 y la intensidad deseada es del 85 % de la recuperación de la frecuencia cardiaca, (110x0,85) + 70 da un ritmo objetivo de 163,5.

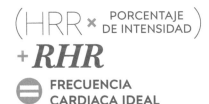

$$\left(HRR \times \begin{array}{c} \text{PORCENTAJE} \\ \text{DE INTENSIDAD} \end{array} \right)$$
$$+ RHR$$

 FRECUENCIA CARDIACA IDEAL

 ## Cálculo de la frecuencia cardiaca

El corazón es un músculo que se fortalece con el entrenamiento. Cuanto más bajo es tu ritmo cardiaco en reposo, más eficaz es tu corazón, y más en forma estás. La frecuencia cardiaca máxima puede ayudarte a controlar el esfuerzo.

MEDIR EL RITMO CARDIACO EN REPOSO

Antes de levantarte de la cama, tómate el pulso. Hazlo varios días para tener una lectura media fiable.

$$\text{LATIDOS EN REPOSO DURANTE 10 SEGUNDOS} \times 6$$

= **FRECUENCIA CARDIACA EN REPOSO** (RHR)

MEDIR LA FRECUENCIA CARDIACA MÁXIMA

Esta fórmula es una forma sencilla de calcular el ritmo cardiaco máximo. Sin embargo, para tener en cuenta la genética y la forma física, es más precisa una prueba en una cinta de correr (p. 167).

$$220 - \text{LA EDAD}$$

= **FRECUENCIA CARDIACA MÁXIMA** (MHR)

MEDIR LA RECUPERACIÓN DE LA FRECUENCIA

Para averiguar la recuperación de la frecuencia cardiaca, es útil esta resta. Esta cifra puede incrementarse a medida que mejora la forma física.

$$MHR - RHR$$

= **RECUPERACIÓN DE LA FRECUENCIA CARDIACA** (HRR)

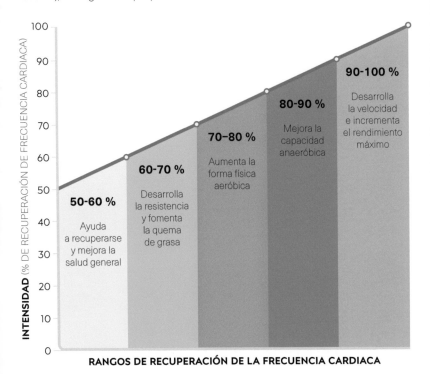

INTENSIDAD (% DE RECUPERACIÓN DE FRECUENCIA CARDIACA)

50-60 %
Ayuda a recuperarse y mejora la salud general

60-70 %
Desarrolla la resistencia y fomenta la quema de grasa

70–80 %
Aumenta la forma física aeróbica

80-90 %
Mejora la capacidad anaeróbica

90-100 %
Desarrolla la velocidad e incrementa el rendimiento máximo

RANGOS DE RECUPERACIÓN DE LA FRECUENCIA CARDIACA

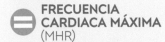

Potencia de carrera

Existen dispositivos portátiles que usan la «potencia de carrera» para medir la intensidad, pero tienen limitaciones. La «potencia» se emplea en ciclismo para calcular el esfuerzo a partir de la potencia mecánica de salida de las piernas. Sin embargo, al contrario que en el ciclismo, en la carrera la diferencia entre la potencia mecánica y el consumo de energía metabólica cambia con las condiciones. Por ejemplo, cuesta arriba, baja la contribución de energía elástica de los tendones; cuesta abajo, los músculos empujan menos y realizan una acción de frenada. Los potenciómetros no miden estos cambios con fiabilidad, porque usan estimaciones en lugar de una verdadera lectura de la potencia.

CONTROL DEL RITMO

El ritmo del ejercicio es otra medida de la intensidad, puesto que el aumento de la velocidad implica un mayor esfuerzo.

Un programa de entrenamiento incluye ejercicios a diferentes ritmos, para mejorar aspectos como la eficiencia aeróbica y la eliminación del lactato. El ritmo objetivo es la velocidad estimada en minutos por kilómetro a la que hay que correr para lograr un tiempo determinado. Para distancias más largas, el ritmo es relativamente más lento que para las cortas, dado que hay que mantenerlo más tiempo. Entrenar a diferentes ritmos muestra los puntos fuertes y débiles. Por ejemplo, si puedes lograr un ritmo de 5 km pero tienes dificultades con un entrenamiento a

ritmo de media maratón, eso sugiere que has de mejorar la resistencia.

CÁLCULO DEL RITMO DE CARRERA

Las calculadoras *online* pueden ayudar a entrenar al ritmo objetivo en varias distancias (y son bastante precisas). Funcionan extrapolando el tiempo de una carrera reciente o el tiempo objetivo en un entrenamiento, o el tiempo medio sobre una distancia. El GPS es la forma más sencilla de medir el ritmo, pero también es posible percibirlo a través del esfuerzo (p. siguiente).

El gráfico inferior muestra los ritmos en función de los tiempos objetivos de una maratón para diferentes corredores.

Calculadora del ritmo

	PRINCIPIANTE	INTERMEDIO	AVANZADO	DE ÉLITE
TIEMPO IDEAL EN UNA MARATÓN	04:30:00	03:45:00	03:00:00	*RÉCORD MUNDIAL* 02:01:39
Ritmo de maratón	6:24/km	5:20/km	4:16/km	2:53/km
Ritmo de media maratón	6:05/km	5:04/km	4:03/km	2:44/km
Ritmo de umbral de lactato	5:46/km	4:53/km	3:58/km	2:45/km
Ritmo de 10 km	5:45/km	4:47/km	3:49/km	2:35/km
Ritmo de 5 km	5:32/km	4:37/km	3:41/km	2:29/km
Ritmo de 3 km	5:15/km	4:22/km	3:30/km	2:22/km
Ritmo de 1.500 m	4:55/km	4:06/km	3:16/km	2:12/km
Ritmo de 800 m	4:28/km	3:43/km	2:59/km	2:01/km

COMPARAR RPE, FRECUENCIA CARDIACA Y RITMO

Dado que todos miden el esfuerzo, se puede comparar el índice de esfuerzo percibido (RPE), la frecuencia cardiaca y el ritmo de carrera para evaluar la forma física en el día a día y a largo plazo.

La relación entre RPE, frecuencia cardiaca y ritmo es relativa, dado que el ritmo de un corredor con RPE 4 será diferente al de otro. Con un registro de RPE, frecuencia cardiaca y ritmo de carrera medios en cada entrenamiento, se puede conocer el esfuerzo realizado a un ritmo específico; por ejemplo, cómo se está a 4 min/km o a un ritmo de 10 km, y qué rango de frecuencia cardiaca se tiene.

Sin embargo, habrá fluctuaciones en el ritmo de carrera; si se está enfermo, cansado o estresado, el entrenamiento resultará más difícil.

La forma física mejorará el ritmo a una determinada frecuencia cardiaca o RPE, o resultará más fácil y bajará la frecuencia cardiaca. Si un ritmo resulta más duro o sube la frecuencia cardiaca, puede ser un síntoma de fatiga o sobreentrenamiento.

RPE Y RITMO DE CARRERA

La tabla muestra marcadores de RPE para una serie de ritmos. Dado que los corredores de élite pueden hacer una media maratón o 10 km más rápido que los *amateur*, eso se refleja en el RPE equivalente.

Economía de la carrera

Cuanto menos esfuerzo realice un corredor al moverse, menos oxígeno usará a una velocidad concreta. Hay variables que afectan a la economía de la carrera, como la genética, las condiciones ambientales, el peso de la ropa y los zapatos, el nivel de forma física y la biomecánica. Estos dos últimos factores se pueden modificar con el entrenamiento, por lo que mejorar el estado físico y la postura (pp. 74-75) ayuda a correr de manera más eficaz al ritmo que se pretende.

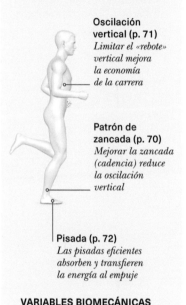

Oscilación vertical (p. 71)
Limitar el «rebote» vertical mejora la economía de la carrera

Patrón de zancada (p. 70)
Mejorar la zancada (cadencia) reduce la oscilación vertical

Pisada (p. 72)
Las pisadas eficientes absorben y transfieren la energía al empuje

VARIABLES BIOMECÁNICAS

Equivalencias RPE-ritmo

RPE	DESCRIPCIÓN	RITMO/ESFUERZO
0	Sin esfuerzo	Sedentario
1	Muy, muy fácil	Caminar
2	Fácil	Ritmo fácil
3	Moderado	Ritmo de maratón/media maratón *(amateur)*
4	Algo difícil	Ritmo de media maratón (élite)/ritmo de umbral de lactato/ritmo de 10 km *(amateur)*
5	Difícil	Ritmo de 10 km (élite)
6	Más difícil	Ritmo de 5 km
7	Muy difícil	Ritmo de 3 km
8	Muy, muy difícil	Ritmo de 1.500 m
9	Extremadamente difícil	Ritmo de 800 m
10	Esfuerzo máximo	Esprint/último esfuerzo al final de una carrera

PRUEBAS DE APTITUD FÍSICA

Las pruebas de aptitud física permiten establecer objetivos al inicio de un programa de entrenamiento y comprobar las mejoras. Para seguir los progresos, se pueden repetir estas pruebas, pero la mejor forma de medir el avance es competir. El umbral de lactato (pp. 34-35) y el VO_2max (p. 37), buenas formas de medir la aptitud física, se pueden conocer a través de las siguientes pruebas.

Ritmo de umbral de lactato (LT) de referencia

Aunque el umbral de lactato real puede variar, es útil usar un umbral de referencia en entrenamientos en los que se necesita correr en relación con el ritmo del LT, por ejemplo 15 seg/km más lento que el ritmo del LT. Puedes generar un ritmo LT estimado introduciendo el resultado de una carrera reciente en una calculadora de ritmos (p. 164), o realizar la siguiente prueba de 30 minutos.

Tras un calentamiento adecuado, aumenta gradualmente el ritmo hasta el nivel más rápido que puedas mantener durante los 30 minutos y luego empieza a cronometrar. Puedes medir el ritmo de carrera con un GPS o correr en una cinta o un circuito para calcular la distancia recorrida en 30 minutos. El umbral de LT en ese momento es 30 minutos dividido por la distancia total recorrida. Así, si son 8 km en 30 minutos, el ritmo de LT promedio será 345 min/km.

Determinar el ritmo de umbral de lactato

El ritmo de umbral de lactato (LT) es la velocidad máxima a la que se puede correr sin acumular lactato sanguíneo en los músculos. Entrenar a un ritmo de LT eleva este umbral, y el cuerpo se adapta a desarrollar una respiración celular aeróbica (pp. 34-35), que elimina el lactato, a ritmos más rápidos.

El umbral de lactato debería permanecer dentro del rango aeróbico de actividad, que debe sentirse como un ritmo «cómodamente difícil» que se pueda mantener durante aproximadamente 1 hora en condiciones de carrera (el ritmo LT también se denomina ritmo de carrera de 1 hora). Para entrenar al ritmo de LT, es preciso poder reconocerlo y controlarlo para mejorarlo con el tiempo. El umbral de lactato puede medirse en un laboratorio, pero también con una escala RPE (p. 162).

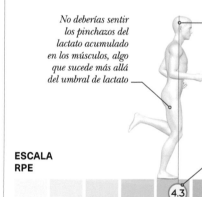

No deberías sentir los pinchazos del lactato acumulado en los músculos, algo que sucede más allá del umbral de lactato

Ritmo de umbral de lactato
El ritmo de LT es un nivel de esfuerzo y, como tal, variará en función del terreno, las condiciones meteorológicas, la altitud y cómo te sientes ese día

RPE 4,3
Correr en el umbral de lactato debería ser cómodamente difícil. El ritmo de LT corresponde a RPE 4,3

ESCALA RPE

4.3

Actividad aeróbica
Por debajo del ritmo de LT, la respiración celular aeróbica permite al cuerpo eliminar el lactato más rápido de lo que lo acumula

Actividad anaeróbica
Por encima del ritmo de LT, la respiración celular anaeróbica produce lactato más rápido de lo que el cuerpo lo elimina, y eso dificulta la respiración

RPE Y UMBRAL DE LACTATO
Aprende a sentir cuándo corres a ritmo LT. Es el nivel de esfuerzo específico que se alcanza al correr lo más rápido que puedas sin que te cueste respirar. Si te cuesta mucho, aminora la marcha.

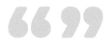

*La escala RPE 0-10 tiene una **relación directa** y **fiable** con el umbral de lactato y puede usarse para comprobar el ritmo de LT **en cualquier carrera***

VO$_2$max: prueba en cinta

Este método para comprobar el VO$_2$max se realiza en cinta de correr a una velocidad constante y con un aumento de la inclinación a intervalos de un minuto, hasta que no se puede seguir el ritmo. Llevarás tu cuerpo al límite, así que será mejor que otra persona te ayude a ajustar la inclinación. El tiempo total de carrera te servirá para calcular el VO$_2$max.

| TIEMPO | INCLINACIÓN |
MINUTOS	GRADOS
0	0º
1	2º
2	4º
3	6º
4	8º
5	10º
6	11º
7	12º
8	13º
9	14º
10	15º
11	16º
12	17º
13	18º
14	19º
15	20º

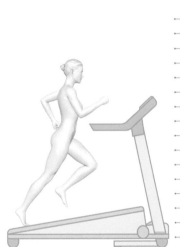

$$\left(42 + \text{TIEMPO TOTAL DE CARRERA}\right) \times 2$$

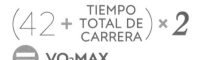 VO₂MAX

REALIZACIÓN DE LA PRUEBA
Pon la cinta a 11,3 km/h y una inclinación de 0°. A cada minuto que pasa, tu ayudante incrementa la inclinación siguiendo la tabla. La prueba termina cuando no puedes seguir.

VO$_2$max: test de Cooper

Esta prueba, desarrollada por el Dr. Ken Cooper en 1968, es una forma sencilla de medir la forma física aeróbica. Para completarla, basta con correr tanto como se pueda en 12 minutos y usar la distancia total recorrida para calcular el VO$_2$max con la fórmula que figura más abajo (en kilómetros o millas, según corresponda).

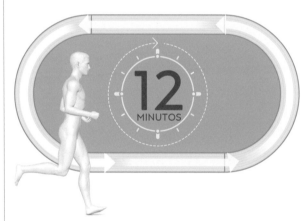

$$\left(22{,}35 \times \text{DISTANCIA TOTAL EN KM}\right) - 11{,}29$$

o

$$\left(35{,}96 \times \text{DISTANCIA TOTAL EN MILLAS}\right) - 11{,}29$$

VO₂MAX

REALIZACIÓN DE LA PRUEBA
Debe realizarse en superficie llana, a ser posible en un circuito de atletismo de 400 m. Pon el crono en 12 minutos; luego corre lo más rápido que puedas y registra la distancia total.

REGISTRO DEL ENTRENAMIENTO

La mayoría de los corredores llevan un buen registro de ciertos elementos del entrenamiento, con ayuda de un diario o midiendo sus progresos en una red social. Además, herramientas como los relojes GPS, los monitores de frecuencia cardiaca y otros dispositivos portátiles aportan mucha información. Hay varias formas de sacar provecho de estos datos.

¿POR QUÉ RECOPILAR LOS DATOS?

Los datos pueden proporcionar información objetiva sobre la forma en que responde el cuerpo al entrenamiento. Si se recopilan los datos correctos, mostrarán qué aspectos deben mejorarse y, por tanto, precisan más atención en el entrenamiento.

La recopilación de datos es importante también para controlar la salud.

Aportan información sobre cómo gestiona el cuerpo la carga de entrenamiento y alertan cuando hay sobreentrenamiento o lesión.

DATOS QUE REGISTRAR

Con los dispositivos móviles (recuadro, p. siguiente), se pueden recopilar muchos datos del entrenamiento. Sin embargo, la clave está en seleccionar los datos que

ayuden a controlar la carga de entrenamiento (p. siguiente), como el volumen y la intensidad, y observar la respuesta del cuerpo a través de los marcadores de fatiga y dolor. Además, conviene registrar los ejercicios (pp. 180-186) que se realizan cada semana. Cada uno tiene beneficios diferentes, por lo que es una forma de garantizar que se incluyen los elementos adecuados.

Tipos de datos

RPE, FRECUENCIA CARDIACA Y RITMO	**DISTANCIA O TIEMPO**	**REGISTRO DE DOLOR**	**REGISTRO DE FATIGA**
Registrar esos factores (pp. 162-165) te permite calibrar la intensidad, o nivel de esfuerzo, del ejercicio individual. Con el tiempo, te dan información sobre tu nivel de forma física, especialmente si observas que la frecuencia cardiaca o el índice de esfuerzo percibido (RPE) suben o bajan con relación a un ritmo concreto.	El control de estos factores te permite medir tu volumen. No todos los kilómetros son iguales. Algunas carreras son largas y lentas, mientras que otras son cortas y rápidas. Una carrera en cuesta puede ser más corta en distancia que una en llano, pero lleva más tiempo. Para evaluar la carga física del entrenamiento, es útil registrar el tiempo, pero si preparas una carrera, es también importante la distancia.	Percibir cualquier dolor te permitirá reparar en tus debilidades y eso te ayudará a identificar pronto una lesión y contribuir a su diagnóstico y tratamiento. Si sientes un dolor, apunta su localización, su naturaleza (usando adjetivos como agudo, doloroso, tenso) y su intensidad. Una sencilla clasificación de 0 a 10 te dará una idea muy clara.	La fatiga es uno de las primeras señales que avisan del síndrome de sobreentrenamiento. Evaluar lo cansado que te sientes tras cada ejercicio (con una sencilla clasificación de 0 a 10) te permite reconocer el incremento del nivel de fatiga y te ayuda a evaluar si deberías incluir más tiempo de recuperación en tu preparación.

CONTROLAR LA CARGA DE ENTRENAMIENTO

La carga de entrenamiento hace referencia a la tensión total a la que se ve sometido el cuerpo a lo largo del tiempo, lo que depende de la frecuencia, intensidad, duración y tipo de actividad. Se puede controlar la carga de entrenamiento puntuando cada ejercicio con la fórmula que figura bajo estas líneas. Por ejemplo, en carreras en cuesta a un nivel de esfuerzo de RPE 8 durante 20 minutos, la carga es de 160. Se debe registrar una carga interna y una externa (abajo) de manera constante para registrar la evolución de la carga a lo largo del tiempo.

Carga interna y externa

La carga de entrenamiento se divide en dos tipos: interna y externa. La externa es una medida ideal de volumen, como correr 10 km o durante 60 minutos. La interna representa el esfuerzo empleado en la realización del entrenamiento, como una frecuencia cardiaca media de 165 o un RPE de 4.

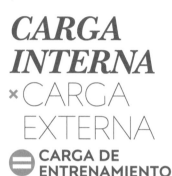

$$CARGA\ INTERNA \times CARGA\ EXTERNA = CARGA\ DE\ ENTRENAMIENTO$$

Tecnología para evaluar el progreso

Un sensor corporal, como un reloj con GPS, puede ser muy útil para recopilar y registrar múltiples datos. Estos dispositivos portátiles pueden recopilar información sobre la carga externa de entrenamiento (distancia, tiempo y desnivel) y la carga interna (la frecuencia cardiaca o el ritmo de la respiración). Algunos dan información en tiempo real y muchos están conectados a una plataforma *online* que puede usarse para seguir la evolución a lo largo del tiempo.

Otros equipos portátiles pueden medir variables biomecánicas como la cadencia, el impacto y la oscilación vertical, útiles si sabes cómo interpretar los datos. Sin embargo, es preferible no depender en exceso de estos datos y aprender a correr por intuición.

Observar los cambios

Dos atletas pueden responder de forma diferente a la misma carga de entrenamiento, así que es importante que controles regularmente la tuya. Se pueden usar los registros de dolor y fatiga para observar si la carga está mejorando la carrera o forzando el cuerpo. Este responde al estrés de la carga fortaleciéndose o derrumbándose, por lo que cualquier aumento de la carga debe ser siempre el adecuado. Hacer demasiado en poco tiempo puede provocar una lesión, y hacer demasiado poco no aportará mejoras.

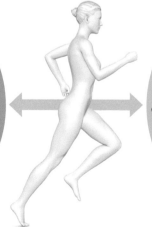

SIGNOS DE SOBREENTRENAMIENTO

El síndrome de sobreentrenamiento causa una caída repentina del rendimiento, la coordinación o la fuerza, y la fatiga no se alivia con un descanso corto. Los síntomas incluyen un aumento de la frecuencia cardiaca o RPE durante el entrenamiento, una frecuencia cardiaca en reposo elevada, cambios en el apetito, pérdida de peso, insomnio, irritabilidad, falta de concentración y depresión. Se trata bajando la carga de entrenamiento, o descansando por completo semanas o meses. Se previene repartiendo el entrenamiento durante el año y controlando la carga global de entrenamiento.

SIGNOS DE MEJORA

La principal mejora, y a menudo la más importante para muchos corredores, es la del tiempo de carrera. Además, si tu frecuencia cardiaca media baja, o si tu RPE es inferior porque el ritmo te resulta más fácil, es señal de que estás en mejor forma física. De igual modo, tu ritmo de carrera a una frecuencia cardiaca concreta o tu índice RPE también mejoran al estar más en forma. Otros síntomas son una menor frecuencia cardiaca en reposo y la capacidad de afrontar una mayor carga de entrenamiento semanal.

CONSEJOS PARA ENTRENAR

En algún momento, ya sea entrenando o en una carrera, el corredor experimenta la tentación de rendirse. Ya sea porque siente dolor en las piernas, tiene dudas o le abruma la sensación de fatiga, superar este momento puede ser determinante para un corredor, pues de ello puede salir más fuerte.

AFRONTAR EL DOLOR

El dolor del esfuerzo es parte de la experiencia del corredor. Puede llegar de muchas formas: músculos doloridos privados de glucógeno, articulaciones puestas a prueba por repetidos impactos y dolencias relacionadas con la carrera, desde ampollas a problemas digestivos.

En una carrera entre dos corredores de físico aparentemente similar, la capacidad de uno de ellos para superar el dolor puede ser una ventaja. El entrenamiento es la mejor forma de conseguirlo. Los corredores, entrenados o no, tienen un umbral de dolor similar y lo experimentarán en el mismo punto, pero algunos tienen mayor tolerancia y pueden aguantarlo más tiempo. No cambia la forma en que se siente, pero entrenar mejora la capacidad de sobrellevarlo porque el subconsciente aprende que el cuerpo puede aguantar la presión (abajo).

También es posible influir en el dolor apartando de él la atención. Algunos estudios han demostrado que ciertas técnicas de distracción, como escuchar música animada, impulsan al cuerpo al mantener el cerebro ocupado.

La respuesta del cerebro al esfuerzo

Estos recuadros exploran teorías sobre cómo decide el cerebro que no aguanta más el dolor del esfuerzo, y si el que controla este aspecto es el cerebro emocional (subconsciente) o el frontal (consciente). En cualquier caso, el entrenamiento puede modificar la respuesta del cerebro.

RESPUESTA VOLUNTARIA (CEREBRO FRONTAL)
El cerebro frontal quiere frenar la actividad por el esfuerzo percibido, o puede alentar a los músculos a trabajar más en respuesta al estímulo de motivación.

ESTÍMULO DE MOTIVACIÓN (FACTOR EXTERNO)
La motivación emocional, como cuando el público te anima o cuando ves la meta, la registra el cerebro frontal.

ESFUERZO PERCIBIDO (CEREBRO FRONTAL)
El cerebro frontal percibe la fatiga, una percepción generada por el sistema emocional, tras evaluar las muestras de dolor.

REGULADOR CENTRAL (CEREBRO EMOCIONAL)

CONTROL MUSCULAR (RESULTADO FÍSICO)
El cerebro emocional regula el reclutamiento muscular para detener el ejercicio antes de que el cuerpo falle. Sin embargo, el cerebro frontal también influye en la decisión de detenerse o continuar.

ESTÍMULO DE DOLOR (CEREBRO EMOCIONAL)
Al correr, las señales nerviosas viajan desde los músculos al cerebro emocional en forma de estímulos de dolor y son evaluados por él.

MODELO DE REGULADOR CENTRAL
Según esta teoría, un regulador subconsciente del sistema nervioso central genera la percepción de fatiga y malestar de cara a frenar la tensión impuesta al cuerpo.

MANTENER LA MOTIVACIÓN

La motivación para entrenar puede tener distintos orígenes. Aprender a identificar lo que te lleva a correr, y a competir, y reforzar esas motivaciones, ayuda a alcanzar objetivos.

Hay una serie de factores que influyen en la motivación. En una carrera, los gritos de apoyo de tu familia o la idea de lograr un mejor tiempo pueden empujarte a profundizar aún más en tus energías de reserva. En el entrenamiento, darse cuenta de una mejora objetiva y terminar ejercicios difíciles durante la preparación de una carrera puede animar a mantener la carga de entrenamiento.

Visualizarte cruzando la meta y alcanzando el objetivo puede ayudarte a entrenar un día frío y húmedo. Una forma de motivarte es anticipar el dolor y la fatiga antes de que lleguen, sabiendo que superarlos te hará más fuerte en futuros entrenamientos y carreras. Otra herramienta más inmediata y práctica puede ser la conversación positiva contigo mismo. Algunos estudios apuntan a que el rendimiento mejora si, ante una dificultad, te dices a ti mismo «puedes hacerlo» o «puedes aguantar el dolor».

Identificar el momento en que ya lo has dado todo también es importante, para darte un tiempo adecuado de recuperación y evitar el desgaste (dcha.).

Recuperación y desgaste

Ningún atleta aguanta un entrenamiento intenso de forma indefinida, independientemente de su capacidad, experiencia o fortaleza mental. Son necesarios periodos de recuperación en el programa de entrenamiento (pp. 174-175) o uno se arriesga al desgaste, entre cuyos efectos están las lesiones, la falta de entrenamiento (que lleve a malos resultados), el desánimo y los trastornos del sueño. Es importante recuperarse adecuadamente para que el cuerpo tenga tiempo de adaptarse al estímulo del entrenamiento y se fortalezca, sea más rápido y más eficiente. La recuperación no tiene por qué ser un descanso total. Es mejor que sea activa, como ejercicio ligero en bicicleta, correr o nadar en la piscina, ya que mantiene los músculos y articulaciones en movimiento pero sin forzar el cuerpo. Dicho esto, dormir es el remedio que ha demostrado una mayor eficacia para recuperarse.

ESTÍMULO DE MOTIVACIÓN (FACTOR EXTERNO)
La motivación emocional, como cuando el público te anima o ves la meta, se registra en el cerebro frontal.

RESPUESTA VOLUNTARIA (CEREBRO FRONTAL)
El cerebro frontal empuja a los músculos a trabajar más en respuesta al estímulo de motivación, o quiere parar por la fatiga que percibe.

ESTÍMULO DEL DOLOR (CEREBRO EMOCIONAL)
El cerebro consciente regula el reclutamiento muscular y toma la decisión de proseguir con el ejercicio o interrumpirlo.

ESFUERZO PERCIBIDO (CEREBRO FRONTAL)

ESTÍMULO DE DOLOR (CEREBRO EMOCIONAL)
Al correr, las señales nerviosas viajan desde los músculos al cerebro en forma de estímulos de dolor y son evaluados por él.

MODELO PSICOLÓGICO-MOTIVACIONAL
Este modelo propone que el cerebro frontal decide cuándo dejar de correr. Ocurre cuando el esfuerzo requerido iguala el máximo esfuerzo que el corredor quiere realizar, o bien cuando este cree que ha llevado a cabo el esfuerzo máximo y percibe que es imposible continuar.

NUTRICIÓN

Una nutrición adecuada es fundamental para el entrenamiento. Los macronutrientes principales sobre los que planificar la dieta son los carbohidratos, esenciales para crear suficientes reservas de energía, y las proteínas, que ayudan a regenerar y reparar tejidos musculares.

El glucógeno, que el cuerpo crea a partir de carbohidratos, proporciona una fuente primaria de energía durante la carrera. La ingesta de hidratos de carbono debería, por ello, graduarse en función de la carga de entrenamiento (abajo).

Es mejor maximizar la absorción de proteínas y distribuir su consumo durante el día; hay que tratar de comer 15-20 g de proteína 4 o 6 veces al día.

La proteína animal magra es la mejor, pero también es buena la de origen vegetal (soja, legumbres y frutos secos).

INGESTA TRAS EL ENTRENAMIENTO

Tras las duras sesiones de entrenamiento, es importante comer alimentos que ayuden al cuerpo a recuperarse. En las dos horas posteriores al ejercicio, hay que tratar de consumir 1,5 g de carbohidratos, 0,3 g de proteína y 0,3 g de grasa por kilo de peso. Durante la fase de reducción del entrenamiento (p. 177), cuando el gasto energético es menor y se intenta optimizar el peso corporal antes de una carrera, es mejor reducir la cantidad de carbohidratos a 1 g por kilo de peso corporal.

Antes de la carrera

Las comidas previas a la carrera deberían ser ricas en carbohidratos para obtener la energía necesaria; pasta, arroz y otros almidones son ideales. Tras comer, deberías esperar 2 o 3 horas antes de salir a hacer ejercicio, para evitar dolores abdominales. Para carreras de más de 30 minutos, o cuando los depósitos de glucógeno en el músculo son bajos, deberías tomar aproximadamente 30-60 g de carbohidratos por hora, para mantener los niveles de glucosa circulante. Eso se consigue con una combinación de bebidas isotónicas de fácil absorción, geles energéticos o alimentos ligeros fácilmente digeribles y ricos en carbohidratos, como las barritas energéticas. Es importante practicar en los entrenamientos para alcanzar la ingesta óptima el día de la carrera.

Necesidades nutricionales cambiantes

Cuanto más entrenes, más calorías necesitarás. Dependiendo de la fase de entrenamiento (p. 177), la ingesta diaria debería ser de un 25-50 % de carbohidratos (cereales integrales, a ser posible), para que el cuerpo pueda generar unas reservas energéticas adecuadas.

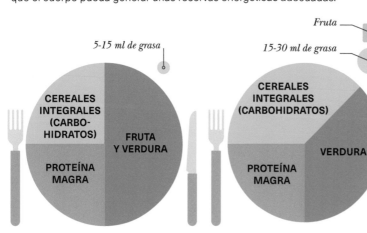

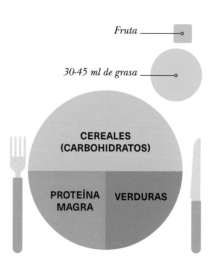

ENTRENAMIENTO FÁCIL
Para un entrenamiento ligero, por ejemplo en una fase de puesta a punto, la ingesta diaria total de carbohidratos complejos solo ha de ser del 25 %, primando las frutas y verduras.

ENTRENAMIENTO MODERADO
Al entrenar más, en las fases de entrenamiento de la base o de apoyo, conviene aumentar los carbohidratos y la grasa. Además, la fruta es recomendable como buena fuente de carbohidratos.

ENTRENAMIENTO INTENSO O DÍA DE LA CARRERA
En una fase de entrenamiento intenso, como la preparación de una carrera, los carbohidratos deberían ser la mitad de la ingesta diaria, lo que permitirá a los músculos almacenar glucógeno.

HIDRATACIÓN

Sin duda la hidratación es importante cuando hablamos de resistencia en la carrera. Regula la temperatura corporal a través del sudor, es esencial para el transporte de nutrientes y ayuda a liberar energía y eliminar los desechos que se crean en la conversión energética.

Tradicionalmente se ha dicho que se debería beber tanto como se pueda antes del ejercicio. Ahora sabemos que no es necesario ingerir cantidades abundantes de agua para evitar la deshidratación. Tampoco es cierta la vieja idea de que la sensación de sed indica que ya estás deshidratado. Aunque al aplacar la sed no

se reemplacen todos los líquidos perdidos durante el ejercicio (es normal perder hasta un 2-3 % de peso corporal durante el entrenamiento, o más durante la carrera), es más seguro que el peligro de sobrehidratación (recuadro, dcha.).

ESTRATEGIAS DE HIDRATACIÓN

Durante un entrenamiento, responder a las señales internas de sed debería bastar para estar hidratado. Si se suda mucho en una carrera, o si hace calor, puede que sea necesario tomar más líquidos antes del ejercicio, pero debería tenerse en cuenta también el malestar de correr con mucho líquido en el estómago.

Niveles de sodio

El exceso de hidratación puede ser tan peligroso como la deshidratación. Durante el ejercicio, perdemos sodio a través del sudor (desequilibrio electrolítico). Beber en exceso durante el ejercicio reduce aún más los niveles de sodio en la sangre. Esto puede provocar alteraciones del sueño y una complicación potencialmente mortal, la hiponatremia asociada al ejercicio (EAH, por sus siglas en inglés). Entre los síntomas figuran dolor de cabeza, fatiga, náuseas o vómitos, espasmos musculares y convulsiones.

Las bebidas isotónicas contienen electrolitos y, por tanto, no reducen los niveles de sodio en la sangre como lo hace el agua. Con todo, incluso tomar estas bebidas en exceso puede ocasionar una bajada de los niveles de sodio.

Deshidratación

Sudar durante el ejercicio hará que el cuerpo pierda cierta cantidad de agua. Si se pierde demasiada, sin embargo, puede afectar a la temperatura interna y al suministro de energía a los músculos.

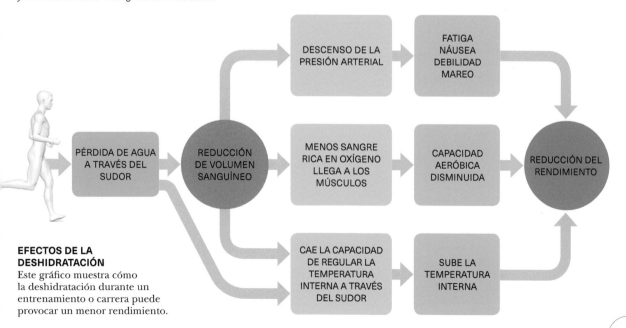

EFECTOS DE LA DESHIDRATACIÓN
Este gráfico muestra cómo la deshidratación durante un entrenamiento o carrera puede provocar un menor rendimiento.

RECUPERACIÓN Y REGENERACIÓN

Incluir un periodo de recuperación es crucial en el entrenamiento. Permite al cuerpo renovar la reserva energética y consolida las adaptaciones fisiológicas que realiza en respuesta a la carga de entrenamiento.

Una recuperación «activa», con actividades de bajo impacto e intensidad entre los entrenamientos principales, mantiene la movilidad de músculos y articulaciones (abajo). El masaje, la resiliencia mental y una buena calidad del sueño son también claves para la recuperación del cuerpo.

Otras herramientas y terapias han demostrado un efecto positivo en el dolor muscular percibido tras el ejercicio: prendas de compresión, inmersión en agua fría (introducir las piernas en agua helada durante 10 o 15 minutos tras el ejercicio), baños de contraste (meter las piernas de forma alterna en bañeras de agua caliente y fría durante 20 o 30 minutos) y la crioterapia (aplicación de frío, por ejemplo una bolsa de hielo, en los músculos). Hay pocas pruebas de la utilidad de otras modas como la terapia hiperbárica y la electroestimulación.

*Una **recuperación adecuada** es tan **importante** como el propio entrenamiento, o incluso más.*

Movilidad

Tras un entrenamiento intenso, puede resultar tentador permanecer sedentario hasta el siguiente. Sin embargo, mantener el cuerpo en movimiento, además de contribuir a la recuperación (activa), puede proporcionar beneficios tales como una mayor capacidad para eliminar metabolitos como el lactato sanguíneo, mejorar la función muscular y reducir el dolor tras el ejercicio. Los días que no tengas planificado un entrenamiento clave (p. 179), mantén una recuperación activa con *cross training* (p. 187), carreras de «recuperación» a un ritmo fácil (p. 180) o una rutina que mantenga en movimiento articulaciones, músculos y tendones (dcha.). Todas estas actividades deberían ser de bajo impacto e intensidad si se las compara con el entrenamiento intenso.

RUTINA DE MOVILIDAD
Para mantener el cuerpo en movimiento, puedes establecer una rutina diaria de ejercicios en diferentes momentos del día.

POR LA NOCHE
Haz estiramientos estáticos, como la paloma modificada, TFL con pelota y piriforme con pelota (pp. 90-95) para aliviar la rigidez o tensión de los flexores de cadera y glúteos.

AL DESPERTAR
Activa los músculos por la mañana realizando estiramientos dinámicos, como los balanceos de pierna hacia delante y lateral, y el estiramiento de la pantorrilla (pp. 78-83).

DESPUÉS DEL TRABAJO
Realiza cualquier combinación de *drills,* como las elevaciones de rodilla con y sin patada, las patadas al glúteo, las zancadas, los saltos hacia delante y las cariocas (pp. 84-89). Son especialmente beneficiosos si tu trabajo es sedentario.

A MEDIODÍA
Haz sencillos ejercicios de movilidad, como círculos con los tobillos, rodillas y caderas. Son fáciles de encajar en una jornada laboral y te ayudan a mantenerte en movimiento si tienes un trabajo sedentario.

Masaje

A medida que aumente tu carga de entrenamiento, probablemente sientas tensión muscular y rigidez en varias zonas del cuerpo. Una forma de afrontarla es programar una terapia regular de masaje durante el entrenamiento.

El masaje puede ayudar a relajar el tejido muscular y reducir las molestias posteriores al ejercicio. Aunque las pruebas sugieren que no aumenta el flujo sanguíneo ni ayuda a eliminar los productos metabólicos de desecho (beneficios que se atribuyen al masaje), sí están demostrados sus efectos psicológicos positivos. Entre ellos cabe citar la mejoría en la percepción de la recuperación y de las molestias musculares.

El masaje también repercute en el sistema nervioso al ayudar a activar el sistema nervioso parasimpático (p. 42), que es el responsable de calmar las respuestas al estrés generado por el ejercicio y la competición.

Si no puedes ver con regularidad a un masajista, piensa en el automasaje. Hay varias herramientas, como los rodillos de espuma y las pelotas de masaje tipo lacrosse, que pueden emplearse en una zona específica en la que sientas tensión. Mira también los estiramientos TFL y piriforme con pelota en las pp. 92-95.

Meditación

La práctica de la meditación puede beneficiar a los corredores al ayudarles a relajarse y aliviar la tensión. Ello contribuye a garantizar una mejor calidad del sueño, por lo que el cuerpo puede recuperarse eficazmente.

Además, la meditación favorece la concentración mental, lo que puede estimular la fuerza de voluntad y la autodisciplina en momentos en los que debes mantener la motivación para entrenar. También puede ayudarte a aumentar la resiliencia mental ante la frustración, el dolor, el estrés y los días de entrenamiento difíciles, y animarte en los retos de la competición.

Sueño

La calidad y cantidad del sueño es el factor de recuperación más importante; la privación de sueño puede influir en el rendimiento de los corredores de fondo más que en otros atletas. Un sueño insuficiente afecta a los sistemas inmune y endocrino y puede redundar en una alteración de la función cognitiva, un aumento de la percepción del dolor, cambios en el comportamiento y un metabolismo alterado. Se ha demostrado que un entrenamiento de resistencia suprime la inmunidad, por lo que una buena higiene del sueño (dcha.) es vital para la recuperación del sistema inmune. Si se acorta el sueño, el cuerpo no tiene tiempo de reparar y consolidar la memoria, lo que puede llevar a un aumento del riesgo de lesiones por la ralentización del tiempo de reacción.

Higiene del sueño

Una correcta higiene del sueño puede mejorar su calidad y cantidad. Intenta seguir los siguientes hábitos:

- Mantén la habitación oscura, tranquila, a una temperatura entre 19° y 21°.
- Asegúrate de que la cama y la almohada son cómodas.
- Evita pantallas retroiluminadas una hora antes de ir a dormir.
- Evita la cafeína por la tarde.
- Acuéstate y levántate a la misma hora todos los días.
- Prepara al cuerpo para el sueño con una rutina que comience 30 minutos antes de acostarte.
- Usa técnicas de relajación y respiración (ver Meditación, arriba) si tienes ansiedad o problemas para conciliar el sueño.

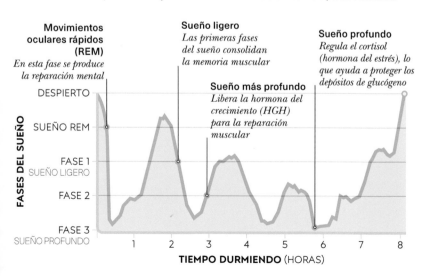

Movimientos oculares rápidos (REM)
En esta fase se produce la reparación mental

Sueño ligero
Las primeras fases del sueño consolidan la memoria muscular

Sueño profundo
Regula el cortisol (hormona del estrés), lo que ayuda a proteger los depósitos de glucógeno

Sueño más profundo
Libera la hormona del crecimiento (HGH) para la reparación muscular

DESPIERTO
SUEÑO REM
FASE 1 SUEÑO LIGERO
FASE 2
FASE 3 SUEÑO PROFUNDO

FASES DEL SUEÑO

1 2 3 4 5 6 7 8
TIEMPO DURMIENDO (HORAS)

SUEÑO REPARADOR
A lo largo de la noche pasamos por distintas fases del sueño. Todas son esenciales para recuperarse.

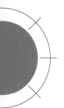

ELEGIR Y SEGUIR UN PLAN DE ENTRENAMIENTO

Un programa de entrenamiento es eficaz si supone un estímulo adecuado para un corredor en su actual nivel de forma física y preparación. Este libro incluye programas para corredores principantes y avanzados, ideados para proporcionar una estructura de ejercicios básicos que puede adaptarse según las necesidades concretas.

TIPOS DE PROGRAMA

Los programas de entrenamiento de este capítulo incluyen planes para 5 km, 10 km, media maratón y maratón, además de otros avanzados para 10 km, media maratón y maratón.

PROGRAMAS PARA PRINCIPIANTES

Si nunca has corrido, llevas tiempo sin correr o vuelves a entrenar tras una lesión, puedes comenzar con el programa Principiante 5 km. Está diseñado en un formato caminar-correr con idea de aumentar gradualmente el tiempo de carrera. Una vez completada la primera carrera de 5 km, se puede optar por preparar distancias más largas.

Con todo, no existe una regla única para progresar. Muchos corredores prefieren limitarse a recorridos más cortos y esforzarse en mejorar el tiempo. Dicho esto, si el cuerpo es capaz de absorber la carga de entrenamiento en cada nivel sucesivo de distancia, puede ser satisfactorio continuar. En los tramos de 12 semanas, los programas para principiantes se centran en la habilidad para completar la distancia que se marca como objetivo.

PROGRAMAS AVANZADOS

Los programas avanzados están pensados para quienes hayan completado la distancia que se habían marcado y quieran mejorar su tiempo.

Los programas avanzados, a diferencia de los de principiantes, incluyen más volumen e intensidad, además de más variedad y complejidad en los ejercicios. Para pasar a un nivel superior de forma física a través de los programas, estos son de 24 semanas en lugar de 12. Tener más tiempo permite una fase de introducción (p. siguiente) y hacer hincapié en objetivos concretos en cada etapa, con transiciones en los tipos de ejercicios que se realizan.

PROGRESIÓN DEL PROGRAMA
Cada programa de 12 semanas para principiantes (5 km, 10 km, media maratón y maratón) continúa donde acabó el anterior. Es posible seguir los cuatro programas y pasar de no haber corrido nunca a completar una maratón en 48 semanas.

PROGRAMA DE 5 KM PARA PRINCIPIANTES
SEMANAS 1-12
(pp.190-191)

PROGRAMA DE 10 KM PARA PRINCIPIANTES
SEMANAS 13-24
(pp. 192-193)

PROGRAMA DE MEDIA MARATÓN PARA PRINCIPIANTES
SEMANAS 25-36
(pp. 198-199)

PROGRAMA DE MARATÓN PARA PRINCIPIANTES
SEMANAS 37-48
(pp. 204-205)

FASES DEL ENTRENAMIENTO

Los programas de entrenamiento reunidos en este libro se dividen en fases, que pasan gradualmente de centrarse en el desarrollo de la forma física general, aeróbica y anaeróbica, a ejercicios específicos para una prueba concreta. Este ciclo muestra el número habitual de semanas de cada fase en un programa de 24 semanas.

INTRODUCCIÓN

Empieza con una introducción si acabas de terminar una carrera o un periodo de entrenamiento difícil (esta fase solo aparece en los programas avanzados). El objetivo es refrescarte física y mentalmente antes de llevar el volumen general de carrera a un nivel que te permita comenzar un entrenamiento más focalizado. Los programas dedican 3 semanas a esta fase, pero puede extenderse semanas, meses o incluso ser un descanso del *running,* dependiendo del nivel de fatiga.

REDUCCIÓN O *TAPERING*

Al irse aproximando la carrera, hay un periodo previo de reducción *(tapering).* No se puede rendir al máximo cuando el nivel de fatiga es muy alto, aunque la forma física quizá también lo sea. Por otro lado, tampoco se puede dar todo si se ha perdido demasiada forma física. Esta etapa de reducción te prepara para llegar a la línea de salida lo más fresco posible al tiempo que se mantiene un volumen e intensidad suficientes para conservar la buena forma física.

FORMACIÓN DE LA BASE

En esta fase comienza el entrenamiento más focalizado, tanto para corredores principiantes como avanzados. La meta es aumentar el volumen aeróbico, introducir gradualmente intensidad y mejorar capacidades como la forma, la fuerza, la potencia, la cadencia y el esprint. Independientemente de cuál sea la distancia que se plantea como objetivo, la finalidad de esta fase es convertirse en un corredor más en forma, más rápido y más fuerte.

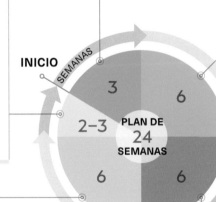

INICIO

SEMANAS

3

6

2–3 **PLAN DE 24 SEMANAS**

6

6

FASE ESPECÍFICA DE CARRERA

Esta fase se centra en las exigencias concretas de la carrera que te has marcado como meta, con ejercicios seleccionados y carreras largas. Has de desarrollar la capacidad para correr deprisa y en distancias largas y centrarte en que el ritmo objetivo de carrera sea lo más eficiente posible. Los ejercicios están orientados al sistema de energía dominante que se utilizará durante la carrera. En los programas avanzados, el volumen máximo (p. 188) se alcanzará en la fase de apoyo, lo que te dejará mas energía para los entrenamientos.

FASE DE APOYO

El principal objetivo de esta etapa es prepararte para la próxima fase específica de carrera. Aprovechando la forma física general asentada en la fase anterior, la fase de apoyo comienza a centrarse en ejercicios destinados a la distancia y el ritmo de carrera que te planteas como objetivo. Hay ejercicios más rápidos que el ritmo objetivo de carrera, diseñados para que este resulte más cómodo. También hay otros más lentos que te ayudarán a reforzar la resistencia y la capacidad para mantener el ritmo que pretendes en una distancia concreta.

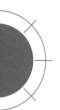

PRINCIPIOS DEL ENTRENAMIENTO

Estos principios deberían ser la base de un plan de entrenamiento exitoso. Su eficacia ha quedado demostrada en todos los corredores, desde los aficionados a los de élite, y su comprensión ayudará a sacar el máximo partido del entrenamiento.

FORMA FÍSICA INTEGRAL

Céntrate en mejorar tu condición física general, combinando entrenamiento anaeróbico y aeróbico, para convertirte en un corredor más completo.

ADAPTACIÓN PROGRESIVA

Introduce gradualmente estímulos en el entrenamiento que promuevan adaptaciones físicas, como cambios del volumen, intensidad o frecuencia de los ejercicios.

INTENSIDAD CRECIENTE

La dificultad del entrenamiento aumenta de una de estas formas: aumentando el ritmo; incrementando la distancia o tiempo a un ritmo concreto; subiendo el porcentaje de carrera rápida o corriendo más rápido durante la recuperación.

AUMENTO DEL VOLUMEN

Durante la preparación, eleva progresivamente el volumen de carrera hasta un máximo predeterminado, reduciéndolo algunas semanas para que el cuerpo absorba la carga de entrenamiento.

CARGA DE ENTRENAMIENTO ÓPTIMA

Incrementa la carga de entrenamiento a un ritmo que permita al cuerpo absorberla y beneficiarse de ella. Vigila los síntomas de sobreentrenamiento (pp. 168-169) y adáptalo si es necesario.

RUTINAS DE ENTRENAMIENTO

Un entrenamiento variado ayuda a convertirse en un corredor completo, además de ponerte más fuerte y en forma.

Los ejercicios programados van de esprints cortos a carreras aeróbicas más largas. Se plantean cuatro categorías: carrera continua fácil, carrera continua rápida, entrenamiento por intervalos y en cuesta (pp. 180-186). Este es un sistema para clasificar los ejercicios, pero hay otros. Cada rutina proporciona un beneficio diferente en términos de mejora de la resistencia, la velocidad y la fuerza. Además, hay programas por intervalos que ayudan a mejorar la forma de correr (p. 188).

PERSONALIZACIÓN

Dada la amplia variedad de ejercicios, unos resultarán más difíciles que otros. Si predomina un patrón, puedes identificarte más como un corredor de resistencia que con uno de velocidad, o viceversa. Las rutinas no son inamovibles y, en caso de localizar pronto un punto débil durante el entrenamiento, puedes optar por centrarte en ejercicios destinados a afrontar esa debilidad.

Entrenamiento en ayunas

Este tipo de entrenamiento implica correr en un estado de agotamiento de glucógeno con el objetivo de mejorar el metabolismo de las grasas. Es útil para pruebas que duren más de 90 minutos (el tiempo medio que el glucógeno del músculo te proporciona energía mientras corres). La forma más sencilla de lograrlo es correr antes del desayuno, habiendo ayunado al menos 10 horas durante la noche. Tras una carrera así, es importante reponer músculo con una comida rica en carbohidratos. El entrenamiento en ayunas es estresante y debe realizarse con cuidado. Conviene introducirlo pronto en la rutina. Empieza con una única sesión por semana; puedes añadir más a medida que el cuerpo se adapte. Reduce o suprime esta práctica en la etapa de reducción.

PLANIFICAR EL ENTRENAMIENTO

Los programas de este libro incluyen tres rutinas clave por semana: dos más cortas e intensas y una más larga.

Estos ejercicios clave deberían ser el mayor estímulo de entrenamiento de la semana. Solo se pautan tres por semana para permitir al menos un día de recuperación entre uno y otro. En función de la experiencia, la forma física y el tiempo disponible, el día de recuperación se puede descansar por completo, hacer entrenamiento cruzado (p. 187) o carrera continua fácil (p. 180). Sin embargo, hay que tener en cuenta que la actividad de esa jornada debe ser lo bastante fácil como para poder correr a la distancia y con el esfuerzo

requerido en el siguiente entrenamiento clave. Realizar tres entrenamientos clave por semana será muy útil, pero si se prefiere entrenar con más frecuencia, conviene saber que es más fácil recuperarse de varias carreras cortas que de un número inferior de carreras largas. Comparada con la carrera más larga de la semana, la segunda no debería superar la mitad de su distancia o duración y cualquier otra no debería ser superior a un tercio.

ESTRUCTURAR LA SEMANA
Los ejemplos explicados más abajo muestran cómo encajar sesiones extra entre las rutinas clave, si así lo quieres. Es mejor limitarse a carreras continuas fáciles y entrenamiento cruzado.

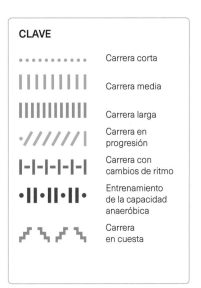

CLAVE

Carrera corta	
Carrera media	
Carrera larga	
Carrera en progresión	
Carrera con cambios de ritmo	
Entrenamiento de la capacidad anaeróbica	
Carrera en cuesta	

CORREDOR PRINCIPIANTE

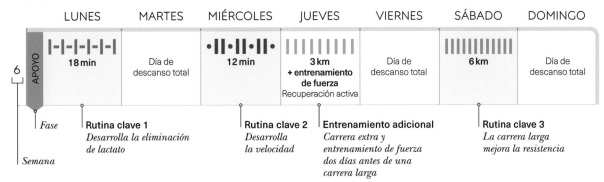

CORREDOR AVANZADO

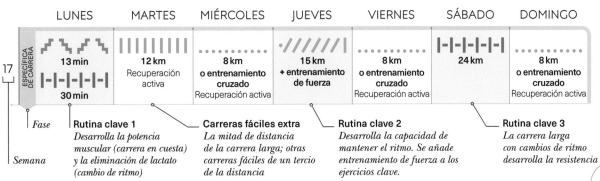

179

CARRERA CONTINUA FÁCIL

Qué registrar

- Distancia
- Duración
- Ritmo medio
- RPE (índice de esfuerzo percibido)

Más que en el ritmo, estas carreras deberían centrarse en el esfuerzo subjetivo. Asegúrate de que son fáciles.

Es el tipo de entrenamiento que requiere menor esfuerzo y supone el grueso de la preparación de los corredores de distancia. Dependiendo de la distancia o duración, las carreras continuas fáciles se clasifican, en este libro, en «cortas», «medias» y «largas», en función de la experiencia de cada uno.

CARRERAS DE DISTANCIA Y RECUPERACIÓN

El objetivo de la carrera continua fácil es construir una base aeróbica fuerte sin añadir demasiada carga extra a los ejercicios más intensos de un programa de entrenamiento.

BENEFICIOS

El volumen acumulado de carreras continuas fáciles mejora la resistencia; aumenta el número de capilares y mitocondrias (pp. 34-35); y, en el caso de las carreras largas,

aporta confianza para poder completar la distancia que uno se ha propuesto.

CÓMO HACERLAS

Estas carreras exigen un «ritmo fácil», lo que significa que requieren la lentitud necesaria para evitar sobreesfuerzos. Para garantizar ese ritmo y contribuir a una recuperación adecuada antes de la siguiente rutina, conviene ponerse

un límite de ritmo o esfuerzo (por ejemplo, no superior al 70 % de la frecuencia cardiaca de reserva).

Al inicio del programa, la carrera larga debería plantearse con una distancia como meta. Una vez lograda, se puede subir la carga de entrenamiento con variaciones del ritmo (convirtiéndola en una carrera continua larga) o aumento de la distancia sin intensidad.

Tipos y frecuencia

Estos tres tipos de rutina de carrera continua fácil se clasifican por distancia o duración relativa, teniendo en cuenta que, a medida que progresas, una carrera «larga» puede convertirse en «media». La frecuencia con la que realices estos tres tipos de carrera fácil dependerá de tu nivel de experiencia, de la fase de entrenamiento y de la distancia que te plantees como objetivo. Algunos corredores de élite realizan una carrera continua al día.

CARRERAS CORTAS

Estas carreras suelen consistir en un tercio, o menos, de la distancia o duración de la prueba más larga del plan de entrenamiento.

Las carreras cortas se fijan entre otras más exigentes, bien para iniciar o terminar un entrenamiento, o en un día de recuperación en el caso de corredores experimentados («carrera de recuperación»). También pueden formar parte de una semana de entrenamiento ligero.

CARRERAS MEDIAS

Suponen entre un tercio y la mitad de la distancia o duración de la prueba más larga de tu plan de entrenamiento.

Pueden hacerse una vez por semana, además de la prueba larga semanal. Después, descansa al menos un día o haz una carrera de recuperación (ver carreras cortas). Es especialmente útil para maratonianos, ya que contribuye a aumentar el volumen aeróbico, sobre todo si corres 3-4 veces por semana.

CARRERAS LARGAS

Es la carrera más larga de la semana y ha de suponer un 50 % o más de la distancia o duración de la prueba más larga de un plan de entrenamiento.

Incluye una a la semana, sobre todo en la fase de formación de la base. Posteriormente, puede evolucionar a carrera continua rápida al incluir variaciones del ritmo, especialmente en el caso de los corredores de media maratón y maratón.

CARRERA CONTINUA RÁPIDA

El ritmo es más rápido que el de las carreras fáciles, pero no tanto como para tener que parar o caminar para recuperarse. Para ello existe un elemento de control. Los tres tipos básicos de carrera continua rápida son los *tempo runs,* las de progresión y las de cambio de ritmo.

/IIIIII\ TEMPO RUNS

Son carreras continuas a un ritmo constante, habitualmente a velocidad del umbral de lactato las más rápidas o algo menor a la de una maratón si son más lentas (recuadro). A menudo van precedidas o seguidas de una carrera corta y fácil de calentamiento o recuperación.

BENEFICIOS

Esta rutina enseña a correr con un ritmo o esfuerzo constante y sostenido en una distancia o con una duración concreta. Además de competir, ningún otro ejercicio desarrolla tanto la conciencia del

ritmo como el *tempo run.* También aumenta la capacidad aeróbica y la velocidad de eliminación de lactato.

CÓMO REALIZARLOS

Completa esta carrera con un ritmo o esfuerzo uniforme. Las primeras veces se debe ir más lento que el ritmo objetivo (velocidad que se intenta conseguir), para poder empezar con un nivel de esfuerzo y ritmo manejable. Es el llamado «ritmo actual» *(date pace).* A medida que mejore su condición física, el corredor podrá ir acercándose al objetivo.

Ejemplo

Estos ejemplos muestran la distancia o duración típica de los *tempo runs* con esfuerzos y ritmos concretos.

UMBRAL DE LACTATO

Corre a la velocidad del umbral de lactato o más rápido (pp. 166-167) durante 20-40 minutos.

20-40 min @ LT

RITMO DE MEDIA MARATÓN

Corre al ritmo objetivo de la media maratón durante 8-15 km.

8-15 km @ HMP

RITMO DE MARATÓN

Corre al ritmo objetivo de la maratón durante 12-24 km.

12-24 km @ MP

Ritmos basados en el esfuerzo y en la distancia

De media, el ritmo de umbral de lactato (LT) se corresponde con la velocidad que puedes mantener en una hora de competición. Por eso, el LT también se denomina «ritmo de carrera de una hora». Dado que la maratón y la media maratón (salvo en el caso de los corredores de élite) duran mucho más de una hora, los ritmos de maratón y media maratón son más lentos que el ritmo LT, por lo que pueden mantenerse

a lo largo de una distancia mayor. Del mismo modo, al ser más corta, el ritmo de la media maratón suele ser más rápido que el de la maratón. Tu programa de entrenamiento tendrá varios ritmos basados en la distancia (no solo el ritmo objetivo para una prueba concreta), de modo que correrás más deprisa o más despacio en función del entrenamiento (pp. 164-165, cómo calcular los ritmos).

·//////\ CARRERAS DE PROGRESIÓN

El ritmo y el esfuerzo se incrementan gradualmente a lo largo de la carrera. Por ejemplo, en una de 30 minutos se puede aumentar el ritmo cada seis minutos.

BENEFICIOS

Este tipo de carreras te enseñan a sentir el ritmo y a elevarlo aun estando cansado. Desde un punto de vista fisiológico, estas rutinas aumentan en un mayor porcentaje la absorción de oxígeno de las fibras musculares, acelerando el movimiento al implicar a las fibras de contracción lenta y, en fases posteriores de la carrera, a las de contracción rápida (p. 19).

CÓMO REALIZARLAS

El ritmo suele ser inferior al del *tempo run,* debido a las demandas de aceleración de los músculos y el sistema aeróbico.

La duración o distancia de una carrera de progresión suele dividirse en 2-5 segmentos, con ritmos asignados que crecen 3-10 seg/km por segmento. El ritmo medio total es tan importante como el de los segmentos individuales, así que las primeras carreras de este tipo pueden ser relativamente fáciles para luego elevar la velocidad al mejorar la forma física.

Ejemplos

Estos ejemplos muestran el ritmo o esfuerzo normal en carreras de las siguientes duraciones y distancias.

PROGRESIÓN DE 30 MINUTOS	PROGRESIÓN DE 15 KM	PROGRESIÓN DE 24 KM

Corre 5 segmentos de 6 minutos cada uno, a una media 5-10 seg/km por debajo de tu ritmo de umbral de lactato (LT) (p. 166).
    Este ejemplo empieza 15 seg/km más lento que el ritmo LT y acaba 5 seg/km más rápido.
	Corre 5 segmentos de 3 km cada uno, a una media 10 seg/km por debajo de tu ritmo objetivo para una media maratón.
	    Este ejemplo empieza 30 seg/km más lento que el ritmo de media maratón y acaba 10 seg/km más rápido.
		Corre 4 segmentos de 6 km cada uno, a una media 10 seg/km por debajo de tu ritmo objetivo para una maratón.
		    Este ejemplo empieza 25 seg/km más lento que el ritmo de una maratón y acaba 5 seg/km más rápido.

·//////\ **Carreras 5 x 6 min** @ 15 seg < LT + @ 10 seg < LT + @ 5 seg < LT + @ LT + @ 5 seg > LT	·//////\ **Carreras de 5 x 3 km** @ 30 seg < HMP + @ 20 seg < HMP + @ 10 seg < HMP + @ HMP + @ 10 seg > HMP	·//////\ **Carreras de 4 x 6 km** @ 25 seg < MP + @ 15 seg < MP + @ 5 seg < MP + @ 5 seg > MP

Frecuencia

La carrera continua rápida puede realizarse hasta tres veces por semana, dependiendo de la experiencia, la fase de entrenamiento y la distancia objetivo. Durante la etapa de formación de la base (p. 177), la carrera continua fácil, corta y larga, puede convertirse en un *tempo run,* una de progresión o una de cambio de ritmo. En fases posteriores, el número de entrenamientos semanales vendrá determinado por la preparación para una carrera específica.

DISTANCIA OBJETIVO DE 5 KM

Cuando el objetivo son los 5 km, una buena guía es incluir carreras continuas rápidas hasta dos veces por semana en la fase de formación de la base, una vez por semana en la de apoyo y una vez cada dos semanas durante el periodo de preparación de una carrera específica.

DISTANCIA OBJETIVO DE 10 KM

En esta distancia, te puede resultar útil incluir *tempo runs* y carreras de progresión o de cambio de ritmo hasta dos veces por semana. Las carreras continuas rápidas pueden realizarse en las fases de formación de la base, en la de apoyo y en la destinada a una prueba concreta.

I-I-I-I-I CARRERAS CON CAMBIO DE RITMO

Como sugiere su nombre, consiste en alternar ritmos de más lento a más rápido a lo largo de una carrera continua. Puede realizarse con cualquier distancia y duración, y las variaciones pueden ser estructuradas o espontáneas.

BENEFICIOS

Esta carrera enseña al cuerpo a correr rápido sin una recuperación plena. Si las partes rápidas se corren a más velocidad que el umbral de lactato, provocando su acumulación, los músculos de contracción lenta que se activan en las fases más lentas lo eliminan. Eso mejora la capacidad de los músculos para usar el lactato como energía.

CÓMO REALIZARLAS

Al principio, puede que solo se hagan 5-10 minutos rápidos de carrera continua. A medida que mejore la forma física, se puede aumentar el volumen o el ritmo de las partes rápidas, el volumen de la carrera, o ritmo de las secciones de «recuperación» más lentas. La capacidad de mantener el ritmo de las recuperaciones cerca del ritmo rápido, o reducir su duración, indica que ha mejorado la capacidad muscular para eliminar el lactato.

Ejemplos

Los ejemplos siguientes muestran una rutina habitual en una serie de programas de entrenamiento.

RITMO DE UMBRAL DE LACTATO (LT)

Corre durante 30 minutos, alternando 3 minutos a un ritmo 10 seg/km más rápido que el LT con 2 minutos a 15 seg/km más lento que ese ritmo.

I-I-I-I-I
30 min
⋈ **3 min @ 10 seg > LT** con
2 min @ 15 seg < LT

ESPECÍFICO PARA MEDIA MARATÓN

Corre 16 km, alternando 3 km a ritmo de media maratón con 1 km a un ritmo 30 seg/km más lento.

I-I-I-I-I
16 km
⋈ **3 km @ HMP** con
1 km @ 30 seg < HMP

FARTLEK

Los *fartlek* («juego de velocidad» en sueco) son menos estructurados que otras carreras con cambio de ritmo, y las variaciones se hacen espontáneamente mientras corres.

Una carrera habitual de *fartlek* podría durar 45 minutos, alternando entre secciones muy rápidas que duran entre 15 segundos y 3 minutos y otras de recuperación fácil que deberían tener 1-2 veces la duración de las partes rápidas.

ESPECÍFICO PARA 10 KM

Corre 9 km, alternando 2 km al ritmo objetivo para 10 km con 1 km a un ritmo 30 seg/km más lento.

I-I-I-I-I
9 km
⋈ **2 km @ 10km** con
1 km @ 30 seg < 10km

ESPECÍFICO PARA MARATÓN

Corre 24 km, alternando 5 km al ritmo objetivo para una maratón con 1 km a un ritmo 20-30 seg/km más lento.

I-I-I-I-I
24 km
⋈ **5 km @ MP** con
1 km @ 20-30 seg < MP

DISTANCIA OBJETIVO DE MEDIA MARATÓN

Al preparar una media maratón, una regla de oro es incluir carreras continuas rápidas hasta dos veces por semana durante las fases de formación de la base y de apoyo. Puedes aumentarlo hasta tres veces por semana durante la fase específica de carrera.

DISTANCIA OBJETIVO DE MARATÓN

Realiza carreras continuas hasta dos veces por semana durante la fase de formación de la base y hasta tres veces en fases posteriores. Para mejorar la velocidad, reduce estas rutinas en la fase de apoyo y céntrate en el entrenamiento VO$_2$max (p. 184). Si tus tiempos en 5 km y 10 km son rápidos, opta por la carrera continua rápida para mejorar la economía de carrera y la capacidad para eliminar el lactato.

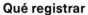

Qué registrar

- RPE en cada repetición
- Tiempo o ritmo medio de cada repetición
- Tiempo o ritmo individual de cada repetición. Anota si los ritmos son constantes o si el ritmo aumenta o disminuye durante el ejercicio.

El entrenamiento por intervalos se basa en la intensidad de las secciones rápidas, así que conviene llevar un registro de las repeticiones.

ENTRENAMIENTO POR INTERVALOS

El entrenamiento por intervalos, llamado también de repetición, alterna fases de carrera rápida con otras de recuperación. Las rápidas son intensas, y las de recuperación, suaves. Conlleva distintos niveles de intensidad, siendo la capacidad anaeróbica y el VO$_2$max los más importantes para corredores de distancia.

·||||||· ENTRENAMIENTO VO$_2$MAX

Su intensidad es menor que la del entrenamiento por intervalos de la capacidad anaeróbica (p. siguiente), pero superior a la del umbral de lactato. Combina fases largas y rápidas con otras de recuperación bastante cortas, que duran lo mismo o la mitad que las rápidas.

BENEFICIOS

Mejora la capacidad cardiaca para bombear un volumen elevado de sangre, y la muscular para absorber más oxígeno, de modo que aumenta el VO$_2$max. Mejora la velocidad en 5 km y 10 km y ayuda a los

maratonianos que, acostumbrados al ritmo de la maratón, son más lentos en distancias cortas. A los corredores de maratón con tiempos rápidos en 5 km y 10 km les irá mejor una rutina más próxima al umbral de lactato.

CÓMO REALIZARLO

La intensidad suele corresponder a un RPE 6-7, una frecuencia cardiaca de reserva del 91-94 %, o un ritmo de carrera de 3 km a 5 km. Las fases más difíciles duran entre 20 y 2.000 m (o entre 30 segundos y 6 minutos).

Ejemplos

Consta de repeticiones para un ritmo de 3 km, pero el de 5 km también es frecuente.

REPETICIONES A UN RITMO DE 3 KM

En este ejemplo, se dividen los 4.800 m en 6 repeticiones. Cada recuperación tiene una duración igual a cada carrera rápida (indicado con un círculo). Si la media son 2,5 minutos por carrera, la recuperación debería ser 2,5 minutos andando.

800 m @ 3km
+ ● caminando
x6

Frecuencia

Como regla general, no es recomendable iniciar una rutina para la capacidad anaeróbica constante hasta la fase de apoyo (p. 177), tras haber asentado las bases de fuerza y una buena técnica de carrera en la fase de formación de la base. Realizar repeticiones en cuesta más largas (p. 186) de 30 segundos a 4 minutos ayudará en este sentido. La frecuencia del entrenamiento por intervalos depende de la distancia que te plantees como objetivo.

DISTANCIA OBJETIVO DE 5 KM

Capacidad anaeróbica. Haz repeticiones de alta intensidad de 10-30 segundos una vez por semana en la fase de formación de la base. En la de apoyo, alarga las repeticiones cada segunda semana.

VO$_2$max. En la fase de apoyo, haz repeticiones de ritmo de 3 km cada segunda semana. En la fase específica de carrera, haz repeticiones de ritmo de 3 km o de 5 km (o ambas) cada semana.

DISTANCIA OBJETIVO DE 10 KM

Capacidad anaeróbica. Haz repeticiones de intensidad de 10-30 segundos una vez por semana en la fase de formación de la base. En la de apoyo, repeticiones de ritmo de 1.500 m cada segunda semana.

VO$_2$max. En la fase de apoyo, haz repeticiones de ritmo de 3 km o de 5 km cada segunda semana. Mientras te preparas para la fase específica de los 10 km, haz repeticiones a ritmo de 5 km cada segunda semana.

Intensidad y recuperación

La rutina por intervalos y las carreras de cambio de ritmo (p. 183) alternan carrera rápida con recuperaciones más lentas, pero mientras que la primera se centra en la intensidad de las fases rápidas, en las segundas las partes dedicadas a recuperación son igualmente importantes.

Las fases de descanso del entrenamiento por intervalos son mucho más lentas que en las carreras de cambio de ritmo, lo que favorece la recuperación muscular. Esto permite un volumen alto de carrera intensa rápida en menos tiempo,

lo que mejora la capacidad muscular para eliminar el lactato. El programa por intervalos debería realizarse en una superficie llana y uniforme para sacar todo el provecho del ritmo.

Los dos tipos de ejercicios por intervalos recomendados para los corredores de distancia –la de capacidad anaeróbica y VO_2max– son rutinas anaeróbicas que crean lactato en el músculo (pp. 34-35). Por ello, las recuperaciones han de ser lentas, para eliminarlo de cara a la fase siguiente, más intensa.

•II•II•II• ENTRENAMIENTO DE LA CAPACIDAD ANAERÓBICA

Este entrenamiento por intervalos se realiza a una intensidad que crea niveles muy altos de lactato en el músculo. Las partes rápidas cortas se intercalan con recuperaciones más largas, que duran 2-3 veces lo que las fases rápidas.

BENEFICIOS

Ayuda a aumentar la cantidad de energía producida por el sistema de energía anaeróbico. El esfuerzo requerido tiene un efecto directo en la mejora de la velocidad en distancias cortas, por lo que es

beneficioso sobre todo en las distancias de 5 km y 10 km. Para preparar la media maratón y la maratón, pueden ser más útiles las repeticiones en cuesta a una intensidad del 100 % (p. 186).

CÓMO REALIZARLO

Haz las partes rápidas a velocidad máxima, sin reducir el ritmo conforme avanza el entrenamiento. Esto dará como resultado un ritmo cardiaco cercano al 100 % al final de la rutina y un RPE de 8-9 (solo el esprint en llano y el último impulso de una carrera tienen un RPE mayor).

Ejemplo

Muestra intervalos para un ritmo de 800 m, pero el de 1.500 m también es habitual.

REPETICIONES A UN RITMO DE 800 M

En este ejemplo, los 1.600 m se dividen en 4 repeticiones. Cada recuperación dura 4 veces lo que cada carrera rápida (indicado con cuatro círculos). Si la media es de 1 minuto por carrera, cada recuperación debería consistir en 4 minutos caminando.

400 m @ 800m
+ ●●●● caminando
⌞___ x4 ___⌟

DISTANCIA OBJETIVO DE MEDIA MARATÓN

Capacidad anaeróbica. Haz repeticiones de intensidad corta de 10-30 segundos una vez por semana durante la formación de la base. No necesitas hacer más repeticiones salvo que corras 5 y 10 km en el mismo ciclo. Si es así, interrúmpelas en la fase específica para la maratón.

VO_2max. En la fase de apoyo, haz repeticiones a ritmo de 5 km cada segunda semana. Añade repeticiones a ritmo de 3 km si compites en 5 o 10 km durante el ciclo de entrenamiento.

DISTANCIA OBJETIVO DE MARATÓN

Capacidad anaeróbica. Haz repeticiones de 10-30 segundos una vez por semana en la fase de formación de la base. No hagas repeticiones más largas a no ser que corras 5 km o 10 km durante el entrenamiento de maratón, pero termínalas antes de la fase de maratón.

VO_2max. Para mejorar la velocidad en 5 y 10 km, haz repeticiones a ritmo de 3 y de 5 km cada segunda semana. Si corres 5 o 10 km mientras preparas una maratón, haz intervalos de VO_2max en la fase de apoyo, pero acaba antes de la fase específica de maratón.

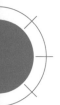

Qué registrar

- Ritmo medio de repeticiones
- Frecuencia cardiaca de cada carrera en cuesta
- RPE de cada carrera en cuesta
- Ritmo de cada carrera en cuesta. Anota si fue constante o si subió o bajó durante la sesión.

Siempre que sea en la misma cuesta, controlar el ritmo ayuda a controlar los progresos. Toma nota de la frecuencia cardiaca y el RPE para medir el esfuerzo.

ENTRENAMIENTO EN CUESTA

El entrenamiento en cuesta puede practicarse subiendo y bajando una pendiente o en un terreno ondulado. Se puede realizar con distintos niveles de esfuerzo y duración, por intervalos, en carreras rápidas continuas e incluso en carreras largas en pendiente. A menos que solo se corra en llano, la rutina en cuesta es imprescindible para una preparación plena.

CARRERAS EN CUESTA

El esfuerzo progresivo del entrenamiento en cuesta mejora la condición muscular y aeróbica, la preparación y la forma de correr.

BENEFICIOS

En este entrenamiento interviene un porcentaje elevado de fibras musculares, lo que conlleva una mayor potencia muscular. Refuerza los músculos de la rodilla, ya que cuesta arriba se trabajan los gemelos, los abductores y los glúteos, y cuesta abajo, los cuádriceps. Es una magnífica forma de mejorar la forma de correr (pp. 74-75). Incidir en una postura erguida, algo inclinada hacia delante, una cadencia alta y tocando el suelo justo debajo del centro de masa ayuda a superar la resistencia del suelo cuesta arriba, al tiempo que se reducen las fuerzas de impacto cuesta abajo.

Ejemplos

Estos ejemplos muestran la duración típica de las repeticiones y recuperaciones para las rutinas en cuesta a diferente intensidad. Son una guía para pasar de un entrenamiento en llano a uno en cuesta.

ESPRINT CUESTA ARRIBA	ESPRINT CUESTA ABAJO	CUESTAS A CAPACIDAD ANAERÓBICA	CUESTAS A VO₂MAX	CUESTAS AL UMBRAL DE LACTATO
↑ carrera de **8-15 seg** @ **100** + ↓ caminar **2 min** — x4-10 —	↓ carrera de **15-30 seg** + ↑ caminar **45 seg-2 min** — 3-10 min —	↑ carrera de **15 seg-2 min** @ **AC** + ↓ trotar **45 seg-6 min** — 3-16 min —	↑ carrera **30 seg-6 min** @ **VO₂** + ↓ trotar **1-12 min** — 9-36 min —	↑ carrera de **1-8 min** @ **LT** + ↓ caminar **1-12 min** — 20-40 min —
Esprint cuesta arriba a una intensidad del 100 % (RPE 10) durante 4-10 repeticiones de 8-15 segundos cada una, con recuperación total (unos 2 minutos o más caminando) entre cada esprint. Pendiente ideal: 10-20 %	Bueno para mejorar la forma de correr. Haz carreras de 15-30 segundos cuesta abajo durante 3-10 minutos. Las recuperaciones cuesta arriba deberían durar 3-4 veces lo que la carrera cuesta abajo. Pendiente ideal: 3-8 %	Carreras de 15 segundos a 2 minutos cuesta arriba durante un total de 3-16 minutos. Las recuperaciones cuesta abajo deberían durar 3 veces lo que la carrera cuesta arriba. Pendiente ideal: 5-10 %	Carreras cuesta arriba de 30 segundos a 6 minutos durante un total de 9-36 minutos. Las recuperaciones cuesta abajo deberían durar el doble que las carreras cuesta arriba. Pendiente ideal: 5-10 %	Carreras de 1 a 8 minutos cuesta arriba durante un total de 20-40 minutos. Las recuperaciones cuesta abajo deberían ser de igual duración; es difícil pero ayuda a mejorar la eliminación de lactato. Pendiente ideal: 3-6 %

Practicar esprints cortos y enérgicos puede aumentar la capacidad de bombeo del corazón.

CÓMO REALIZARLAS

Hay que encontrar una cuesta con la inclinación y la distancia adecuadas. Si no es lo bastante larga, habrá que reducir la duración de los tramos cuesta arriba y aumentar el número de repeticiones. Si no se tiene acceso a una pendiente o a una cinta con inclinación, se puede aumentar la resistencia corriendo sobre una superficie blanda, como arena o hierba. Es difícil trasladar el ritmo de llano a pendiente, por lo que estos ejercicios se miden mejor por el esfuerzo (quizás con ayuda de un monitor de frecuencia cardiaca) que por el ritmo. Lo ideal en cualquier entrenamiento es correr con el máximo esfuerzo posible sin tener que reducir a medida que avanza la sesión. Al final, uno debería sentir que aún puede dar un 10 % más si fuera necesario.

ENTRENAMIENTO CRUZADO

Cualquier deporte o ejercicio que se practique además de la carrera recibe el nombre de *cross training* o entrenamiento cruzado. Practicar otras modalidades de ejercicio es una forma eficaz de lograr una recuperación activa porque hace que el cuerpo descanse de la carrera pero mantiene la forma física y añade variedad al programa de entrenamiento.

El entrenamiento cruzado permite mantener la forma física aeróbica a la vez que disminuye el estrés del impacto en articulaciones, músculos y tendones. Es útil en días de recuperación y para la rehabilitación tras una lesión.

VARIEDAD Y RECUPERACIÓN

En los atletas de más edad o con problemas musculoesqueléticos, el entrenamiento cruzado reduce el impacto pero mantiene la carga de entrenamiento. En los más jóvenes, la variedad es importante para reducir el riesgo de lesiones y el desgaste.

Deportes multidireccionales como el fútbol o el baloncesto proporcionan fuerza y flexibilidad y ayudan a prevenir lesiones por sobrecarga, al añadir variedad a la acción repetitiva de correr. Sin embargo, hay que tener cuidado de no lesionarse. El entrenamiento de fuerza (pp. 96-155) evita también lesiones y mejora el rendimiento.

DESPUÉS DE UNA LESIÓN

Conviene elegir la preparación adecuada para no agravar las lesiones. Por ejemplo, correr en la piscina es estupendo cuando lo que preocupa es el impacto; otras opciones interesantes son la bicicleta o la elíptica.

Hay que tratar de visualizar lo que se haría si se estuviera corriendo. Por ejemplo, las carreras largas y lentas se pueden sustituir por carreras largas y lentas en piscina o en bicicleta. Para las sesiones por intervalos, se puede elegir una con una distancia concreta (ej. 6 x 800 m), convertirla en tiempo (ej. 6 x 3 min) e intentar la misma intensidad en piscina, bicicleta o elíptica. Esta rutina aportará muchos de los beneficios cardiovasculares de la carrera.

FRECUENCIA DEL ENTRENAMIENTO CRUZADO

Algunos corredores necesitan descansar del impacto de la carrera y a otros les gusta cambiar de rutina, así que la frecuencia con que se practique el entrenamiento cruzado debería adaptarse a las necesidades individuales. En general, es mejor practicarlo en días de recuperación en los que no hay un plan de entrenamiento previsto.

PROGRAMAS DE ENTRENAMIENTO

Los programas de este libro recomiendan tres rutinas principales por semana. Cada tipo de ejercicio lleva aparejado un símbolo, además de detalles de distancia, duración, ritmo o esfuerzo, duración de las partes de recuperación y número de repeticiones. Cada programa incluye un gráfico del volumen de entrenamiento.

LAS RUTINAS

Estos programas (menos el de caminar-correr de 5 km para principiantes) incluyen ejercicios de cada una de las categorías descritas en las pp. 180-186, por lo que abordan las principales áreas clave de la buena forma física.

Las rutinas más largas son carreras continuas fáciles que favorecen la resistencia, o carreras continuas rápidas que mejoran la capacidad aeróbica, la eliminación de lactato y el ritmo. Las más cortas e intensas trabajan la velocidad, como el entrenamiento por intervalos o en cuesta, que mejora la condición muscular y aeróbica.

CALENTAMIENTOS DINÁMICOS

Algunos programas describen un calentamiento dinámico, una secuencia completa de movimientos fluidos que benefician la activación muscular y evitan lesiones. Una rutina completa de este tipo debería consistir en estiramientos dinámicos (pp. 78-83), *drills* (pp. 84-86 y p. 89) y esprints relajados o zancadas (p. 87).

ZANCADAS, ESPRINTS Y ACELERACIONES

Son formas de entrenamiento por intervalos cortos y su fin es neurológico y mecánico, como el de los *drills*. Las zancadas son cortas y rápidas y deberían ser relajadas y realizarse con una buena postura. Los esprints deberían hacerse con gran cadencia, con una zancada alta en lugar de una larga. Las aceleraciones se deben realizar en llano y aumentando la velocidad hasta llegar al 100 % de intensidad.

SESIONES DE ACTIVACIÓN

Están diseñadas para activar los músculos 1 o 2 días antes de una carrera larga, un entrenamiento duro o una competición. Los ejercicios planteados estimulan un gran porcentaje de fibras musculares, lo que ayuda a eliminar la atonía, pero son lo bastante cortos como para no fatigar en exceso.

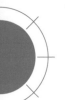

Volumen de entrenamiento

Este gráfico muestra el volumen de entrenamiento de cada programa, medido en kilómetros por semana. Algunos programas sugieren que tu nivel de ejercicio antes de empezar debería ser un 60 % del de la semana de volumen máximo. Por ejemplo, si este es de 100 km/semana, deberías poder correr 60 km/semana.

Si tu entrenamiento supera las tres rutinas clave, utiliza el porcentaje de volumen del gráfico para adaptar el entrenamiento y progresar gradualmente.

AUMENTO GRADUAL
Cada programa aumenta en volumen e intensidad gradualmente para evitar el sobreentrenamiento.

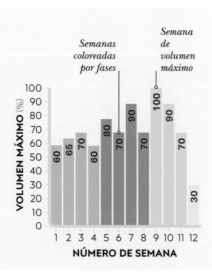

Semanas coloreadas por fases

Semana de volumen máximo

VOLUMEN MÁXIMO (%)

NÚMERO DE SEMANA

ESFUERZO Y RITMOS

Para cada rutina, hay sugerencias de esfuerzo o ritmo. Entrenar a distintos ritmos amplía la capacidad de correr y mejora la condición física.

Los ritmos sugeridos suelen basarse en una distancia determinada, por lo que será necesario calcular los ritmos objetivo para varias distancias. Se puede emplear una calculadora *online* que genere ritmos bastante precisos en función del mejor tiempo personal en una carrera, o un tiempo objetivo realista

dependiendo de la capacidad actual del corredor. Es más fácil ver la evolución con un GPS que mida el ritmo durante la carrera.

Sin embargo, hay que tener en cuenta que los ritmos sugeridos son solo un objetivo y que son prioritarias una buena forma de correr y la relajación. Si te excedes para alcanzar un ritmo concreto, no absorberás la carga de entrenamiento de forma tan eficaz como si corres con un esfuerzo controlado. Hazte el firme propósito de terminar cada rutina sintiendo que podrías correr un 10 % más al mismo ritmo.

Ritmos sin distancia

Además de ritmos basados en la distancia, los programas utilizan estos otros en función de la intensidad.

El **ritmo fácil** debería ser lo bastante llevadero como para permitir recuperarse. Una buena guía es poner un límite del 70 % de la frecuencia cardiaca de reserva (p. 163) o correr al menos un 20 % más lento que el ritmo del umbral de lactato (LT) (p. 166). Para calcularlo, convierte tu ritmo LT a segundos y multiplícalo por 1,2.

El **ritmo constante** es una consigna para los tramos de recuperación de las carreras con cambio de ritmo. El ritmo de este tramo debería ser lo más parecido posible al de la fase rápida (a ser posible, menos de 30 seg/km más despacio que la fase rápida previa).

CLAVE PARA LOS SÍMBOLOS DE LAS RUTINAS

Programa caminar-correr (pp. 190-191)

Caminar

Correr

Carreras continuas fáciles (p.180)

Carrera corta

Carrera media

Carrera larga

Carreras continuas rápidas (pp. 181-183)

Tempo run

Carrera de progresión

Carrera de cambio de ritmo

Entrenamiento por intervalos (pp. 184-185)

Zancadas

Esprints

Aceleraciones

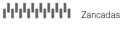 Entrenamiento de la capacidad anaeróbica

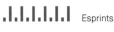 Entrenamiento del VO$_2$max

Entrenamiento en cuesta (p. 186)

 Carrera en cuesta

Otro

 Calentamiento dinámico

Apuntes de ritmo y esfuerzo

E	Ritmo fácil (RPE 2)
S	Ritmo constante
LT	Ritmo de umbral de lactato (RPE 4, 3)
MP	Ritmo de maratón
HMP	Ritmo de media maratón
10km	Ritmo de 10 km
5km	Ritmo de 5 km
3km	Ritmo de 3 km
1500m	Ritmo de 1.500 m
800m	Ritmo de 800 m
VO₂	Esfuerzo VO$_2$max (RPE 6-7)
AC	Esfuerzo de capacidad anaeróbica (RPE 8-9)
100i	Intensidad del 100 % (RPE 10)
○	Paseo/trote de recuperación que dure la mitad de la carrera
●	Paseo/trote de recuperación igual a la duración de la carrera
●●	Paseo/trote de recuperación que dure dos veces la carrera
●●●●	Paseo/trote de recuperación que dure cuatro veces la carrera

Símbolos clave

⤨ Alternar entre ritmos

↑ Correr/caminar/trotar cuesta arriba

↓ Correr/caminar/trotar cuesta abajo

└ x 4 ┘ Número de repeticiones

> Correr más rápido que un ritmo concreto

< Correr más lento que un ritmo concreto

@ Correr a un ritmo concreto

PROGRAMA DE 5 KM PARA PRINCIPIANTES

Este programa para principiantes que combina caminar y correr permite pasar de correr 1 minuto a 30 minutos seguidos en 12 semanas. También está indicado para quienes vuelvan a entrenar tras una lesión, aunque su progreso quizás sea más rápido, por lo que podrían comenzar una semana después e intentar seguir el plan con la supervisión de un fisioterapeuta.

OBJETIVOS DEL PROGRAMA
La intención de este programa es lograr una distancia objetivo de 5 km. Correr de forma continua 30 minutos hará que recorras 5 km a un ritmo de 6 min/km o más. Si vas más lento, puedes hacer 5 km ampliando el programa –por ejemplo, trata de correr 35 minutos si tu ritmo es de 7 min/km–. Además, alarga la duración del entrenamiento, por ejemplo a 30-40 minutos.

Para calentar, inicia cada rutina caminando 5 min y luego corre a un ritmo fácil que permita hablar al mismo tiempo. No debes dudar en repetir o ampliar una semana si no te sientes preparado para el siguiente nivel. Descansa al menos un día, o haz entrenamiento cruzado, entre las sesiones de ejercicios de caminar-correr.

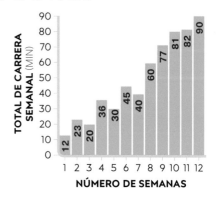

TIEMPO TOTAL DE CARRERA POR SEMANA
Este gráfico muestra cómo aumenta el tiempo total de carrera a lo largo de las 12 semanas de programa.

CLAVES DE LOS SÍMBOLOS DE LAS RUTINAS EN PP. 188-189

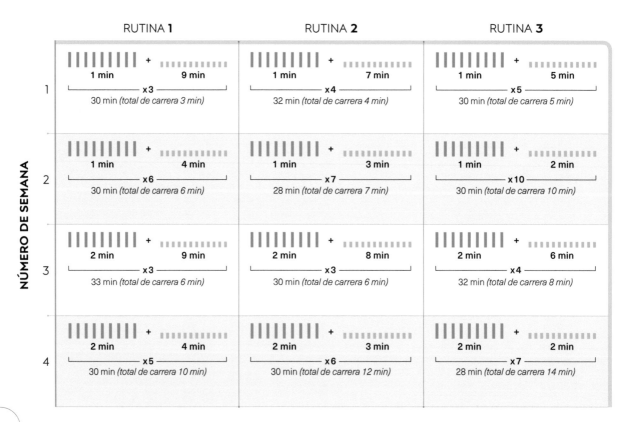

	RUTINA **1**	RUTINA **2**	RUTINA **3**
5	3 min + 7 min — x3 — 30 min *(total de carrera 9 min)*	3 min + 6 min — x3 — 27 min *(total de carrera 9 min)*	3 min + 5 min — x4 — 32 min *(total de carrera 12 min)*
6	3 min + 4 min — x4 — 28 min *(total de carrera 12 min)*	3 min + 3 min — x5 — 30 min *(total de carrera 15 min)*	3 min + 2 min — x6 — 30 min *(total de carrera 18 min)*
7	4 min + 6 min — x3 — 30 min *(total de carrera 12 min)*	4 min + 5 min — x3 — 27 min *(total de carrera 12 min)*	4 min + 4 min — x4 — 32 min *(total de carrera 16 min)*
8	4 min + 3 min — x4 — 28 min *(total de carrera 16 min)*	4 min + 2 min — x5 — 30 min *(total de carrera 20 min)*	4 min + 1 min — x6 — 30 min *(total de carrera 24 min)*
9	5 min + 1 min — x5 — 30 min *(total de carrera 25 min)*	6 min + 1 min — x4 — 28 min *(total de carrera 24 min)*	7 min + 1 min — x4 — 32 min *(total de carrera 28 min)*
10	8 min + 1 min — x3 — 27 min *(total de carrera 24 min)*	9 min + 1 min — x3 — 30 min *(total de carrera 27 min)*	10 min + 1 min — x3 — 33 min *(total de carrera 30 min)*
11	12 min + 1 min — x2 — 26 min *(total de carrera 24 min)*	14 min + 1 min — x2 — 30 min *(total de carrera 28 min)*	18 min + 1 min + 12 min — x1 — 31 min *(total de carrera 30 min)*
12	20 min + 1 min + 10 min — x1 — 31 min *(total de carrera 30 min)*	24 min + 1 min + 6 min — x1 — 31 min *(total de carrera 30 min)*	30 min

NÚMERO DE SEMANA

PROGRAMA DE 10 KM PARA PRINCIPIANTES

Este plan prepara para completar 10 km en la primera carrera. Para ello, hay que correr 5 km seguidos, tres veces por semana, y tener un volumen de ejercicio igual al 60 % del volumen máximo del programa.

Antes de cualquier rutina que empiece con un ritmo distinto de «fácil», se debería realizar una carrera fácil de 10 minutos y un calentamiento dinámico.

OBJETIVOS DEL PROGRAMA

Las semanas 1-4 pretenden sentar las bases aumentando la distancia de la carrera larga. Haz zancadas fijándote en la postura y de modo relajado, para así crear una aceleración fácil y eficaz. Recuperación en la semana 4.

En la fase de apoyo, el plan se intensifica con cambios de ritmo, entrenamiento por intervalos y en cuesta. Al igual que las zancadas, las repeticiones en cuesta deberían centrarse en la forma de correr y en la relajación. La semana 8 es de recuperación, con rutinas más sencillas y una carrera larga más corta.

Las semanas 9-12 son específicas de carrera, con un cambio de ritmo más largo y rutina por intervalos. En la fase de reducción de la semana 12, disminuye toda carrera fácil o entrenamiento cruzado a menos del 50 % del volumen habitual.

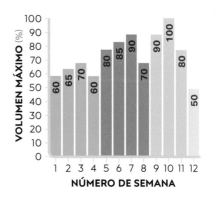

VOLUMEN DE ENTRENAMIENTO SEMANAL
El volumen de entrenamiento se crea gradualmente, alcanzando un máximo en la semana 10. Las semanas 4 y 8 son de recuperación y la 12, de reducción.

CLAVES DE LOS SÍMBOLOS DE LAS RUTINAS EN PP. 188-189

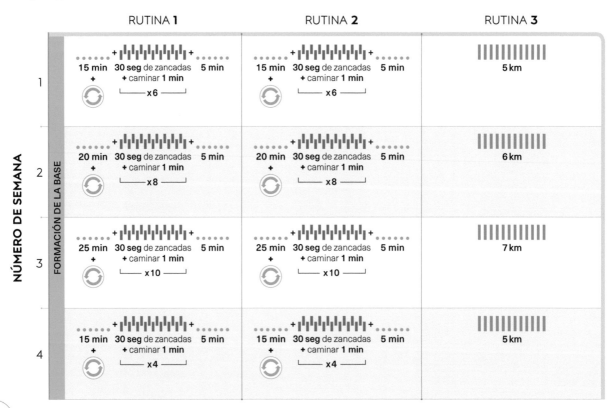

		RUTINA **1**	RUTINA **2**	RUTINA **3**
NÚMERO DE SEMANA	**APOYO**	**5** · **15 min** ⤢ 1 min @ **LT** con 4 min @ **E**, acabar caminando **5 min** + 30 seg de zancadas + caminar **1 min** — x4 —	**4 km** + ↺ ↑ correr **30 seg** @ **AC**, + ↓ caminar **90 seg** — x6 —	**7 km** *Acaba el último* **1 km** @ **LT** *si te sientes fuerte*
		6 · **18 min** ⤢ 2 min @ **LT** con 4 min @ **E**, acabar caminando **5 min** + 30 seg de zancadas + caminar **1 min** — x4 —	**1 min** @ **3km** + caminar **1 min** — x10 —	**8 km** *Acaba el último* **1 km** @ **LT** *si te sientes fuerte*
		7 · **24 min** ⤢ 4 min @ **LT** con 4 min @ **E**, acabar caminando **5 min** + 30 seg de zancadas + caminar **1 min** — x4 —	**4 km** + ↺ ↑ correr **30 seg** @ **AC**, + ↓ caminar **90 seg** — x8 —	**8 km** *Acaba los últimos* **2 km** @ **LT** *si te sientes fuerte*
		8 · **15 min** ⤢ 1 min @ **LT** con 4 min @ **E**, acabar caminando **5 min** + 30 seg de zancadas + caminar **1 min** — x4 —	**15 min** + ↺ **30 seg de zancadas** + caminar **1 min** **5 min** — x6 —	**6 km**
	ESPECÍFICA DE CARRERA	**9** · **24 min** ⤢ 6 min @ **LT** con 2 min @ **E**, acabar caminando **5 min** + 30 seg de zancadas + caminar **1 min** — x4 —	**3 min** @ **5km** + caminar **90 seg** — x6 —	**9 km** *Acaba los últimos* **2 km** @ **LT** *si te sientes fuerte*
		10 · **20 min** ⤢ 8 min @ **LT** con 2 min @ **E**, acabar caminando **5 min** + 30 seg de zancadas + caminar **1 min** — x4 —	**4 km** + ↺ ↑ correr **30 seg** @ **AC**, + ↓ caminar **90 seg** — x10 —	**9 km** *Acaba los últimos* **3 km** @ **LT** *si te sientes fuerte*
		11 · **20 min** @ **LT**, acabar caminando **5 min** + 30 seg de zancadas + caminar **1 min** — x4 —	**4 min** @ **5km** + caminar **2 min** — x3 — + **2 min** @ **3km** + caminar **2 min** — x3 —	**6 km**
	REDUCCIÓN	**12** · **15 min** ⤢ 1 min @ **LT** con 4 min @ **E**, acabar caminando **5 min** + 30 seg de zancadas + caminar **1 min** — x4 —	**15 min** + ↺ **30 seg de zancadas** + caminar **1 min** **5 min** — x6 — 2-3 días antes de la carrera	**DÍA DE LA CARRERA**

PROGRAMA AVANZADO DE 10 KM

Si ya se ha competido en 10 km, este plan mejora las marcas incidiendo en la intensidad y la duración del entrenamiento. Antes, hay que ser capaz de correr 15 km seguidos.

En este programa, cualquier rutina que comience a ritmo de maratón o más rápido debe ir precedida por una carrera fácil de 3 km y un calentamiento dinámico.

FASE DE INICIO

Prepara para la fase de formación de la base desarrollando hasta un 60 % del volumen máximo. Puede llevar más de tres semanas, dependiendo del punto de partida. Repite otra semana si es necesario.

FASE DE FORMACIÓN DE LA BASE

Las semanas 4-9 elevan el volumen aeróbico, introducen la intensidad aeróbica y mejoran las habilidades para la carrera. La rutina 1 se centra en el entrenamiento por intervalos en cuesta y en llano; la 2 consiste en carreras continuas rápidas cortas y medias con intensidad creciente. Las carreras largas de la rutina 3 elevan el volumen y la intensidad aeróbica.

FASE DE APOYO

En la semana 10, las rutinas 1 y 2 son más ligeras, para recuperarse. En las semanas 11-15 sigue subiendo el volumen aeróbico para mejorar la resistencia a la velocidad, la velocidad del umbral de lactato y la capacidad para eliminarlo. En la rutina 1, las carreras cortas y medias se hacen más difíciles, y se suman ejercicios en cuesta con esfuerzo VO$_2$max. La rutina 2 introduce VO$_2$max e intervalos de capacidad anaeróbica, y la 3 amplía el tiempo a ritmo de maratón e incrementa el ritmo de las recuperaciones regulares en estas carreras.

FASE ESPECÍFICA DE CARRERA

Tras las rutinas más ligeras de recuperación de la semana 16, las semanas 17-24 preparan para correr al ritmo de carrera objetivo y mantienen los niveles de lactato relativamente bajos para que los músculos lo eliminen con rapidez. Las rutinas 1 y 2 son carreras de cambio de ritmo a 10 km, carreras continuas rápidas cuya duración se amplía, esprints cortos en cuesta para mantener la potencia y entrenamiento por intervalos para la velocidad. En la rutina 3, en las carreras de cambio de ritmo de media maratón (HMP), mantén los tramos de ritmo regular lo más cerca posible del HMP.

FASE DE REDUCCIÓN

Los 13 días de reducción en las semanas 23 y 24 se dividen en 5 días de inicio de la recuperación, tras la fase máxima de entrenamiento; 4 en los que sube la carga con ejercicios que mantienen la forma física sin estresar el cuerpo; y 4 días de reducción en los que se debería hacer solo una sesión de activación antes de la carrera.

> **CLAVES DE LOS SÍMBOLOS DE LAS RUTINAS EN PP. 188-189**

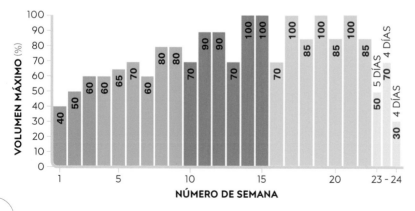

FASE DEL PROGRAMA

- Introducción
- Formación de la base
- Apoyo
- Específica de carrera
- Reducción

VOLUMEN DE ENTRENAMIENTO SEMANAL
El volumen de entrenamiento llega al máximo en la semana 14 y se mantiene (sin crecer) hasta la reducción de 13 días, que se divide en tres partes.

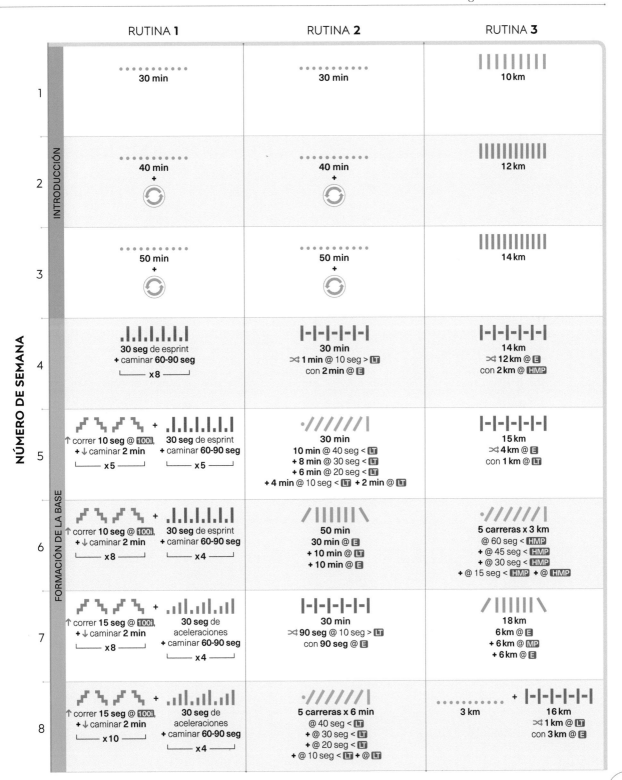

NÚMERO DE SEMANA

		RUTINA **1**	RUTINA **2**	RUTINA **3**
INTRODUCCIÓN	1	30 min	30 min	10 km
	2	40 min +	40 min +	12 km
	3	50 min +	50 min +	14 km
FORMACIÓN DE LA BASE	4	30 seg de esprint + caminar **60-90 seg** — x8 —	30 min ⊃⊂ 1 min @ 10 seg > **LT** con 2 min @ **E**	14 km ⊃⊂ 12 km @ **E** con 2 km @ **HMP**
	5	↑correr **10 seg** @ **100i**, +↓caminar **2 min** — x5 — + 30 seg de esprint + caminar **60-90 seg** — x5 —	30 min 10 min @ 40 seg < **LT** + 8 min @ 30 seg < **LT** + 6 min @ 20 seg < **LT** + 4 min @ 10 seg < **LT** + 2 min @ **LT**	15 km ⊃⊂ 4 km @ **E** con 1 km @ **LT**
	6	↑correr **10 seg** @ **100i**, +↓caminar **2 min** — x8 — + 30 seg de esprint + caminar **60-90 seg** — x4 —	50 min 30 min @ **E** + 10 min @ **LT** + 10 min @ **E**	5 carreras x 3 km @ 60 seg < **HMP** + @ 45 seg < **HMP** + @ 30 seg < **HMP** + @ 15 seg < **HMP** + @ **HMP**
	7	↑correr **15 seg** @ **100i**, +↓caminar **2 min** — x8 — + 30 seg de aceleraciones + caminar **60-90 seg** — x4 —	30 min ⊃⊂ 90 seg @ 10 seg > **LT** con 90 seg @ **E**	18 km 6 km @ **E** + 6 km @ **MP** + 6 km @ **E**
	8	↑correr **15 seg** @ **100i**, +↓caminar **2 min** — x10 — + 30 seg de aceleraciones + caminar **60-90 seg** — x4 —	5 carreras x 6 min @ 40 seg < **LT** + @ 30 seg < **LT** + @ 20 seg < **LT** + @ 10 seg < **LT** + @ **LT**	3 km + 16 km ⊃⊂ 1 km @ **LT** con 3 km @ **E**

10 KM · AVANZADO

	RUTINA 1	RUTINA 2	RUTINA 3
FORM. DE LA BASE — **9**	correr 15 seg @ 100i + ↓ caminar 2 min — x10 + aceleraciones de 30 seg + caminar 60-90 seg — x6	50 min 20 min @ E + 20 min @ LT + 10 min @ E	4 carreras x 5 km @ 60 seg < MP + @ 40 seg < MP + @ 20 seg < MP + @ MP
10	30 min ⤢ 4 min @ LT con 2 min @ E, acabar caminando 5 min + 30 seg @ 3km - 1500m, caminar 1 min — x4	20-30 min + ↑ 10 correr seg @ 100i, + ↓ caminar 2 min — x4 **ACTIVACIÓN**	15 km 5 km @ E + 5 km @ HMP + 5 km @ E *o sustituir por una carrera de 3-5 km*
APOYO — **11**	↑ 15 seg @ 100i, + ↓ caminar 2 min — x4 + ↑ correr 1 min @ VO₂, + ↓ trotar 2 min — x12	300 m @ 1500m + ●● caminar/trotar — x5 + 200 m @ 800m + ●●●● caminar/trotar — x5	4 km + 18 km ⤢ 1 km @ LT con 2 km @ E
12	↑ correr 15 seg @ 100i, + ↓ caminar 2 min — x4 + 21 min ⤢ 1 min @ 10 seg > LT con 2 min @ S	800 m @ 3km + ● caminar/trotar — x5 + 200 m @ 1500m + ●● caminar/trotar — x4	5 carreras x 3 km @ 40 seg < HMP + @ 30 seg < HMP + @ 20 seg < HMP + @ 10 seg < HMP + @ HMP
13	↑ correr 15 seg @ 100i, + ↓ caminar 2 min — x4 + ↑ correr 90 seg @ VO₂, + ↓ trotar 3 min — x8	400 m @ 1500m + ●● caminar/trotar — x5 + 200 m @ 800m + ●●●● caminar/trotar — x5	22 km 5 km @ E + 5 km @ MP + 5 km @ E
14	↑ correr 15 seg @ 100i, + ↓ caminar 2 min — x4 + 4 carreras x 6 min + @ 30 seg < LT + @ 20 seg < LT + @ 10 seg < LT + @ LT	1.000 m @ 3km + ● caminar/trotar — x4 + 200 m @ 1500m + ●● caminar/trotar — x4	16 km ⤢ 3 km @ LT con 1 km @ E
15	↑ correr 15 seg @ 100i, + ↓ caminar 2 min — x4 + ↑ correr 2 min @ VO₂, + ↓ trotar 2 min — x6	600 m @ 1500m + ●● caminar/trotar — x4 + 200 m @ 800m + ●●●● caminar/trotar — x5	4 carreras x 6 km @ 45 seg < MP + @ 30 seg < MP + @ 15 seg < MP + @ MP
ESPECÍFICA DE CARRERA — **16**	30 min ⤢ 4 min @ LT con 2 min @ E acabar caminando 5 min + 30 seg @ 3km + caminar 1 min — x4	20-30 min + ↑ 10 correr seg @ 100i, + ↓ caminar 2 min — x4 **ACTIVACIÓN**	16 km 4 km @ E + 8 km @ HMP + 4 km @ E *o sustituir por una carrera de 5-8 km*

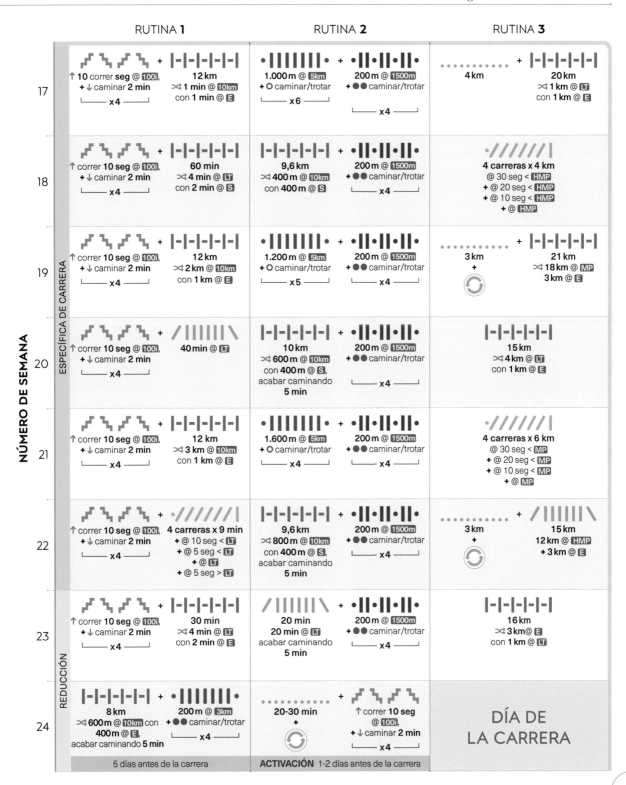

PROGRAMA DE MEDIA MARATÓN PARA PRINCIPIANTES

Este programa prepara para completar una primera media maratón. Antes, habría que ser capaz de completar una carrera completa de 10 km, correr tres veces por semana y adquirir un volumen de ejercicio equivalente al 60 % del volumen máximo del plan.

En este programa, cualquier rutina que empiece más rápido que el ritmo fácil debería ir precedido de 10 minutos de carrera fácil y un calentamiento dinámico.

OBJETIVOS DEL PROGRAMA

En la formación de la base, en las semanas 1-4, el objetivo es ganar volumen con carreras largas, subir

la intensidad con carreras cortas y largas de cambio de ritmo y mejorar la forma con zancadas, esprints y rutinas en cuesta.

En las semanas 5-8 (de apoyo) llega el entrenamiento por intervalos a ritmos de 3 km y 1.500 m. Las carreras continuas fáciles son más largas, y la ratio de ritmo rápido a fácil se vuelve más difícil.

Las semanas 9-12 son específicas de carrera. Las carreras largas y las continuas rápidas se alargan y sube la ratio de ritmo rápido a fácil. Los intervalos cambian a ritmo de 5 km. En la semana 12 comienza una reducción de 7-8 días, después de la carrera larga en la semana 11.

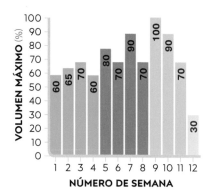

VOLUMEN DE ENTRENAMIENTO SEMANAL

El volumen de entrenamiento llega al punto máximo en la semana 9. En la 12 cae hasta el 30 % del volumen, para que estés fresco de cara a la carrera.

CLAVES DE LOS SÍMBOLOS DE LAS RUTINAS EN PP. 188-189

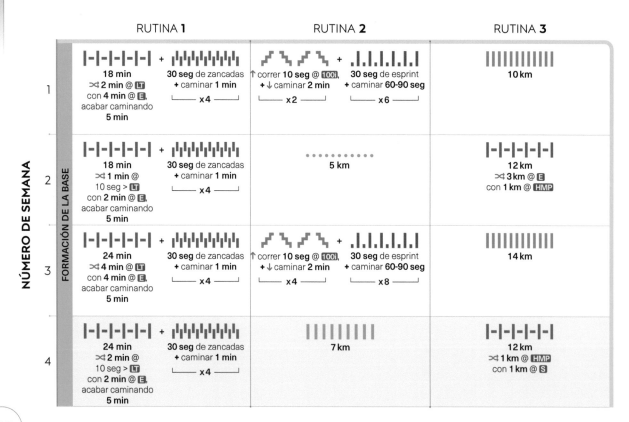

198

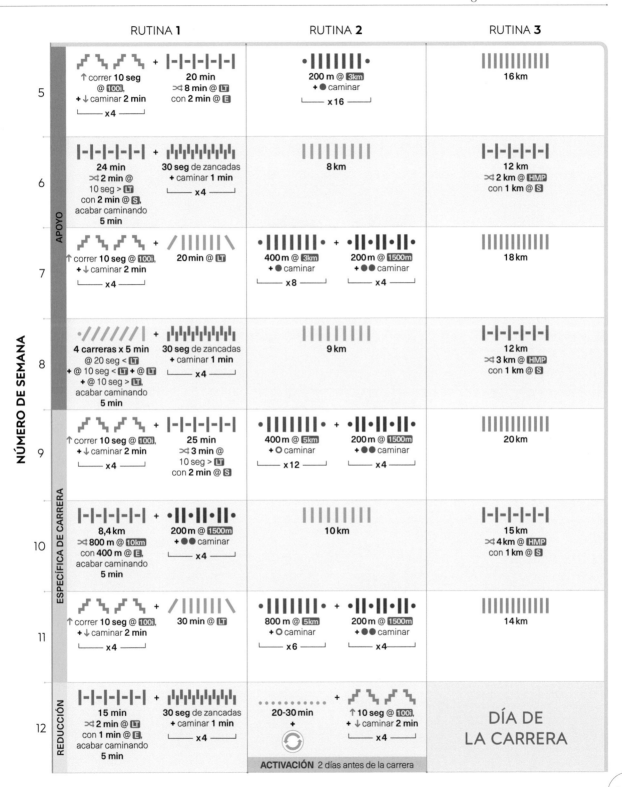

PROGRAMA AVANZADO DE MEDIA MARATÓN

Este plan, ideal cuando ya se ha terminado una gran carrera y se quiere preparar la próxima media maratón, ayudará a lograr el tiempo deseado en 24 semanas.

En este programa cualquier rutina que empiece con ritmo de maratón o más rápido (pp. 188-189) debería ir precedido de una carrera fácil de 3 km y un calentamiento dinámico.

FASE DE INICIO

El objetivo es recuperarse y lograr un 60 % del volumen máximo de entrenamiento antes de pasar a la siguiente fase. Puede durar más de tres semanas; repite una semana si lo ves necesario.

FASE DE FORMACIÓN DE LA BASE

En las semanas 4-9, la rutina 1 mejora la capacidad de carrera con esprints cortos (en cuesta o llano); la 2 incluye intensidad aeróbica con carreras cortas y medias rápidas y

la 3 refuerza el volumen aeróbico y la intensidad con carreras continuas largas y rápidas.

FASE DE APOYO

Recupérate en la semana 10, con sesiones más ligeras para las rutinas 1 y 2. Entre la 11 y la 15, la meta es mejorar el volumen aeróbico, la resistencia, la velocidad del umbral de lactato y la eliminación del mismo. En la rutina 1, aumenta la dificultad de las carreras de cambio de ritmo y se introducen ejercicios en cuesta más largos. La rutina 2 combina intervalos de capacidad anaeróbica y VO_2max. Las carreras largas de la rutina 3 ayudan a practicar el ritmo de media maratón.

FASE ESPECÍFICA DE CARRERA

Los entrenamientos más ligeros de la semana 16 preparan para las semanas 17-22, cuando pasarás más tiempo corriendo al ritmo objetivo de carrera. La rutina 1 aumenta la dificultad del cambio

de ritmo para mejorar la capacidad de eliminar el lactato, e incluye esprints cortos para la potencia. La rutina 2 contiene esprints cortos en cuesta y carreras continuas medias rápidas que elevan la intensidad. La rutina 3 se centra en carreras largas a ritmo de media maratón (HMP); trata de mantener las fases de ritmo constante lo más cerca que puedas del HMP.

REDUCCIÓN

Los 13 días de reducción en las semanas 23 y 24 se dividen en cinco días de inicio de la recuperación tras un volumen máximo de entrenamiento en las semanas 20-22; cuatro días en los que sube la carga levemente para incluir ejercicios que mantengan la forma física sin provocar tensión en el cuerpo; y cuatro días de reducción con una única sesión de activación antes de la carrera.

CLAVES DE LOS SÍMBOLOS
DE LAS RUTINAS EN PP. 188-189

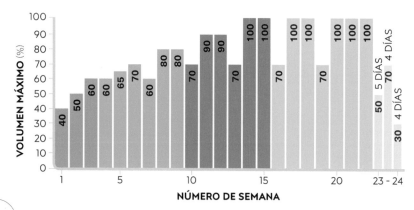

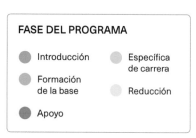

FASE DEL PROGRAMA

- Introducción
- Formación de la base
- Apoyo
- Específica de carrera
- Reducción

VOLUMEN DE ENTRENAMIENTO SEMANAL

El volumen de entrenamiento llega al máximo en la semana 14 y se mantiene (sin crecer) hasta los 13 días de reducción, que se dividen en tres partes.

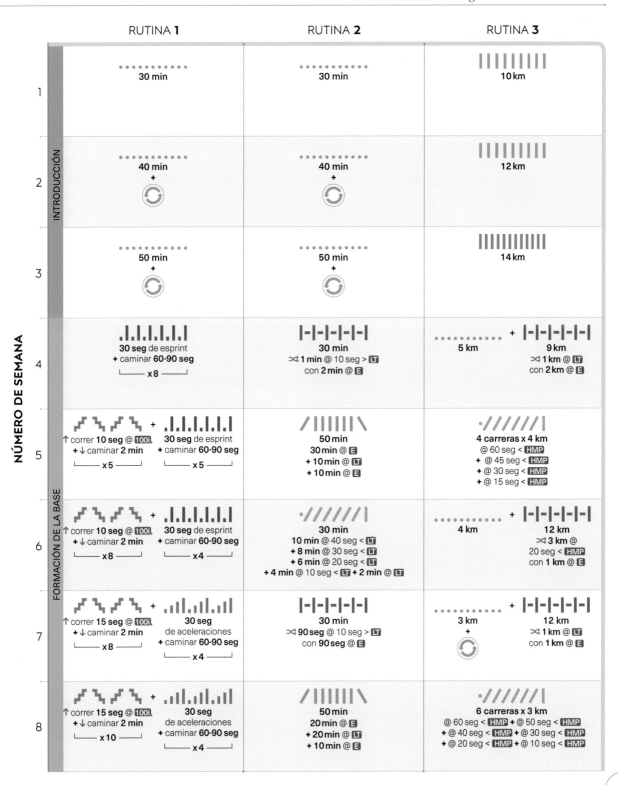

PROGRAMA AVANZADO DE MEDIA MARATÓN

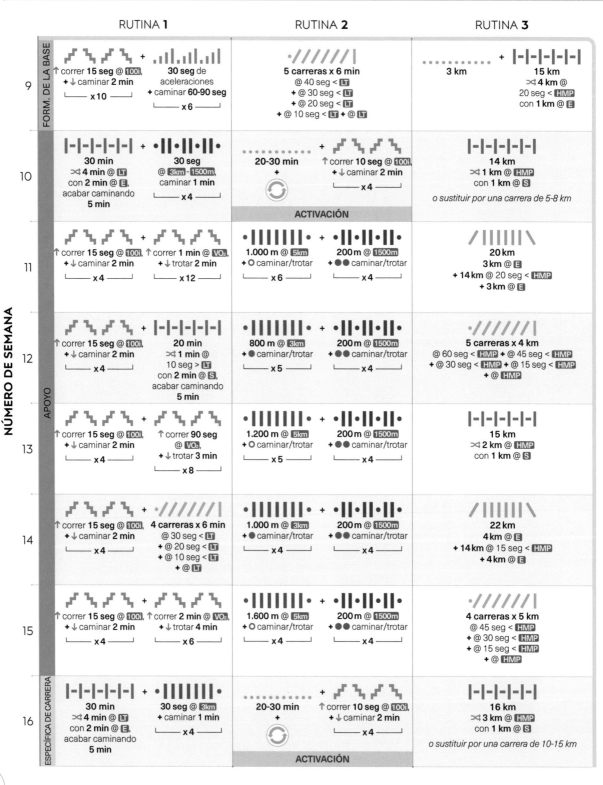

MEDIA MARATÓN — AVANZADO

NÚMERO DE SEMANA

	RUTINA 1	RUTINA 2	RUTINA 3
9 (FORM. DE LA BASE)	correr 15 seg @ 100i, + ↓ caminar 2 min — x10 + 30 seg de aceleraciones + caminar 60-90 seg — x6	5 carreras x 6 min @ 40 seg < LT + @ 30 seg < LT + @ 20 seg < LT + @ 10 seg < LT + @ LT	3 km + 15 km ⋈ 4 km @ 20 seg < HMP con 1 km @ E
10	30 min ⋈ 4 min @ LT con 2 min @ E, acabar caminando 5 min + 30 seg @ 3km - 1500m, caminar 1 min — x4	20-30 min + ↑ correr 10 seg @ 100i, + ↓ caminar 2 min — x4 **ACTIVACIÓN**	14 km ⋈ 1 km @ HMP con 1 km @ S *o sustituir por una carrera de 5-8 km*
11	↑ correr 15 seg @ 100i, + ↓ caminar 2 min — x4 + ↑ correr 1 min @ VO₂, + ↓ trotar 2 min — x12	1.000 m @ 5km + ○ caminar/trotar — x6 + 200 m @ 1500m + ●● caminar/trotar — x4	20 km 3 km @ E + 14 km @ 20 seg < HMP + 3 km @ E
12 (APOYO)	↑ correr 15 seg @ 100i, + ↓ caminar 2 min — x4 + 20 min ⋈ 1 min @ 10 seg > LT con 2 min @ S, acabar caminando 5 min	800 m @ 3km + ● caminar/trotar — x5 + 200 m @ 1500m + ●● caminar/trotar — x4	5 carreras x 4 km @ 60 seg < HMP + @ 45 seg < HMP + @ 30 seg < HMP + @ 15 seg < HMP + @ HMP
13	↑ correr 15 seg @ 100i, + ↓ caminar 2 min — x4 + ↑ correr 90 seg @ VO₂, + ↓ trotar 3 min — x8	1.200 m @ 5km + ○ caminar/trotar — x5 + 200 m @ 1500m + ●● caminar/trotar — x4	15 km ⋈ 2 km @ HMP con 1 km @ S
14	↑ correr 15 seg @ 100i, + ↓ caminar 2 min — x4 + 4 carreras x 6 min @ 30 seg < LT + @ 20 seg < LT + @ 10 seg < LT + @ LT	1.000 m @ 3km + ● caminar/trotar — x4 + 200 m @ 1500m + ●● caminar/trotar — x4	22 km 4 km @ E + 14 km @ 15 seg < HMP + 4 km @ E
15	↑ correr 15 seg @ 100i, + ↓ caminar 2 min — x4 + ↑ correr 2 min @ VO₂, + ↓ trotar 4 min — x6	1.600 m @ 5km + ○ caminar/trotar — x4 + 200 m @ 1500m + ●● caminar/trotar — x4	4 carreras x 5 km @ 45 seg < HMP + @ 30 seg < HMP + @ 15 seg < HMP + @ HMP
16 (ESPECÍFICA DE CARRERA)	30 min ⋈ 4 min @ LT con 2 min @ E, acabar caminando 5 min + 30 seg @ 3km + caminar 1 min — x4	20-30 min + ↑ correr 10 seg @ 100i, + ↓ caminar 2 min — x4 **ACTIVACIÓN**	16 km ⋈ 3 km @ HMP con 1 km @ S *o sustituir por una carrera de 10-15 km*

	RUTINA **1**	RUTINA **2**	RUTINA **3**
17	30 min ⊃⊂ 2 min @ 10 seg > **LT** con 3 min @ **S**, acabar caminando 5 min + 30 seg @ **3km** - **1500m** + caminar 1 min ── x 6 ──	↑ correr 10 seg @ **100i**, + ↓ caminar 2 min ── x 4 ── + 60 min ⊃⊂ 3 min @ **LT** con 3 min @ **S**	5 km + *(opcional)* ↻ + 19 km 14 km @ 10 seg < **HMP** + 5 km @ **E**
18	12 km ⊃⊂ 1 km @ **10km** con 1 km @ **E**, acabar caminando 5 min + 30 seg @ **3km** - **1500m** + caminar 1 min ── x 6 ──	↑ correr 10 seg @ **100i**, + ↓ caminar 2 min ── x 4 ── + 35 min @ **LT**	4 carreras x 6 km @ 45 seg < **HMP** + @ 30 seg < **HMP** + @ 15 seg < **HMP** + @ **HMP**
19	30 min ⊃⊂ 3 min @ 10 seg > **LT** con 3 min @ **S**, acabar caminando 5 min + 30 seg @ **3km** - **1500m** + caminar 1 min ── x 6 ──	↑ correr 10 seg @ **100i**, + ↓ caminar 2 min ── x 4 ── + 4 carreras x 9 min @ 15 seg < **LT** + @ 10 seg < **LT** + @ 5 seg < **LT** + @ **LT**	15 km ⊃⊂ 4 km @ **HMP** con 1 km @ **S**
20	12 km ⊃⊂ 2 km @ **10km** con 1 km @ **E**, acabar caminando 5 min + 30 seg @ **3km** - **1500m** + caminar 1 min ── x 6 ──	↑ correr 10 seg @ **100i**, + ↓ caminar 2 min ── x 4 ── + 60 min ⊃⊂ 4 min @ **LT** con 2 min @ **S**	5 km + *(opcional)* ↻ + 19 km 14 km @ 5 seg < **HMP** + 5 km @ **E**
21	30 min ⊃⊂ 3 min @ 10 seg > **LT** con 2 min @ **S**, acabar caminando 5 min + 30 seg @ **3km** - **1500m** + caminar 1 min ── x 6 ──	↑ correr 10 seg @ **100i**, + ↓ caminar 2 min ── x 4 ── + 40 min @ **LT**	4 carreras x 6 km @ 30 seg < **HMP** + @ 20 seg < **HMP** + @ 10 seg < **HMP** + @ **HMP**
22	12 km ⊃⊂ 3 km @ **10km** con 1 km @ **E**, acabar caminando 5 min + 30 seg @ **3km** - **1500m** + caminar 1 min ── x 6 ──	↑ correr 10 seg @ **100i**, + ↓ caminar 2 min ── x 4 ── + 4 carreras 9 min @ 10 seg < **LT** + @ 5 seg < **LT** + @ **LT** + 5 seg > **LT**	14 km @ **HMP**
23	30 min ⊃⊂ 4 min @ **LT** con 2 min @ **E**, acabar caminando 5 min + 30 seg @ **3km** - **1500m** + caminar 1 min ── x 4 ──	↑ correr 10 seg @ **100i**, + ↓ caminar 2 min ── x 4 ── + 20 min @ **LT**	16 km ⊃⊂ 3 km @ **E** con 1 km @ **HMP**
24	8 km ⊃⊂ 1 km @ **HMP** con 1 km @ **E**, acabar caminando 5 min + 30 seg @ **3km** + caminar 1 min ── x 6 ──	20-30 min + ↻ + ↑ correr 10 seg @ **100i**, + ↓ caminar 2 min ── x 4 ──	**DÍA DE LA CARRERA**

ESPECÍFICA DE CARRERA (filas 17–22) · *REDUCCIÓN* (filas 23–24)

| 5 días antes de la carrera | **ACTIVACIÓN** 1 o 2 días antes de la carrera | |

PROGRAMA DE MARATÓN PARA PRINCIPIANTES

Este plan prepara para una primera maratón. Antes, hay que ser capaz de hacer 21 km seguidos, correr al menos 3 veces por semana y tener un volumen de ejercicio equivalente al 60 % del volumen máximo del programa.

En este programa, cualquier rutina debería empezar con un ritmo distinto de fácil y una carrera sencilla de 10 minutos con calentamiento dinámico.

OBJETIVOS DEL PROGRAMA

En la fase de formación de la base (semanas 1-4), sube la intensidad y distancia de las carreras largas e incluye zancadas, esprints y rutinas en cuesta para mejorar velocidad y fuerza.

En las semanas 5-8, la fase de apoyo incorpora intervalos de capacidad anaeróbica y VO$_2$max para mejorar la eliminación del lactato. El volumen de carreras largas y rápidas continuas sube para mejorar la resistencia.

La fase específica de carrera (semanas 9-12) se centra en la intensidad aeróbica, con entrenamientos que van desde el ritmo de la maratón a ligeramente más rápido que el ritmo del umbral de lactato. Descansar y recuperarse son los principales objetivos en las últimas tres semanas.

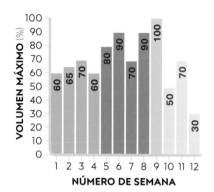

VOLUMEN DE ENTRENAMIENTO SEMANAL
El volumen de entrenamiento se desarrolla gradualmente hasta un máximo en la semana 9. Un tiempo largo de reducción permite recuperarse antes de la carrera.

> **CLAVES DE LOS SÍMBOLOS DE LAS RUTINAS EN PP. 188-189**

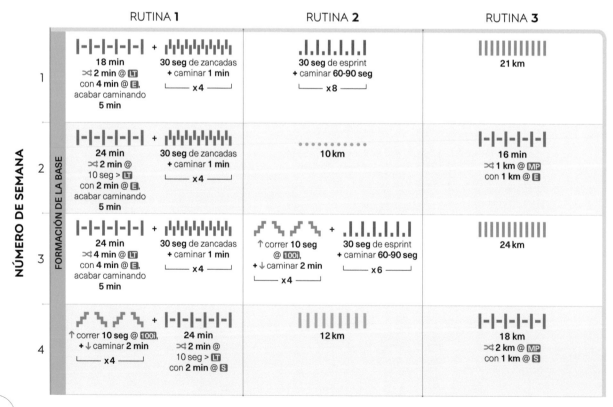

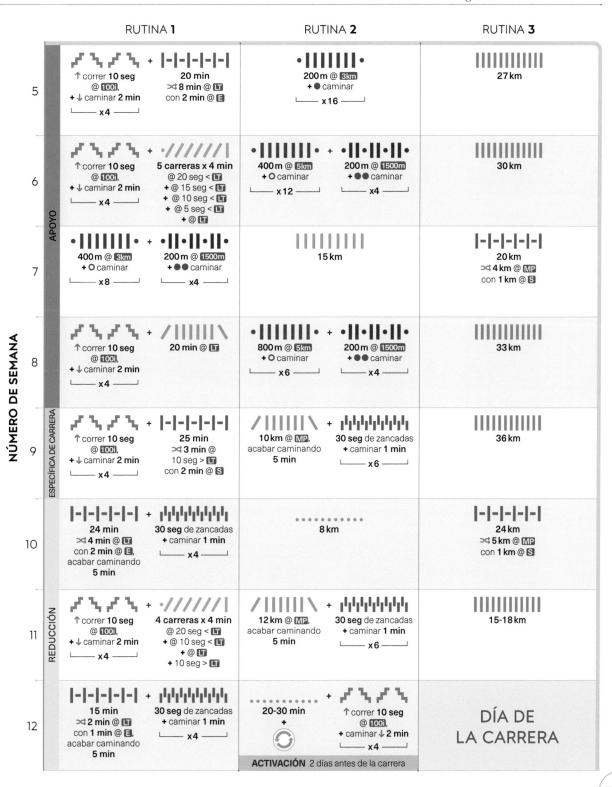

NÚMERO DE SEMANA

	RUTINA **1**	RUTINA **2**	RUTINA **3**
5 (APOYO)	↑ correr **10 seg** @ **100i**, + ↓ caminar **2 min** x4 + **20 min** ✂ **8 min** @ **LT** con **2 min** @ **E**	**200 m** @ **3km** + ● caminar x16	**27 km**
6 (APOYO)	↑ correr **10 seg** @ **100i**, + ↓ caminar **2 min** x4 + **5 carreras x 4 min** @ 20 seg < **LT** + @ 15 seg < **LT** + @ 10 seg < **LT** + @ 5 seg < **LT** + @ **LT**	**400 m** @ **5km** + ○ caminar x12 + **200 m** @ **1500m** + ●● caminar x4	**30 km**
7 (APOYO)	**400 m** @ **3km** + ○ caminar x8 + **200 m** @ **1500m** + ●● caminar x4	**15 km**	**20 min** ✂ **4 km** @ **MP** con **1 km** @ **S**
8 (ESPECÍFICA DE CARRERA)	↑ correr **10 seg** @ **100i**, + ↓ caminar **2 min** x4 + **20 min** @ **LT**	**800 m** @ **5km** + ○ caminar x6 + **200 m** @ **1500m** + ●● caminar x4	**33 km**
9 (ESPECÍFICA DE CARRERA)	↑ correr **10 seg** @ **100i**, + ↓ caminar **2 min** x4 + **25 min** ✂ **3 min** @ 10 seg > **LT** con **2 min** @ **S**	**10 km** @ **MP**, acabar caminando **5 min** + **30 seg** de zancadas + caminar **1 min** x6	**36 km**
10 (REDUCCIÓN)	**24 min** ✂ **4 min** @ **LT** con **2 min** @ **E**, acabar caminando **5 min** + **30 seg** de zancadas + caminar **1 min** x4	**8 km**	**24 min** ✂ **5 km** @ **MP** con **1 km** @ **S**
11 (REDUCCIÓN)	↑ correr **10 seg** @ **100i**, + ↓ caminar **2 min** x4 + **4 carreras x 4 min** @ 20 seg < **LT** + @ 10 seg < **LT** + @ **LT** + 10 seg > **LT**	**12 km** @ **MP**, acabar caminando **5 min** + **30 seg** de zancadas + caminar **1 min** x6	**15-18 km**
12 (REDUCCIÓN)	**15 min** ✂ **2 min** @ **LT** con **1 min** @ **E**, acabar caminando **5 min** + **30 seg** de zancadas + caminar **1 min** x4	**20-30 min** + 🔁 + ↑ correr **10 seg** @ **100i**, + caminar ↓ **2 min** x4 **ACTIVACIÓN** 2 días antes de la carrera	**DÍA DE LA CARRERA**

PROGRAMA AVANZADO DE MARATÓN

Si se ha completado una carrera importante, este plan prepara para la siguiente y para mejorar la marca en 24 semanas.

En este programa, cualquier rutina que empiece a ritmo de maratón o más rápido (pp. 188-189) debería ir precedida de un calentamiento dinámico.

FASE DE INICIO
Esta fase te ayuda a recuperarte de la última carrera importante. Antes de pasar a otra fase, deberías llegar al 60 % del volumen máximo de entrenamiento con carreras continuas fáciles y calentamientos dinámicos. Puede llevar más de tres semanas; repite si es necesario.

FASE DE FORMACIÓN DE LA BASE
En las semanas 4-9 incrementa el volumen aeróbico, y mejora tus habilidades de carrera. La rutina 1 incluye esprints cortos en cuesta y llano en el entrenamiento por intervalos. La 2 consiste en carreras continuas rápidas cortas o medias que suben de intensidad. Las largas de la rutina 3 se convierten en carreras continuas rápidas que crecen en volumen e intensidad aeróbica.

FASE DE APOYO
Recupérate en la semana 10 con sesiones más leves de las rutinas 1 y 2. Las semanas 11-15 refuerzan el volumen aeróbico y mejoran la resistencia a la velocidad, la velocidad de umbral de lactato y su eliminación. La rutina 1 incluye intervalos de VO$_2$max, acelera los tramos de recuperación de las carreras de cambio de ritmo y las carreras en cuesta son más largas. En la rutina 2, las carreras continuas rápidas son más largas o rápidas. La 3 eleva el volumen de carreras largas, con más tiempo a ritmo de maratón.

FASE ESPECÍFICA DE CARRERA
Comienza con rutinas más leves en la semana 16 para contribuir a la recuperación y luego se centra en la intensidad aeróbica, con ritmos entre maratón y algo más rápido que el ritmo de umbral de lactato. Las carreras continuas cortas y rápidas de la rutina 1 se centran en el ritmo LT; en la 2, las carreras continuas rápidas se hacen más largas y se convierten en carreras medias y largas; en la 3, las carreras largas rápidas son a ritmo de maratón. En las semanas 17, 19 y 21, asegúrate de dejar 2-3 días de recuperación entre las carreras con tiempo de maratón de la rutina 2 y carreras largas de la 3.

REDUCCIÓN
La reducción de tres semanas inicia la recuperación tras las semanas de entrenamiento máximo. En la semana de inicio (22) cae un 50 % el volumen de entrenamiento; en la 23 se mantiene la forma con ejercicios que no causan tensión en el cuerpo, y en la 24 evita la atonía con rutinas fáciles antes de la carrera.

> **CLAVES DE LOS SÍMBOLOS DE LAS RUTINAS EN PP. 188-189**

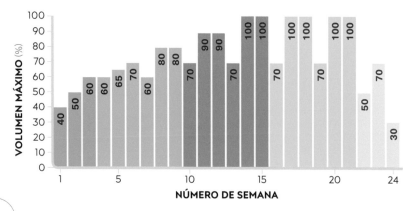

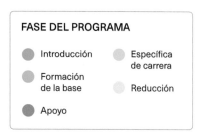

FASE DEL PROGRAMA

- Introducción
- Formación de la base
- Apoyo
- Específica de carrera
- Reducción

VOLUMEN DE ENTRENAMIENTO SEMANAL
El volumen máximo de entrenamiento se alcanza en la semana 14; en la fase específica de carrera se mantiene, no se incrementa.

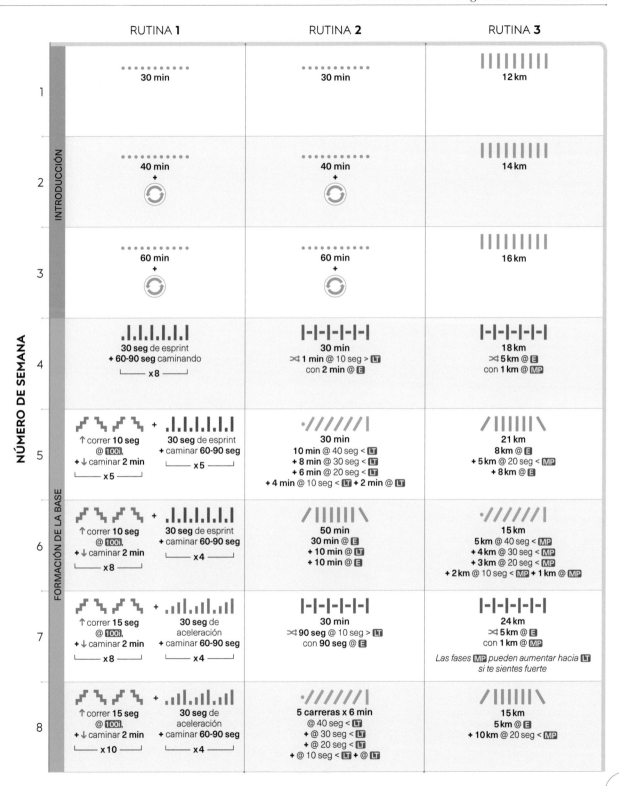

		RUTINA **1**	RUTINA **2**	RUTINA **3**
INTRODUCCIÓN	1	30 min	30 min	12 km
	2	40 min +	40 min +	14 km
	3	60 min +	60 min +	16 km
FORMACIÓN DE LA BASE	4	30 seg de esprint + 60-90 seg caminando x8	30 min 1 min @ 10 seg > **LT** con 2 min @ **E**	18 km 5 km @ **E** con 1 km @ **MP**
	5	↑correr **10 seg** @ **100i**, +↓caminar 2 min x5 + 30 seg de esprint + caminar 60-90 seg x5	30 min 10 min @ 40 seg < **LT** + 8 min @ 30 seg < **LT** + 6 min @ 20 seg < **LT** + 4 min @ 10 seg < **LT** + 2 min @ **LT**	21 km 8 km @ **E** + 5 km @ 20 seg < **MP** + 8 km @ **E**
	6	↑correr **10 seg** @ **100i**, +↓caminar 2 min x8 + 30 seg de esprint + caminar 60-90 seg x4	50 min 30 min @ **E** + 10 min @ **LT** + 10 min @ **E**	15 km 5 km @ 40 seg < **MP** + 4 km @ 30 seg < **MP** + 3 km @ 20 seg < **MP** + 2 km @ 10 seg < **MP** + 1 km @ **MP**
	7	↑correr **15 seg** @ **100i**, +↓caminar 2 min x8 + 30 seg de aceleración + caminar 60-90 seg x4	30 min 90 seg @ 10 seg > **LT** con 90 seg @ **E**	24 km 5 km @ **E** con 1 km @ **MP** *Las fases* **MP** *pueden aumentar hacia* **LT** *si te sientes fuerte*
	8	↑correr **15 seg** @ **100i**, +↓caminar 2 min x10 + 30 seg de aceleración + caminar 60-90 seg x4	5 carreras x 6 min @ 40 seg < **LT** + @ 30 seg < **LT** + @ 20 seg < **LT** + @ 10 seg < **LT** + @ **LT**	15 km 5 km @ **E** + 10 km @ 20 seg < **MP**

NÚMERO DE SEMANA

MARATÓN · AVANZADO

	RUTINA **1**	RUTINA **2**	RUTINA **3**
FORM. DE LA BASE — 9	↑ correr **15 seg** @ **100i**, + ↓ caminar **2 min** — x10 + **30 seg** de aceleración + caminar **60-90 seg** — x6	**50 min** 20 min @ **E** + 20 min @ **LT** + 10 min @ **E**	**24 km** 12 km @ 40 seg < **MP** + 8 km @ 30 seg < **MP** + 4 km @ 20 seg < **MP**
10	**30 min** ⋈ **4 min** @ **LT** con **2 min** @ **E**	20-30 min ⟳ + ↑ correr **10 seg** @ **100i**, + ↓ caminar **2 min** — x4 **ACTIVACIÓN**	**18 km** ⋈ **1 km** @ **MP** con **1 km** @ **S** *o sustituir por una carrera de 10 km*
APOYO — 11	↑ correr **15 seg** @ **100i**, + ↓ caminar **2 min** — x4 ↑ correr **1 min** @ **VO₂**, + ↓ trotar **2 min** — x6 + **1 min** @ **3km** + caminar/trotar lento **1 min** — x6	**40 min** ⋈ **6 min** @ 10 seg > **LT** con **2 min** @ **E**	**25 km** 5 km @ **E** + 15 km @ 10 seg < **MP** + 5 km @ **E**
12	↑ correr **15 seg** @ **100i**, + ↓ caminar **2 min** — x4 + **2 min** @ **5km** + caminar/trotar lento **1 min** — x10	**30 min** ⋈ **1 min** @ 10 seg > **LT** con **2 min** @ **S**	**4 carreras x 5 km** @ 45 seg < **MP** + @ 30 seg < **MP** + @ 15 seg < **MP** + @ **MP**
13	↑ correr **15 seg** @ **100i**, + ↓ caminar **2 min** — x4 ↑ correr **90 seg** @ **VO₂**, + ↓ trotar **3 min** — x8	**5 carreras x 6 min** @ 30 seg < **LT** + @ 20 seg < **LT** + @ 10 seg < **LT** + @ **LT** + @ 10 seg > **LT**	**27 km** ⋈ **5 km** @ **E** con 3 km, luego **4 km**, luego **5 km** @ **MP** *Las fases MP pueden aumentar hacia LT si te sientes fuerte*
14	↑ correr **15 seg** @ **100i**, + ↓ caminar **2 min** — x4 + **3 min** @ **5km** + caminar/trotar lento **90 seg** — x6	**48 min** ⋈ **10 min** @ 5 seg > **LT** con **2 min** @ **E**	**21 km** ⋈ **2 km** @ **MP** con **1 km** @ **S**
15	↑ correr **15 seg** @ **100i**, + ↓ caminar **2 min** — x4 ↑ correr **2 min** @ **VO₂**, + ↓ trotar **4 min** — x6	**30 min** ⋈ **90 seg** @ 10 seg > **LT** con **90 seg** @ **S**	**30 km** 5 km @ **E** + 20 km @ 10 seg < **MP** + 5 km @ **E**
ESPECÍFICA DE CARRERA — 16	**30 min** ⋈ **4 min** @ **LT** con **2 min** @ **E**	20-30 min ⟳ + ↑ correr **10 seg** @ **100i**, + ↓ caminar **2 min** — x4 **ACTIVACIÓN**	**5 carreras x 5 km** @ 40 seg < **MP** + @ 30 seg < **MP** + @ 20 seg < **MP** + @ 10 seg < **MP** + @ **MP** *o sustituir por una media maratón*

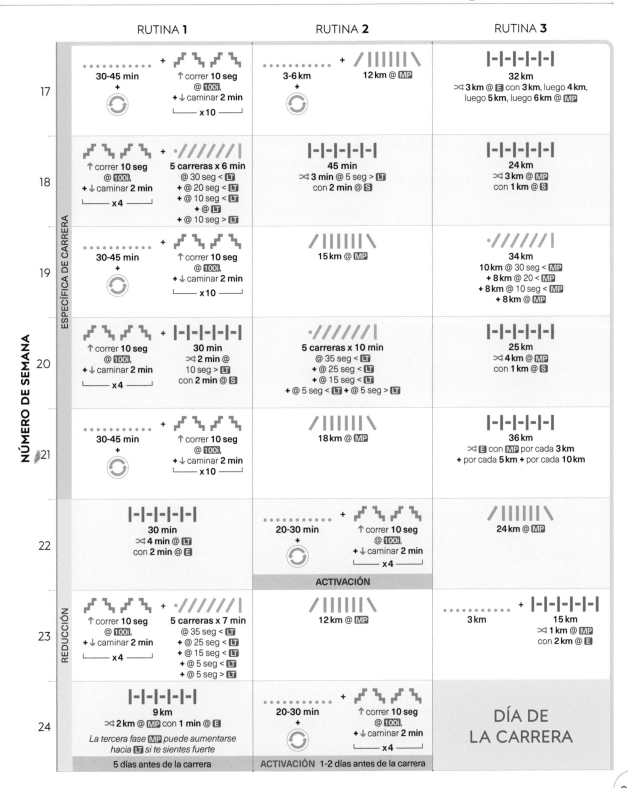

RUTINA **1** RUTINA **2** RUTINA **3**

NÚMERO DE SEMANA

ESPECÍFICA DE CARRERA

Semana 17

Rutina 1: 30-45 min + ↻ ; ↑ correr **10 seg** @ **100i**, + ↓ caminar **2 min** — x **10**

Rutina 2: 3-6 km + ↻ ; 12 km @ **MP**

Rutina 3: **32 km** ⤢ 3 km @ **E** con 3 km, luego 4 km, luego 5 km, luego 6 km @ **MP**

Semana 18

Rutina 1: ↑ correr **10 seg** @ **100i**, + ↓ caminar **2 min** — x **4** + 5 carreras x **6 min** @ 30 seg < **LT** + @ 20 seg < **LT** + @ 10 seg < **LT** + @ **LT** + @ 10 seg > **LT**

Rutina 2: **45 min** ⤢ 3 min @ 5 seg > **LT** con 2 min @ **S**

Rutina 3: **24 km** ⤢ 3 km @ **MP** con 1 km @ **S**

Semana 19

Rutina 1: 30-45 min + ↻ ; ↑ correr **10 seg** @ **100i**, + ↓ caminar **2 min** — x **10**

Rutina 2: 15 km @ **MP**

Rutina 3: **34 km** 10 km @ 30 seg < **MP** + 8 km @ 20 < **MP** + 8 km @ 10 seg < **MP** + 8 km @ **MP**

Semana 20

Rutina 1: ↑ correr **10 seg** @ **100i**, + ↓ caminar **2 min** — x **4** + **30 min** ⤢ 2 min @ 10 seg > **LT** con 2 min @ **S**

Rutina 2: 5 carreras x **10 min** @ 35 seg < **LT** + @ 25 seg < **LT** + @ 15 seg < **LT** + @ 5 seg < **LT** + @ 5 seg > **LT**

Rutina 3: **25 km** ⤢ 4 km @ **MP** con 1 km @ **S**

Semana 21

Rutina 1: 30-45 min + ↻ ; ↑ correr **10 seg** @ **100i**, + ↓ caminar **2 min** — x **10**

Rutina 2: 18 km @ **MP**

Rutina 3: **36 km** ⤢ **E** con **MP** por cada 3 km + por cada 5 km + por cada 10 km

Semana 22

Rutina 1: **30 min** ⤢ 4 min @ **LT** con 2 min @ **E**

Rutina 2: 20-30 min + ↻ ; ↑ correr **10 seg** @ **100i**, + ↓ caminar **2 min** — x **4** — **ACTIVACIÓN**

Rutina 3: 24 km @ **MP**

REDUCCIÓN

Semana 23

Rutina 1: ↑ correr **10 seg** @ **100i**, + ↓ caminar **2 min** — x **4** + 5 carreras x **7 min** @ 35 seg < **LT** + @ 25 seg < **LT** + @ 15 seg < **LT** + @ 5 seg < **LT** + @ 5 seg > **LT**

Rutina 2: 12 km @ **MP**

Rutina 3: 3 km + **15 km** ⤢ 1 km @ **MP** con 2 km @ **E**

Semana 24

Rutina 1: **9 km** ⤢ 2 km @ **MP** con 1 min @ **E** — *La tercera fase **MP** puede aumentarse hacia **LT** si te sientes fuerte* — **5 días antes de la carrera**

Rutina 2: 20-30 min + ↻ ; ↑ correr **10 seg** @ **100i**, + ↓ caminar **2 min** — x **4** — **ACTIVACIÓN** 1-2 días antes de la carrera

Rutina 3: **DÍA DE LA CARRERA**

CONSEJOS PARA COMPETIR

Estar preparado el día de la carrera permitirá al corredor sacar provecho del duro entrenamiento. Alimentarse de forma correcta, comprobar que los niveles de hidratación son los idóneos y poner en práctica una estrategia de carrera son pasos que pueden ayudar a obtener el mejor resultado posible.

*La mayoría de las personas empiezan a correr por **salud** y **forma física,** pero una vez que adquieren **experiencia,** es frecuente que quieran mejorar su rendimiento en **carrera***

NUTRICIÓN

Una alimentación adecuada antes y durante la carrera es esencial para preparar el cuerpo para el intenso esfuerzo que tiene ante sí.

CARBOHIDRATOS ANTES DE LA CARRERA

Los días previos a la carrera, conviene tomar muchos carbohidratos para reforzar las reservas de glucógeno de las que el músculo tirará durante la carrera.

En pruebas de más de 90 minutos, toma una buena comida el día anterior (unas 18 horas antes) para que el cuerpo procese los carbohidratos. Luego cena ligero a base de carbohidratos simples e hidrátate con una bebida isotónica. Evita alimentos ricos en fibra. Para carreras más cortas, cena a base de carbohidratos y, si la carrera no es por la mañana, haz ingestas ligeras de carbohidratos simples durante el día.

Una comida ligera 2 o 3 horas antes de la carrera amplía las reservas de glucógeno; prueba qué alimentos y raciones te van mejor.

DURANTE LA CARRERA

El cuerpo puede almacenar una cantidad limitada de energía, que habrá que reponer si la carrera dura más de 90 minutos. Prueba con unos 60 g de carbohidratos por hora y toma bebidas energéticas de rápida absorción, geles o similares. Trata de encontrar la ingesta ideal durante los entrenamientos (recuadro inferior).

SUPLEMENTOS

Los suplementos legales para mejorar el rendimiento pueden ayudarte, pero nunca sustituyen a un entrenamiento o nutrición adecuados. Para los corredores de fondo, se aconsejan la cafeína y los nitratos (presentes en el zumo de remolacha), pero debes probar antes porque no le funcionan a todo el mundo.

Motilidad intestinal

El 70 % de los corredores de larga distancia tienen problemas gastrointestinales. Durante el ejercicio intenso, la sangre fluye del intestino a los músculos, lo que dificulta la digestión durante la carrera. Tu aparato digestivo podrá absorber y procesar mejor los alimentos durante la carrera si a lo largo de las sesiones de entrenamiento has probado qué tal lo aceptas.

HIDRATACIÓN

La cantidad que bebas antes y durante la carrera dependerá de factores ambientales y de la duración e intensidad de esta.

Beber cuando se tenga sed es mejor que sobrehidratarse antes o durante la prueba. Si estás bien hidratado (ver test de hidratación, abajo) y no hace calor, no es necesario beber mucho. Muchos corredores lo hacen en exceso, lo que acarrea problemas gastrointestinales e hipotermia (p. 173). Asegúrate de reponer la pérdida de electrolitos por el sudor, y no solo con agua. En las pruebas más largas, la ingesta de líquidos suele incorporar las bebidas para deportistas. Antes de la carrera, prueba cuántas calorías y de qué tipo puedes absorber así.

Hidratado: la orina previa a la carrera debe ser de color amarillo pálido (no claro)

HIDRATACIÓN IDEAL

Sobrehidratado Deshidratado

TEST DE HIDRATACIÓN
El color de la orina indica la hidratación. Esta gama de color permite comprobar los niveles antes de una carrera.

CALAMBRES MUSCULARES

Los calambres son contracciones involuntarias y dolorosas del músculo que incapacitan si ocurren durante una carrera. Los más comunes se producen en los gemelos y los pies, pero también se dan en abductores y cuádriceps. Estudios recientes refutan la teoría tradicional de que se producen por deshidratación y apuntan a que la fatiga causa una activación sostenida de la neurona motora, lo que deriva en calambres por un control neuromuscular anómalo. Como tratamiento inmediato, estira el músculo pasivamente (en el sitio o usando el suelo para mantener el estiramiento) hasta que haya pasado.

CONTRACCIÓN INVOLUNTARIA
Un calambre repentino y enérgico en los gemelos obliga al talón a la flexión plantar.

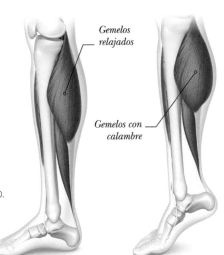

Gemelos relajados

Gemelos con calambre

Competir en una zona horaria distinta

Si la carrera tiene lugar en una franja horaria a más de 3 horas de la tuya, el *jet lag* puede disminuir el rendimiento. Esto puede agravarse cuantas más zonas horarias cruces, si viajas hacia el este, si eres mayor o si careces de experiencia en viajes. Los siguientes consejos pueden ayudar al cuerpo a adaptarse al nuevo entorno.

 Corre un poco al llegar. Esto ayuda a aclimatarse y despierta el cerebro después del vuelo.

 Exponte a la luz en tu lugar de destino, ya sea por la noche si viajas hacia el oeste o por la mañana si viajas hacia el este.

 Evitar la luz en tu lugar de destino si has recorrido más de 8 zonas horarias, usando gafas de sol hasta última hora de la mañana si has viajado hacia el este o evitando la luz de media tarde si vas hacia el oeste.

 Mantente hidratado pero evita el alcohol antes y durante el vuelo. Adapta el horario de comidas al de tu lugar de destino para ayudar al reloj biológico a adaptarse.

 Toma sedantes de acción rápida para dormir, cafeína para mantenerte despierto o melatonina, la hormona del sueño, contra el *jet lag*.

 Ajusta el horario de sueño 1 o 2 días antes de viajar. Vete a la cama 1 o 2 horas antes de la hora habitual si viajas hacia el este, o 1 o 2 horas después si vas hacia el oeste.

ESTRATEGIA DE CARRERA

Antes de competir, es bueno fijarse unos objetivos A, B y C. El A debería ser lo que se puede conseguir si todo va según lo previsto y las condiciones son buenas. El objetivo B sería una alternativa al A y el C un logro del que uno pueda sentirse orgulloso si la carrera no va según lo previsto.

La mejor forma de asegurarse un buen rendimiento el día de la carrera es conocer de lo que es capaz tu cuerpo y cuál es el ritmo adecuado, y eso lo aprenderás con un plan de entrenamiento estructurado. Para un recorrido en pendiente, se debería, por ejemplo, haber entrenado antes en cuesta.

Sin embargo, unas condiciones meteorológicas o del terreno impredecibles pueden impedir que sigas tu plan. En ese caso, deberás adaptar tu ritmo y estrategia de carrera al trazado y las condiciones, en lugar de continuar con un ritmo predeterminado.

 Por qué puede que compitas más rápido que entrenas

Si te has preparado bien y realizado la reducción (tapering) correctamente, deberías llegar bien descansado y con mucha energía al día de la carrera.

La emoción de la jornada hace que la respuesta de «lucha o huida» del sistema nervioso simpático (p. 42) libere adrenalina, lo que permite al cuerpo rendir a un ritmo superior al del entrenamiento. La simple motivación de estar compitiendo y no entrenando puede repercutir mucho en el rendimiento.

Planificar la carrera

Una estrategia útil es dividir la carrera en cuatro fases: ritmo, posición, control e impulso final. Cada una tiene un objetivo que se puede integrar en un plan general. Puedes optar por un ritmo uniforme, o empezar más lento e ir subiéndolo. Dependerá del terreno y las condiciones, y de tu confianza a la hora de mantener el ritmo elegido.

DESGLOSE DE CARRERA
Divide la distancia en etapas en las que puedas llevar a cabo tu estrategia. Divide por igual las tres primeras, pero la última, la potencia, debes reservarla para el tramo final.

RITMO

OBJETIVO: *Establece el ritmo previsto*

- **Ten en cuenta un ritmo de partida** (o esfuerzo) que puedas mantener.

- **En la línea de salida,** es fácil dejarse llevar por la emoción y arrancar muy rápido. Eso puede afectar muy pronto a la marcha, así que es importante que estés tranquilo, te centres en la carrera y mantengas tu ritmo.

- **Debes estar cómodo** con tu ritmo y controlar cómo se ajusta a tu percepción del esfuerzo. Intenta no prestar mucha atención a lo que ocurre a tu alrededor.

POSICIÓN

OBJETIVO: *Encuentra una buena posición para tu estrategia*

- **Mira a tu alrededor.** Si hay otras personas corriendo al mismo ritmo, únete al grupo para reducir la carga mental.

- **Si tu objetivo es ganar** o quedar bien situado, recurre a tus puntos fuertes. Los corredores con buena velocidad pueden optar por quedarse rezagados por detrás del líder y superarlo al final. Un corredor con buena resistencia puede preferir ir primero e incrementar el ritmo, para cansar a sus competidores hasta que no puedan alcanzarlo.

5 KM	
1,5 KM	1,5-3 KM

10 KM	
3,5 KM	3,5-6,5 KM

MEDIA MARATÓN	
7 KM	7-14 KM

MARATÓN	
14 KM	14-28 KM

Recuperación de la carrera

Competir supone un esfuerzo máximo, por lo que recuperarte te exigirá entre un par de días y un par de semanas sin entrenar, dependiendo de la longitud y la intensidad de la carrera. La recuperación debe ser activa, pero con actividades de bajo impacto e intensidad (p. 174).

El programa de entrenamiento para una carrera, especialmente una maratón, puede pasar factura mental y físicamente. Observa cualquier dolencia que surja en la preparación o en la carrera. Dedícate luego a ponerte al día en el trabajo, los compromisos sociales y otros asuntos que hayas podido descuidar por la carrera. Y lo más importante, prémiate por el esfuerzo realizado y por lo que has logrado.

La decisión de cuándo volver a entrenar dependerá de cómo esté el cuerpo tras la carrera. Conviene empezar con una carrera continua fácil hasta que sientas las piernas recuperadas y luego añadir algunas aceleraciones o esprints cortos para activar el sistema neuromuscular. Incluye este tiempo de recuperación en tu planificación (p. 161).

Altibajos de la competición

El cuerpo puede reaccionar al esfuerzo de la competición de formas extremas. Un corredor puede tener la suerte, o la desgracia, de vivir estos dos fenómenos.

La euforia del corredor, una sensación provocada por las carreras de larga distancia, es una leyenda de la que hablan corredores de todo el mundo. Hasta hace poco, apenas había estudios que explicaran este fenómeno. Hoy, los avances en el diagnóstico por imagen del cerebro pueden verificar que las carreras de resistencia inundan este de hormonas. Estas hormonas, las endorfinas, se asocian a la euforia y a la mejora del estado de ánimo. Esta liberación de endorfinas parece ser un ejemplo de la respuesta neurológica de «recompensa» a la actividad aeróbica intensa, lo que probablemente es parte de nuestra evolución.

El «muro» es el estado psicológico causado por el desgaste de las reservas de glucógeno en el hígado y los músculos. Cuando ocurre, se siente de pronto una fatiga extrema, pesadez, pérdida de coordinación en las piernas, visión borrosa y falta de concentración. La mayoría de los corredores de maratón hablan del «muro» en las últimas fases de una carrera. Aunque puede mitigarse con una ingesta (p. 210) y un ritmo adecuados, recientes estudios sugieren que la fisiología y el metabolismo cambian tras unos 90 minutos corriendo, lo que hace difícil mantener un ritmo que parecía sostenible.

CONTROL

OBJETIVO: *Mantén el plan y prepara una gran llegada*

- **Cuando la fatiga va llegando,** céntrate en la relajación y háblate a ti mismo porque eso te ayudará a superar los momentos difíciles en los que te planteas abandonar.

- **Busca** en tus reservas de energía e incrementa el ritmo –si puedes– o al menos mantenlo. Prepárate para lograr un mejor tiempo o situarte en los primeros puestos.

IMPULSO FINAL

OBJETIVO: *Acaba lo más rápido que puedas*

- **Emplea el último impulso** de adrenalina y motivación para esprintar en la meta.

- **Prepárate para acelerar** cuando estés a 500 m de la meta. En una carrera corta, puedes acelerar el ritmo a 400 m de la llegada; al final de una maratón, puede que solo seas capaz de esprintar en los últimos 100 m.

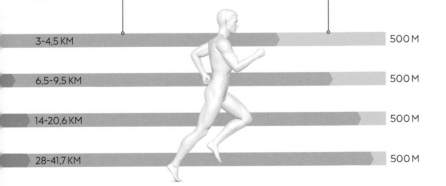

3-4,5 KM	500 M
6,5-9,5 KM	500 M
14-20,6 KM	500 M
28-41,7 KM	500 M

GLOSARIO

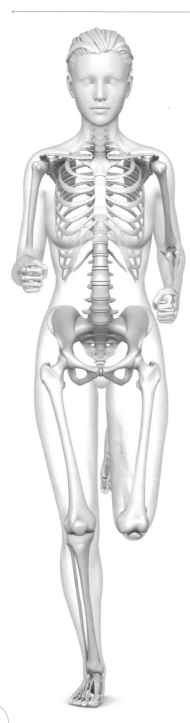

adenosintrifosfato (ATP) Molécula que almacena, transporta y libera la energía usada para contraer los músculos.

aláctico Sistema de energía disponible de forma más inmediata, que se emplea para movimientos repentinos o bruscos. Los combustibles del sistema anaeróbico aláctico son el ATP y la fosfocreatina.

biomecánica Estudio de las fuerzas y el movimiento del cuerpo durante la carrera; es lo que se conoce también como «forma de correr».

cadena cinética Concepto que describe el cuerpo como una cadena de segmentos enlazados. Cada segmento realiza un pequeño movimiento individual que se une a los segmentos contiguos en movimientos más grandes a lo largo de la cadena.

carga de entrenamiento Medida total del estrés que produce el entrenamiento en el cuerpo. Se calcula como el producto del volumen (carga externa) y la intensidad (carga interna) de los entrenamientos.

carga externa Medida objetiva del volumen de trabajo que realiza el cuerpo, como distancia, tiempo o pasos dados.

carga interna Medida del esfuerzo que se realiza durante un entrenamiento o carrera, como ritmo cardiaco, ritmo respiratorio o RPE.

cinemática Estudio del movimiento del cuerpo humano sin considerar las fuerzas (por ejemplo, ángulos de la articulación).

concéntrica Tipo de contracción muscular durante la cual se acorta el músculo.

despegue Momento en que el pie se separa del suelo para impulsar el cuerpo hacia delante.

distales Estructuras corporales situadas más lejos de la zona media del cuerpo *(core)*.

economía de carrera Demanda de energía a una velocidad de carrera submáxima concreta; se determina midiendo el consumo estable de oxígeno

(VO₂) y el coeficiente de intercambio respiratorio. Genética, condiciones ambientales, calzado, forma física y biomecánica son variables que pueden afectar a la cantidad de oxígeno consumida a determinada velocidad.

energía cinética Energía generada por el movimiento.

excéntrica Tipo de contracción muscular durante la cual se alarga el músculo.

fase de apoyo Etapa del ciclo de la carrera durante la cual el pie está en contacto con el suelo. Abarca más o menos el 40 % del ciclo (menos al aumentar la velocidad).

fase de apoyo final Última subfase de la fase de apoyo, cuando cadera, rodilla y tobillo alcanzan su extensión máxima para impulsar el cuerpo hacia delante.

fase de apoyo medio Etapa durante la cual el centro de masas (CDM) se sitúa directamente sobre la base de apoyo, cuando se produce la máxima GRF y la fuerza de frenado se transforma en una fuerza de propulsión.

fase de oscilación Etapa del ciclo de la carrera durante la cual el pie no está en contacto con el suelo. Abarca más o menos el 60 % del ciclo (más al aumentar la velocidad).

fase de primera carga Inicio del ciclo de la carrera; abarca el primer 15-20 % del apoyo, mientras el pie adelantado efectúa el contacto inicial con el suelo.

fase de vuelo Etapa de la carrera en la que ambos pies están separados del suelo. Es una subfase de la fase de oscilación dentro del ciclo de la carrera.

forma de correr *ver* biomecánica

fuerza de reacción del suelo, GRF *(ground reaction force)* Fuerza igual y opuesta que ejerce el suelo sobre el cuerpo cuando está en contacto con él.

índice de esfuerzo percibido, RPE *(rate of perceived exertion)* Medida cuantitativa del esfuerzo realizado al hacer ejercicio. El RPE se mide en una escala de 0 a 10.

isométrica Tipo de contracción muscular durante la cual no varía la longitud del músculo.

patrón de apoyo Depende de la parte del pie que primero entra en contacto con el suelo. El primer apoyo puede realizarse con el talón, la punta o el mediopié.

PB *(Personal Best)* Mejor marca personal.

proximales Estructuras corporales situadas más cerca de la zona media *(core)* del cuerpo.

recuperación de la frecuencia cardiaca, HRR *(heart rate reserve)* índice de actividad cardiaca del que dispone cada uno para hacer ejercicio; es la diferencia entre el ritmo cardiaco en reposo (RHR) y el ritmo cardiaco máximo personal.

respiración aeróbica Principal método de producción de energía durante el ejercicio de resistencia, cuando el cuerpo usa el oxígeno para convertir la glucosa en ATP.

respiración anaeróbica Método de producción de energía que emplea el cuerpo durante el ejercicio intenso, cuando escasea el oxígeno. Produce acumulación de lactato, por lo que solo se puede usar durante periodos cortos.

ritmo objetivo Ritmo calculado en minutos por km al que se debe correr para lograr un determinado tiempo de carrera.

torque o momento Medida del punto hasta el cual una fuerza que actúa sobre un objeto provoca que este rote sobre un eje.

umbral de lactato Máxima intensidad de ejercicio que se puede soportar antes de que el cuerpo empiece a acumular lactato exponencialmente.

volumen de entrenamiento Forma de medir la cantidad del entrenamiento y el esfuerzo que implica. Suele medirse en kilómetros o por su duración.

VO$_2$max Medida de cuánto oxígeno puede consumir el cuerpo durante un esfuerzo máximo.

GRUPOS MUSCULARES

abductores de la cadera Músculos que ayudan a mantener la estabilidad pélvica en el plano frontal durante la carrera. Resisten la caída contralateral de la pelvis.

aductores de la cadera Grupo compuesto por los músculos aductores largo, corto y mayor, pectíneo y grácil. Situados en el interior del muslo, tiran de este hacia dentro, hacia el eje central.

extensores de la cadera Grupo compuesto por glúteos, aductor mayor e isquiotibiales, que extiende la cadera y lleva el muslo hacia atrás.

flexores de la cadera Grupo compuesto por los músculos iliopsoas (ilíaco y psoas mayor), recto femoral, sartorio y tensor de la fascia lata (TFL). Flexiona la cadera y eleva el muslo hacia el pecho.

isquiotibiales distales Extremo de los músculos isquiotibiales más cercano a la rodilla; su función es flexionar esta.

isquiotibiales proximales Extremo de los músculos isquiotibiales más cercano a la cadera; su función es extender esta.

rotadores externos (de la cadera) Músculos que rotan la cadera hacia fuera.

rotadores internos (de la cadera) Músculos que rotan la cadera hacia dentro.

seis músculos profundos Grupo de seis músculos rotadores externos de la cadera que suele estar tenso en los corredores de fondo.

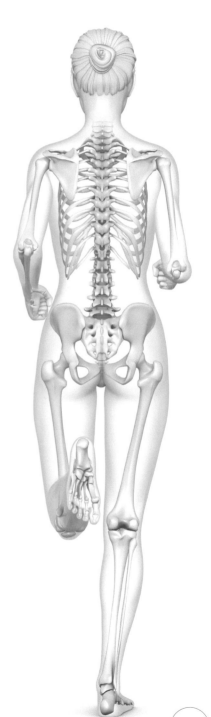

ÍNDICE

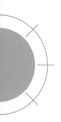

BIBLIOGRAFÍA

INTRODUCCIÓN

6 *«Running has one of the highest participation rates of any sport.»* M. van Middelkoop et al., «Risk factors for lower extremity injuries among male marathon runners», Scand J Med Sci Sports 18 (2008). *«Even in low doses, running is associated with a substantial reduction in cardiovascular disease.»* C.J. Lavie et al., «Exercise and the cardiovascular system», AHA Circulation Research 117 (2015).
8 *«If you have osteoarthritis, running may not make it worse, and could, in fact, improve symptoms.»* G.H. Lo et al., «Running does not increase symptoms or structural progression in people with knee osteoarthritis», Clinical Rheumatology 37 (2018).
9 *«A heavy resistance training programme, twice weekly for six weeks or longer, has been shown to improve running performance and reduce injury risk.»* J. B. Lauersen et al., «The effectiveness of exercise interventions to prevent sports injuries», British Journal of Sports Medicine 48 (2014).

ANATOMÍA DEL RUNNING

24 *«A larger Q-angle has been associated with an increased injury risk, and in particular to patellofemoral pain, but research does not support this link.»* G.P. Almeida et al., «Q-angle in patellofemoral pain: relationship with dynamic knee valgus, hip abductor torque, pain and function», Revista Brasileira de Ortopedia 51 (2016). N.E. Lankhorst, S.M. Bierma-Zeinstra, M. van Middelkoop, «Risk factors for patellofemoral pain syndrome», Journal of Orthopaedic & Sports Physical Therapy 42 (2012). E. Pappas, W.M. Wong-Tom, «Prospective predictors of patellofemoral pain syndrome», Sports Health 4 (2012).
30 *«A well-functioning core allows you to control your trunk over your planted leg, maximizing the production, transfer, and control of force and motion to your lower limbs.»* W. B. Kibler et al., «The role of core stability in athletic function», Sports Medicine 36 (2006).
31 *«Running has been shown to improve the health of the intervertebral discs.»* D.L. Belavy et al., «Running exercise strengthens the intervertebral disc», Scientific Reports 7 (2017).
46 *«Some studies have linked the vertical GRF loading rate with injury, while others have found associations between injury and the braking (anterior-posterior) force.»* H. van der Worp et al., «Do runners who suffer injuries have higher vertical ground reaction forces than those who remain injury-free?», British Journal of Sports Medicine 50 (2016). C. Napier et al., «Kinetic risk factors of running-related injuries in female recreational runners», Scand J Med Sci Sports 28 (2018).

50 *«As little as 10 days training in the heat has been shown to boost VO2 max values by 5 per cent.»* S. Lorenzo et al., «Heat acclimation improves exercise performance», Journal of Applied Physiology 109 (2010).
«Running economy improves while drafting behind someone, especially when running into a headwind.» I. Shinichiro, «Aerodynamic Effects by Marathon Pacemakers on a Main Runner», Transactions of the Japan Society of Mechanical Engineers, Part B 73 (2007). C.T. Davies, «Effects of wind assistance and resistance on the forward motion of a runner», Journal of applied physiology: respiratory, environmental and exercise physiology 48 (1980).
51 *«Even exposure to high levels of traffic-related pollution does not outweigh the beneficial effects of physical activity.»* Z.J. Andersen, A. de Nazelle, M.A. Mendez et al., «A study of the combined effects of physical activity and air pollution on mortality in elderly urban residents», Environmental Health Perspectives 123 (2015).

PREVENIR LESIONES

54 *«Improving your running form may help to protect against injury.»* Z.Y.S. Chan, J.H. Zhang, I.P.H. Au et al., «Gait Retraining for the Reduction of Injury Occurrence in Novice Distance Runners: 1-Year Follow-up of a Randomized Controlled Trial», American Journal of Sports Medicine 46 (2018).
64 *«Stride parameters and footstrike patterns remained unchanged after a six-month transition to minimalist footwear... there are also conflicting findings on the effect of minimalist shoes on loading rates.»* J.T. Fuller, D. Thewlis, M.D. Tsiros et al., «Longer-term effects of minimalist shoes on running performance, strength and bone density: a 20-week follow-up study», European Journal of Sport Science (2018). J.P. Warne, A.H. Gruber AH, «Transitioning to minimal footwear: a systematic review of methods and future clinical recommendations», Sports Medicine 3 (2017).
65 *«Females are more prone to knee injuries and males suffer more ankle, foot, and shin injuries.»* P. Francis, C. Whatman, K. Sheerin K et al., «The Proportion of Lower Limb Running Injuries by Gender, Anatomical Location and Specific Pathology», Journal of Sports Science and Medicine 18 (2019).
72 *«The notions that a rearfoot strike increases injury risk and that a forefoot strike is more economical have both been refuted by recent research.»* J. Hamill and A.H. Gruber, «Is changing footstrike pattern beneficial to runners?», J Sport Health Sci 6 (2017).

73 *«Contralateral pelvic drop was the most important variable for running-related injuries.»* C. Bramah C, S. J. Preece, N. Gill et al., «Is There a Pathological Gait Associated With Common Soft Tissue Running Injuries?», American Journal of Sports Medicine 46 (2018).

EJERCICIOS DE FUERZA

97 *«Strength training has a beneficial effect not just on injury risk, but also on performance.»* B. R. Rønnestad et al., «Optimizing strength training for running and cycling endurance performance», Scand J Med Sci Sports 24 (2014).

102 *«The foot provides up to 17 per cent of the energy required to power a stride.»* L. A. Kelly et al., «Intrinsic foot muscles contribute to elastic energy storage and return in the human foot», Journal of Applied Physiology 126 (2019).

116 *«Approximately one in five people with acute ankle sprains go on to develop chronic ankle instability.»* O.A. Al-Mohrej et al., «Chronic ankle instability: Current perspectives», Avicenna Journal of Medicine 6 (2016).

128 *«The degree of anterior pelvic tilt during running affects the amount of hip extension achieved in toe-off.»* A.G. Schache et al., «Relation of anterior pelvic tilt during running to clinical and kinematic measures of hip extension», British Journal of Sports Medicine 34 (2000).

152 *«Long-distance running does not decrease the risk for stress fracture»* P. Mustajoki et al., «Calcium metabolism, physical activity and stress fractures», The Lancet 322 (1983).

A. Swissa et al., «The effect of pretraining sports activity on the incidence of stress fractures among military recruits», Clinical Orthopaedics and Related Research 245 (1989).

M. Fredericson, J. Ngo, and K. Cobb, «Effects of ball sports on future risk of stress fractures in runners», Clinical Journal of Sports Medicine 15 (2005).

«Exercises that rapidly subject the body to high loads, such as hopping or jumping off a box are recommended to stiffen bone and reduce stress fracture risk.» C. Milgrom et al., «Using Bone's Adaptation Ability to Lower the Incidence of Stress Fractures», American Journal of Sports Medicine 28 (2000).

CÓMO ENTRENAR

168 *«Lactate threshold can be measured in a lab, but another simple way is to use the RPE scale.»* J.L. Dantas et al., «Detection of the lactate threshold in runners: what is the ideal speed to start an incremental test?», Journal of Human Kinetics 45 (2015).

170 *«Listening to fast-paced music, can help push your body further while your brain is occupied.»* J. Waterhouse, P. Hudson, B. Edwards, «Effects of music tempo upon submaximal cycling performance», Scand J Med Sci Sports 20 (2010).

171 *«When things get tough, telling yourself «I can do this» or «I can work through the pain» can improve your race performance.»* A.W. Blanchfield, J. Hardy, H.M. De Morree et al., «Talking yourself out of exhaustion: the effects of self-talk on endurance performance», Medicine & Science in Sports & Exercise 46 (2014).

175 *«Although evidence suggests that it does not increase blood flow or help with removal of metabolic waste products (both often said to be benefits of massage), the positive psychological effects of massage are consistently reported in scientific studies.»* O. Dupuy et al., «An Evidence-Based Approach for Choosing Post-exercise Recovery Techniques to Reduce Markers of Muscle Damage, Soreness, Fatigue, and Inflammation», Frontiers in Physiology (2018).

«Proper sleep hygiene can enhance sleep quality and quantity.» S.L. Halson et al., «Monitoring training load to understand fatigue in athletes», Sports Medicine 44 (2014).

182 *«Physiologically, these workouts increase the oxygen uptake in a higher percentage of muscle fibres, accelerating turnover by engaging first the slow-twitch muscle fibres and then the fast-twitch fibres in the later stages of the run.»* R. Canova, Marathon Training: A Scientific Approach, IAF, 1999 (p.51).

183 *«The slow-twitch muscles that are activated in the slower sections clear the lactate build-up, improving your muscles' ability to use lactate as fuel.»* R. Canova, Marathon Training: A Scientific Approach, IAF, 1999 (p.53).

«Being able to keep the pace of the recoveries as close to the fast pace as possible, or to decrease their duration, indicates that your muscles have improved ability to clear lactate.» R. Canova, Marathon Training: A Scientific Approach, IAF, 1999 (p.52).

185 *«Marathoners with fast 5 km and 10 km race times will be better served with training that is closer to lactate threshold.»* R. Canova, Marathon Training: A Scientific Approach, IAF, 1999 (pp.60–62).

210 *«Gastrointestinal complaints affect up to 70 per cent of long-distance runners.»* H.P. Peters et al., «Gastrointestinal symptoms in long-distance runners, cyclists, and triathletes: prevalence, medication, and etiology», The American Journal of Gastroenterology 96 (1999).

211 *«Drinking to thirst is still your best strategy rather than overhydrating before and during your race.»* E.D.B. Goulet, M.D. Hoffman, «Impact of Ad Libitum Versus Programmed Drinking on Endurance Performance», Sports Medicine 49 (2019).

213 *«Physiology and metabolism change after approximately 90 minutes of running»* I.E. Clark et al., «Dynamics of the power-duration relationship during prolonged endurance exercise and influence of carbohydrate ingestion», Journal of Applied Physiology 127 (2019).

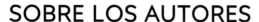

SOBRE LOS AUTORES

Chris Napier es fisioterapeuta y se ha dedicado a investigar la prevención de lesiones relacionadas con la carrera, además de ser aficionado al *running*. Es copropietario de Restore Physiotherapy, una clínica privada en Vancouver (Canadá) y profesor adjunto en el departamento de Fisioterapia de la Universidad de British Columbia. Es fisioterapeuta de Athletics Canada y ha trabajado para equipos participantes en campeonatos del mundo, Juegos Olímpicos, Panamericanos y de la Commonwealth. Como deportista, ganó una medalla de plata en los campeonatos junior de atletismo de Canadá en 1996 y de bronce en los campeonatos universitarios de atletismo de Canadá de 1997 en media distancia. En 2010 se pasó a la maratón, donde ha ido superando sus marcas gracias a la ayuda de su entrenador y coautor de este libro, Jerry Ziak.

Jerry Ziak ha competido en carreras de fondo desde 1986, ha sido entrenador desde 2005 y desde 2013 es copropietario de una tienda especializada en *running*, Forerunners North Shore, en Vancouver. Su experiencia en competición comenzó campo a través y en pista, donde se especializó en la media distancia, desde 800 m a 10.000 m. Corrió en los equipos de la Universidad de Auburn (Alabama, EE. UU.), Boise State (Idaho, EE. UU.), Victoria (British Columbia, Canadá), antes de establecerse en la de British Columbia. Se sirvió de su amplia experiencia para entrenarse a sí mismo en largas distancias, llegando a hacer un tiempo de 2:17.24 en maratón. También empezó a entrenar a estudiantes de secundaria en campo a través y pista, además de en media maratón y maratón. Con más de 40 años, sigue compitiendo en varias distancias y disfruta compartiendo su conocimiento y su pasión por el deporte a través de su tienda, su asesoramiento y sus enseñanzas *online*.

AGRADECIMIENTOS

Agradecimientos de los autores

*Chris.–*Tengo mucho que agradecer a muchas personas que han hecho posible este libro. A Kate, Bella y Roewan por su apoyo continuo. A mi madre, que sigue inspirándome cuando gana a las personas de su edad, y a mi difunto padre, que fue el primero que me habló de la estrategia de correr a rebufo. A los muchos entrenadores de los que he aprendido tanto con los años, especialmente al coautor de este libro, mi amigo Jerry Ziak. A mis amigos y compañeros –Paul Blazey, Lara Boyd y Tara Klassen–, que me ayudaron y asesoraron en la corrección y edición. Y al equipo editorial de DK, con los que ha sido un auténtico placer trabajar: Salima, Alastair, Clare, Tia, Arran y muchos más.

*Jerry.–*Me gustaría dar las gracias a mi familia por apoyar siempre mi pasión por correr. Estoy en deuda también con todos mis entrenadores y especialmente con el de mi infancia, mi amigo Darren Skuja, quien me inculcó el amor por el deporte siendo muy joven.

Agradecimientos del editor

DK desea dar las gracias a Mark Lloyd y Karen Constanti por su ayuda en el diseño, a Constance Novis por la corrección de pruebas, a Ruth Ellis por la elaboración del índice y a Myriam Megharbi por su ayuda con los derechos fotográficos.

Créditos fotográficos

El editor desea agradecer a las siguientes personas e instituciones el permiso para reproducir sus imágenes:
(Clave: a-arriba; b-abajo; c-centro; f-extremo; l-izquierda; r-derecha; t-superior)

16 Science Photo Library: Professors P.M. Motta, P.M. Andrews, K.R. Porter & J. Vial (clb). **27 Stuart Hinds**: Basado en la figura «Types of FAI (Femoral Acetabular Impingement)» (br). **32 Science Photo Library**: Steve Gschmeissner (cb); Professor P.M. Motta & E. Vizza (crb). **33 Science Photo Library**: Professors P. Motta & T. Naguro (clb). **34 Science Photo Library**: CNRI (cla); Ikelos Gmbh / Dr. Christopher B. Jackson (clb). **35 Basado en la fig. 7 de Introduction to Exercise Science by Stanley P. Brown (Lippincott Williams and Wilkins, 2000)**: (bl). **50 Practically Science**: Basado en una figura de Eugene Douglass y Chad Miller de «The Science of Drafting» (bl). **51 The Conversation**: Basado en The Impact of altitude on oxygen levels, gráfico de Brendan Scott (b). **55 Journal of Sports Science and Medicine**: Basado en las figs. 2, 3 y 4 de «The Proportion of Lower Limb Running Injuries by Gender, Anatomical Location and Specific Pathology: A Systematic Review.» Francis, Peter et al. Journal of sports science & medicine vol. 18,1 21-31. 11 Feb. 2019 (r/graf). **72 Springer Nature**: Basado en las figs. 1(a) y 1(c) de Foot strike patterns and collision forces in habitually barefoot versus shod runners. Lieberman DE, Venkadesan M, Werbel WA, Daoud AI, D'Andrea S, Davis IS, Mang'eni RO & Pitsiladis Y. Nature 463, 531-535 (2010), DOI: 10.1038/nature08723 (b). **147 Datos basados en fig. de Clinical Biomechanics of the Spine by A. A. White and M. M. Panjabi (Philadelphia: Lippincott, 1978)**: (t). **159 © The Running Clinic**: Basado en un diagrama de The Running Clinic (t). **164 McMillan Running**: datos generados por McMillan Running Calculator - mcmillanrunning.com. **170-171 Springer Science and Bus Media B V**: Basado en fig. 1 de «Do we really need a central governor to explain brain regulation of exercise performance?» Marcora, Samuele (2008). European journal of applied physiology. 104. 929-31; author reply 933. DOI: 10.1007/s00421-008-0818-3. / Copyright Clearance Center - Rightslink (b). **172 University of Colorado Colorado Springs**: Basado en The Athlete's Plates desarrollado por Meyer, NL con UCCS' Sport Nutrition Graduate Program en colaboración con US Olympic Committee's (USOC) Food and Nutrition Services (b).

Las demás imágenes © **Dorling Kindersley**
Para más información: **www.dkimages.com**